호스피스 완화간호

HOSPICE AND PALLIATIVE NURSING

호스피스완화간호

Hospice and Palliative Nursing

2023년 8월 15일 1판 1쇄 발행
2024년 12월 15일 1판 3쇄 발행

지은이 | 권소희 · 곽수영 · 권신영 · 김민주 · 김수정 · 박진희 · 배선진
송미옥 · 우선향 · 이명남 · 이은주 · 조연수 · 최은정 · 최화숙

펴낸이 | 김진환
펴낸곳 | 학지사메디컬 HAKJISA MEDICAL
04031 서울특별시 마포구 양화로 15길 20 마인드월드빌딩
대표전화_ 02-330-5188 팩스_ 02-326-0338
등 록 | 2010년 2월 8일 제313-2010-36호
메 일 | hakjisamd@hakjisamd.co.kr
홈페이지 | http://www.hakjisamd.co.kr

ISBN 979-11-92867-63-2 93510

가 격 | 28,000원

호스피스 완화간호

HOSPICE AND PALLIATIVE NURSING

권소희 · 곽수영 · 권신영 · 김민주 · 김수정 · 박진희 · 배선진
송미옥 · 우선향 · 이명남 · 이은주 · 조연수 · 최은정 · 최화숙 공저

학지사메디컬
HAKJISA MEDICAL

저자소개

권소희	경북대학교
곽수영	계명문화대학교
권신영	강동대학교
김민주	동아대학교
김수정	가톨릭대학교
박진희	창신대학교
배선진	구미대학교
송미옥	언더로뎀요양병원
우선향	대구보훈병원
이명남	강원대학교
이은주	백석문화대학교
조연수	안동과학대학교
최은정	고신대학교
최화숙	한국호스피스협회

머리말

양질의 생애말기 돌봄은 말기환자와 가족의 보편적 권리이다. 이러한 보편적 권리를 보장하기 위해서는 말기환자와 가족의 요구를 인지하고, 이를 충족시킬 수 있는 역량과 자신감을 가진 전문가를 확보하는 것이 무엇보다 중요하다. 2022년 우리나라 사망자의 3/4이 요양병원을 포함한 의료기관에서 사망하였으며, 이로 인해 말기환자와 그 가족에 대한 생애말기 돌봄의 주체가 간호사를 포함한 의료인의 손에 맡겨지게 되었다. 간호사들은 자신의 간호 현장에서 말기환자와 가족을 만날 경우, 적절한 생애말기 돌봄을 제공할 수 있어야 한다. 이에 한국호스피스완화간호 연구네트워크(KHPNRN)는 2019년 간호학부 졸업시점에 갖추어야 할 말기환자 간호역량 8개를 발표하였고, 학부 교육과정에 포함하도록 권고하고 있다.

호스피스완화간호와 관련해서는 이미 훌륭한 저서들이 출간되어 있지만, 이 분야 전문가들을 위한 것이거나 일반인을 독자로 하고 있어 간호대 학부생을 위한 교재로 적합한 책자가 필요하였다. 이에 본서는 간호대 학부생들이 호스피스완화간호의 철학과 원칙을 이해하고, 자신의 현장에서 보편적 호스피스완화간호를 제공하기 위한 역량을 갖추도록 하는 것에 목적을 두고 집필되었다. 기본 간호교육과정에 있는 학생의 눈높이에 맞추어 호스피스완화간호의 개념과 철학, 신체적 증상 및 통증 완화, 심리적 · 영적 지지를 위한 지식과 기술, 효과적인 호스피스팀 활동 등에 관한 내용을 포괄하여 다루고 있다.

2018년 계명대학교 이병숙 교수님을 중심으로 학부생들을 위한 호스피스완화간호 교재가 출판되었고, 많은 학교에서 교재로 사용되었다. 이후 간호학과에서 호스피스완화간호를 교육하고 있는 교수자들의 의견을 반영해 내용을 수정 · 보완하여 이 책을 새롭게 출판하게 되었다. 앞으로도 본서가 간호학부에서 호스피스완화간호 교육에 기여할 것으로 기대한다. 더불어 지속적인 수정과 보완을 거쳐 더욱 충실한 교재로 개발해 나갈 것을 약속드린다. 본 교재가 발간될 때까지 편집과 교정, 진행 등 많은 수고를 아끼지 않으신 학지사메디컬 임직원 여러분께 깊은 감사의 마음을 전한다.

2023년 7월

저자 일동

차례

CHAPTER 01 호스피스완화간호의 개요

1. 호스피스완화간호의 정의 2
2. 호스피스완화간호의 철학 5
3. 호스피스완화간호를 위한 핵심역량 6
4. 호스피스완화간호사의 역할 및 직무 8
5. 죽음에 대한 이해 13
6. 존엄치료 19
7. 요약 20

CHAPTER 02 호스피스완화간호의 역사와 현황

1. 호스피스완화간호의 기원과 역사 26
2. 해외 호스피스완화간호 현황 27
3. 한국 호스피스완화간호 현황 32
4. 요약 39

CHAPTER 03 말기환자의 통증관리

1. 통증의 정의 46
2. 통증의 원인 46
3. 암성 통증의 종류 47
4. 통증평가 49
5. 암성 통증치료 원칙 56
6. 약물요법 57
7. 소아의 암성 통증치료 74
8. 중재적 통증치료 및 방사선치료 78
9. 비약물 중재 82
10. 요약 83

CHAPTER 04 말기환자의 신체 증상관리

1. 신체 증상관리의 일반적 원칙 88
2. 소화기계 증상관리 89
3. 호흡기계 증상관리 102
4. 신경계 증상관리 108
5. 기타 증상관리 117
6. 요약 129

차례

CHAPTER 05 말기환자의 심리사회적 간호

1. 말기환자의 심리적 변화 134
2. 말기환자의 심리사회적 기능 사정 138
3. 말기환자의 심리적 증상 및 중재 139
4. 말기환자 및 가족과의 의사소통 148
5. 요약 153

CHAPTER 06 말기환자의 영적 간호

1. 영적 간호의 배경 160
2. 영적 간호의 실제 167
3. 영적 간호 기법 181
4. 요약 189

CHAPTER 07 가족간호

I. 말기환자 가족 194

1. 말기환자 가족의 총체적 고통 194
2. 말기환자 가족의 반응 196
3. 말기환자 가족의 환자 돌봄 과정 198
4. 말기환자 가족의 간호중재 200

II. 사별가족 208

1. 사별이론 208
2. 사별과 관련된 용어 209
3. 사별 과정과 반응 210
4. 비정상적 슬픔 213
5. 사별 유형별 특성 216
6. 슬픔 사정 218
7. 사별간호 원칙 219
8. 사별가족 돌봄 방법 222
9. 요약 223

차례

CHAPTER 08 임종간호

1. 임종기의 호스피스 돌봄 230
2. 사망 경로 232
3. 임종기 증상과 징후 234
4. 임종기 의사소통 242
5. 환자와 가족의 요구 평가 246
6. 임종 후 돌봄 247
7. 임종환자 가족의 돌봄 251

CHAPTER 09 호스피스 운영관리

1. 호스피스완화의료 서비스 표준 262
2. 호스피스완화의료 서비스 유형 265
3. 학제 간 팀 관리 268
4. 소진관리 276
5. 자원봉사자 관리 282
6. 요약 286

CHAPTER 10 호스피스완화간호 윤리와 법

1. 호스피스완화간호 윤리 292
2. 호스피스완화의료 법 305
3. 요약 320

CHAPTER 11 소아청소년 호스피스완화돌봄

1. 소아청소년 호스피스완화간호의 원칙 326
2. 아동의 죽음에 대한 이해 333
3. 아동 호스피스완화의료 요구와 간호 339
4. 가족 돌봄 349
5. 말기환아와 가족을 위한 의사소통 352
6. 아동 호스피스간호사의 역할 354
7. 요약 355

CHAPTER 1

호스피스완화간호의 개요

학습목표

1. 호스피스완화의료 및 간호를 설명한다.
2. 호스피스완화간호의 철학을 설명한다.
3. 호스피스완화간호를 위한 핵심역량을 설명한다.
4. 호스피스완화간호사의 역할 및 직무를 설명한다.
5. 좋은 죽음에 대해 설명한다.
6. 존엄치료에 대해 설명한다.

1 호스피스완화간호의 정의

1) 호스피스의 개념

호스피스(hospice)는 라틴어인 'hospitalis'와 'hospitum'에서 유래된 것으로 'hospitalis'는 hospes, 즉 주인이란 뜻에서 병원의 의미로 변하였고, hospitum은 주인과 손님 사이의 따뜻한 마음에서 마음을 표현하는 장소로 변천하여 오늘날의 hospice라는 말이 되었다. 초기의 호스피스는 종교 및 사회단체에서 여행자, 병든 환자 혹은 임종환자를 돌보는 활동을 의미하였으나, 영국의사인 시슬리 손더스(Dame Cicely Saunders)가 현대의학을 호스피스에 접목시킴으로써 현대적 의미의 호스피스, 즉 호스피스완화의료의 개념을 확립하게 되었다(김시영, 2008). 또한 시슬리 손더스는 호스피스 환자의 신체적 · 정신적 · 사회적 부분뿐만 아니라 영적인 부분까지 모두 포함하는 총체적인 고통(total pain)이라는 개념을 공식화하였다(David Clark, 2000).

You matter because of who you are.

You matter to the last moment of your life,

and we will do all we can,

not only to help you die peacefully,

but also to live until you die.

당신은 당신이기 때문에 중요합니다.

당신은 생의 마지막 순간까지 중요합니다.

우리는 당신을 위해 할 수 있는 모든 것을 하려고 합니다.

우리는 당신이 평화롭게 생을 마칠 수 있도록 도울 뿐 아니라,

그때까지 의미 있는 삶을 살 수 있도록 도우려고 합니다.

시슬리 손더스(Cicely Saunders, 1918~2005),
영국 간호사이자 의사인 현대 호스피스의 창시자

우리나라는 1965년 강원도 강릉에서 마리아의 작은 자매회 수녀들이 갈바리의원에서 말기환자를 돌보게 되면서 처음 호스피스가 시작되었다. 그 이후 현재까지 종교단체, 병원, 시설을 중심으로 호스피스의 맥을 이어가고 있다.

2) 완화의료의 개념

WHO에서 정의한 완화의료(palliative care)란, 신체적 · 정신적 · 사회적으로 생명을 위협하는 질환과 관련된 문제에 직면한 환자와 그 가족의 삶의 질을 향상시키는 의료를 말하며, 환자와 그 가족을 돌보기 위해 의사, 간호사, 약사, 물리치료사, 자원봉사자 등이 팀 접근 방법으로 다양한 서비스를 제공한다. 신체적 · 심리사회적 · 영적 문제에 대해 조기 파악, 정확한 평가 및 치료를 통해 고통을 예방하고 완화한다. 그런데 우리가 한 가지 알고 가야 할 내용은 완화의료는 연명의료도 포함하고 있다는 사실이다. 우리나라는 연명의료결정법에서 연명의료를 임종과정에 있는 환자에게 하는 심폐소생술, 혈액 투석, 항암제 투여, 인공호흡기 착용 등 치료효과 없이 임종과정의 기간만을 연장하는 의료로 정의하고 있다(표 1.1).

표 1.1 호스피스와 완화의료의 차이

	호스피스	완화의료
초점	• 말기환자의 신체적 · 정서적 · 사회적 · 영적 고통 완화	• 질병의 완치 또는 증상 완화 • 생명연장 포함
대상자	• 말기 상태로 기대 수명이 6개월 이하인 환자 • 환자 가족 및 사별가족 포함	• 질병의 심각성 여부나 기대수명과 상관없이 모든 단계에 있는 환자
서비스 제공자	• 의사, 간호사, 사회복지사, 약사, 영양사, 성직자, 치료사(미술치료, 음악치료, 원예치료 등), 자원봉사자 등으로 구성된 다학제팀	• 주로 의사, 간호사, 사회복지사, 약사, 영양사로 구성된 다학제팀

3) 호스피스완화의료의 개념

우리나라는 호스피스완화의료 및 임종과정에 있는 환자의 연명의료결정에 관한 법률(약칭: 연명의료결정법)이 시행되기 이전까지는 호스피스와 완화의료의 개념을 분리해서 사용해 왔으나, 연명의료결정법이 2018년 2월 4일에 시행된 후부터는 일반적으로 호스피스완화의료(이하 '호스피스'라 함)라는 용어로 통일하여 사용하고 있다. 연명의료

결정법에 따르면 호스피스완화의료(hospice and palliative care)는 암, 후천성면역결핍증, 만성폐쇄성폐질환, 만성호흡부전, 만성간경화의 말기 진단을 받은 환자 또는 임종과정에 있는 환자와 그 가족에게 통증과 증상의 완화 등을 포함한 신체적 · 심리사회적 · 영적 영역에 대한 종합적인 평가와 치료를 목적으로 하는 의료로 정의하고 있다. 이와 같이 5개의 말기질환을 가진 환자뿐만 아니라 임종과정에 있는 환자까지도 호스피스완화의료 대상자로 포함시켜 전인적인 돌봄을 제공하고 있다.

여기에서 말기환자란, 적극적인 치료에도 불구하고 근원적인 회복의 가능성이 없고 점차 증상이 악화되어 담당의사와 해당 분야 전문의 1명으로부터 수개월 이내에 사망할 것으로 예상되는 진단을 받은 환자를 의미한다. 그리고 임종과정에 있는 환자란, 회생의 가능성이 없고 치료에도 불구하고 회복되지 아니하며, 급속도로 증상이 악화되어 사망이 임박한 상태의 환자로, 담당의사와 해당 분야 전문의 1명으로부터 임종과정에 있다는 의학적 판단을 받은 자를 말한다. 호스피스완화의료를 이용하는 대상자는 서비스 유형에 따라 차이가 있는데, 말기암환자는 입원형 호스피스를 이용할 수 있고, 말기

표 1.2 호스피스완화의료의 특징 및 역할

특징	역할
고통 완화	현대의학에서는 환자에게 고통을 주더라도 생명 연장에 초점을 맞춘다. 하지만 호스피스완화의료에서는 아프고 불쾌한 증상으로 인해 무의미하게 살아가는 시간이 늘어나는 것보다는 환자 본인의 가치관을 반영해 삶의 질이 유지되도록 한다. 그리고 인간다운 존엄성을 잃지 않도록 증상 조절에 초점을 맞추고, 환자를 힘들게 하는 여러 가지 신체적인 증상을 적극적으로 조절한다.
인간다운 존엄성 유지	호스피스완화의료에서는 환자가 인간다운 존엄성을 유지하도록 신체뿐 아니라 심리사회적 · 정신적 · 영적인 부분을 중요하게 다룬다.
죽음에 대한 관점의 전환과 현실적인 삶의 마무리	호스피스완화의료에서는 죽음을 의료의 실패가 아닌 자연스러운 현상의 일부로 받아들이도록 도와준다. 그리고 환자 스스로 자신의 삶을 잘 마무리할 수 있도록 도와주며, 편안하게 임종을 맞이하도록 임종 준비도 도와준다.
가족 돌봄	호스피스완화의료에서는 가족도 돌봄의 대상이다. 가족이 쉴 수 있게 그들의 일을 일부 대신하여 도와주며, 심리사회적 지지와 임종 돌봄, 사별가족 돌봄을 제공한다.
다학제 팀 접근	호스피스완화의료의 특징은 팀워크이다. 의사, 간호사, 사회복지사, 성직자, 심리상담사, 자원봉사자 등 다양한 직역의 다학제 팀원이 함께 환자와 그 가족을 돌본다.

출처: 고윤석 외(2022). 죽음학 교실: 삶의 마무리에 대한 의료 이야기. 허원북스. 137.

암, 말기 만성폐쇄성폐질환, 말기 만성호흡부전, 말기 후천성면역결핍증, 말기 만성간경화 환자는 가정형 및 자문형 호스피스를 이용할 수 있다. 소아청소년 완화의료는 현재 만 24세 이하인 환자를 대상으로 시범운영 중인데, 성인호스피스와 달리 진단병명이나 질병 단계에는 제한이 없다(표 1.2).

4) 호스피스완화간호의 개념

호스피스완화간호(hospice and palliative nursing)란 호스피스완화의료 대상자에게 질병보다는 사람에 초점을 두고 생명연장보다는 삶의 질에 중점을 둔 간호를 제공하는 것이다. 이는 본질적으로 전인적이고 총체적인 인본주의(holistic humanism) 사상에 철학적 기초를 두고 있다고 할 수 있다. 즉, 호스피스완화간호는 환자와 가족이 가능한 한 자신의 삶을 충분히 조절할 수 있도록 힘을 북돋아 주는 것이다(Matzo & Sherman, 2009).

2 호스피스완화간호의 철학

호스피스완화간호의 철학을 정리하면 다음과 같다.

- 질병보다는 사람에 초점을 맞추어 돌봄을 제공한다.
- 생명연장보다는 삶의 질에 중점을 둔다.
- 죽음은 인생의 마지막 단계로서 자연스럽고 정상적인 것이다.
- 인생을 긍정적으로 바라보고 죽음을 서두르거나 연장하지 않는다.
- 인간의 존엄성을 유지하면서 양질의 삶을 보낼 수 있도록 증상을 관리한다.
- 생애말기에 있는 환자와 가족의 삶의 질 향상을 목표로 한다.
- 환자와 그 가족을 신체적 · 정신적 · 사회적 · 영적으로 돌보는 전인간호를 제공한다.
- 돌봄의 계획과 수행방법을 환자와 가족이 선택할 수 있도록 한다.
- 돌봄의 전 기간과 사별과정을 통해 환자의 가족에게 지지간호를 제공한다.

3 호스피스완화간호를 위한 핵심역량

미국의학협회(Institute of Medicine, IOM)에서는 생애말기환자를 돌보기 위한 의료전문 인력의 준비가 필요함을 제기하면서, 기본적인 완화적 돌봄에 있어 간호사의 중요성을 강조하였다. 간호사는 가장 많은 의료전문 인력으로서 환자와 가족의 곁에서 가장 많은 시간을 보내면서 이들의 간호를 전담하기 때문이다. 오늘날 의료기관을 이용하는 환자의 위급도가 높아지고 환자간호의 복잡성이 증가함에 따라, 신규간호사도 심각한 질병상태에 있는 환자와 가족을 돌보기 위한 간호역량을 갖추어야 할 필요성이 높아지고 있다. 이러한 상황은 간호대학 교육과정에 호스피스완화간호에 대한 교육을 포함해야 한다는 당위성으로 이어지고 있다.

미국간호대학협회(American Association of College of Nursing, AACN)에서는 2016년에 학부생의 완화적 돌봄 역량 강화를 위해 간호교육과정에 적용할 수 있는 권고사항과 함께 완화적 돌봄과 관련하여 간호대학생이 졸업 시 성취해야 할 핵심역량 17개를 공표한 바 있다. 이것은 1998년 AACN에서 제시한 '평화로운 죽음(peaceful death)' 선언문의 개정판으로서 간호대학생의 호스피스완화간호 역량개발을 위한 간호교육 프로그램의 기본적인 틀이 되고 있다.

AACN에서는 평화로운 죽음 선언에 기초하여 완화적 돌봄과 관련된 간호대학 교육과정을 개발하기 위해 ELNEC(End-of Life Nursing Education Consortium) 프로젝트를 시작하였다. AACN에서는 1998년의 '평화로운 죽음' 선언을 2015년 '완화간호(The new Palliative CARES)' 선언으로 개정 · 발표하면서 간호대학생이 졸업시점에 갖추어야 할 완화간호 역량 17개를 제시하였는데, 이를 정리하면 Box 1.1과 같다.

우리나라는 호스피스완화간호연구회(2019)가 개발한 간호대학생들이 졸업시점에 갖추어야 할 말기환자간호 역량을 5개 영역, 총 8개 역량으로 규정하고 학부 교육에 반영할 것을 권고하였다(표 1.3).

Box 1.1 간호대학생이 졸업시점에 갖추어야 할 완화간호 역량

1. 심각한 질병상태에 있는 환자와 가족에 대한 완화적 돌봄 요구를, 진단시점부터 질적 간호를 위한 핵심적이고도 통합적인 요소로 인식하고 촉진시킨다.
2. 양질의 전문적인 완화의료의 필요성과 연관된 인구통계학적 변화, 보건경제, 의료전달체계, 돌봄 제공에 대한 요구, 심각한 질병상태가 환자와 가족에게 미치는 경제적 영향 등을 인식한다.
3. 심각한 질병과 죽음에 대한 환자의 윤리적 · 문화적 · 영적 가치관과 신념을 인식한다.
4. 완화적 돌봄 서비스를 제공하는 과정에서 환자와 가족의 문화적 · 영적 그리고 기타 다양성을 존중한다.
5. 환자, 가족, 의료팀 구성원 그리고 대중에게 완화적 돌봄을 효과적 · 적극적으로 알리고, 관련된 쟁점에 관한 의견을 교환한다.
6. 완화적 돌봄의 질을 개선하고, 완화적 돌봄의 경험과 성과를 향상시키며, 완화적 돌봄을 통한 공동체 이익의 증진을 위해 다학제 팀 구성원과 협력한다.
7. 심각한 질병상태나 생애말기에 있는 환자와 가족의 가치관, 취향, 돌봄의 목표를 존중하여 완화적 돌봄을 위한 의사결정을 함께 한다.
8. 심각한 질병상태에 있는 환자와 가족의 돌봄에 윤리적 원칙을 적용한다.
9. 완화적 돌봄과 관련된 재정적 · 법적 가이드라인을 잘 파악하여 적용하며, 대상자와 효과적으로 의사소통한다.
10. 타당성 있는 표준화된 사정도구와 심층면담 및 신체검진 기술을 사용하여 대상자의 통증과 증상을 포괄적으로 사정한다.
11. 환자의 통증과 증상 관리에 있어 근거기반의 약물 및 비약물 요법을 사용하기 위한 계획과 중재 시 전문가팀과 함께 분석하고 의사소통한다.
12. 심각한 질병상태에 있는 환자와 가족의 삶의 질 개선을 위해 이들의 신체적 · 심리사회적 · 영적 요구를 사정하고 계획 및 중재한다.
13. 돌봄의 결과를 완화적 돌봄의 목표, 국가적 질 표준 및 가치와 비교하여 대상자 중심으로 평가한다.
14. 심각한 질병의 진단시점부터 생애말기까지 환자와 가족에게 충분하고도 열정적이며, 문화적 요구를 고려한 돌봄을 제공한다.
15. 고통, 상실, 도덕적 긴장 및 공감 피로(compassion fatigue)의 극복을 돕기 위해 자기간호 전략을 적용한다.
16. 환자, 가족, 돌봄제공자 및 동료 전문가가 고통, 상실과 비통감, 애도의 경험을 다루기 위한 회복탄력성을 형성하여 대처하도록 돕는다.
17. 환자와 가족의 복합적 요구를 충족시키기 위해 전문가(예: 전문간호사, 완화의료전문가, 윤리상담가 등) 상담이 필요할 수 있음을 인식한다.

출처: AACN(2015). The new Palliative CARES.

표 1.3 말기환자간호 역량

영역		역량
1. 호스피스완화간호 원칙	1.1	다양한 간호현장에서 호스피스완화간호 원칙을 통합하는 역량
	1.2	말기환자간호 서비스의 범위와 연속성을 확인하고 자원을 연계하는 역량
2. 의사소통	2.1	말기환자 및 가족과 상실, 슬픔, 죽음에 대해 의사소통하는 역량
	2.2	전환기에 있는 말기환자 및 가족과의 효과적인 의사소통 역량
3. 개별적 간호	3.1	말기환자와 가족의 신체적 · 심리사회적 · 영적 요구를 통합적으로 사정하고 개별화된 간호제공 역량
	3.2	전인적 요구를 충족하기 위해 협력하는 역량
4. 자기관리	4.1	고통, 상실, 도덕적 고뇌 및 공감피로에 대한 자기성찰과 자기관리 역량
5. 윤리적 실무	5.1	말기환자간호와 관련된 윤리적 · 법적 표준을 준수하는 역량

출처: 한국호스피스완화간호연구회 · 김현숙 · 강경아 · 김상희 · 김예진 · 유양숙 · 유수정 · 이명남 · 정연 · 권소희(2019). 간호학부 졸업시점에 갖추어야 할 말기환자간호 역량. 22(3), 117−124.

4 호스피스완화간호사의 역할 및 직무

호스피스완화간호사는 호스피스완화 실무영역에서 직접적인 환자간호와 함께 호스피스완화 서비스팀의 활동을 조정하는 팀 조정자 역할을 수행함으로써 호스피스완화의료 분야에서 중요한 역할을 담당하고 있다. 호스피스완화간호사는 통증 및 증상관리와 임종간호 등의 신체적 간호와 정신적 · 영적 간호, 상담이나 정보제공 등의 직접적인 간호를 제공한다. 또한 호스피스완화간호사는 윤리적 의사결정, 환자와 가족에 대한 총체적 평가 및 학제 간 협동적인 팀 활동, 사별가족 관리, 지역사회자원을 활용한 서비스 제공 등의 활동도 담당한다.

호스피스완화간호사는 말기환자와 가족에 대한 총체적 간호 및 임종간호와 함께 사망 후 사별가족간호까지 다양한 역할을 수행해야 하므로 역할적응에 어려움이 있다. 특히 이러한 역할수행과 관련된 교육이나 지지체계가 부족하여 업무스트레스, 영적 갈등 및 소진의 우려가 높다. 따라서 호스피스완화간호사의 역할갈등 및 업무스트레스를 줄이고, 역할적응을 돕기 위해서는 호스피스완화간호에 대한 기본교육, 계속교육 및 실무교육과 더불어 멘토링과 같은 지지프로그램이 적용되어야 한다.

1) 호스피스완화간호의 주요 내용

- **통증 및 신체적 간호:** 통증, 호흡곤란, 구토, 복수, 부종, 불면 등 고통스러운 신체 증상을 조절한다.
- **심리사회적 간호:** 환자와 가족의 불안, 우울, 슬픔 등의 심리적 고통을 완화시키고, 경제적 · 사회적인 어려움을 파악해 가능한 자원을 총동원하여 지원한다.
- **영적 간호:** 삶의 의미, 죽음에 대한 두려움 등에 의한 고통을 경감시킨다.
- **임종간호:** 임종에 직면한 환자의 신체적 · 심리적 고통을 완화시키고, 환자와 가족이 임종을 준비할 수 있도록 지지한다.
- **사별가족간호:** 사별 후 가족이 겪을 수 있는 불안, 우울 등의 어려움을 극복할 수 있도록 돕는다.

보건복지부와 중앙호스피스센터에서 발간한 「2021 국가 호스피스완화의료 연례보고서」에 의하면, 대상자들에게 제공된 호스피스완화의료의 주요 서비스는 다음과 같다.

- **초기평가 및 돌봄계획 수립과 상담:** 전인적이고 포괄적인 초기평가를 통하여 환자와 가족의 돌봄목표를 확인하여 계획을 수립하고 정기적인 돌봄 팀 회의를 통하여 환자 가족에 맞는 상담을 제공한다.
- **통증 및 신체증상 완화:** 환자의 상황에 적합한 치료를 안전하고 충분하게 제공한다.
- **음악 · 미술요법 등 프로그램:** 다양한 요법 프로그램을 운영하여 환자와 가족의 정서적 안정과 삶의 의미를 생각하게 하는 기회를 제공한다.
- **사별가족 돌봄 서비스:** 유가족을 대상으로 비애 · 상실로 인한 우울 등의 어려움을 극복할 수 있도록 가족의 선호에 맞춰 다양한 형태의 서비스를 제공한다.
- **환자 및 가족의 심리사회적 · 영적 문제 상담:** 환자와 가족의 심리사회적 요구를 지속적으로 확인하고 영적 요구 또한 충족될 수 있도록 가능한 범위에서 제공한다.
- **임종관리:** 임종이 임박하기 전 적절한 시점부터 환자와 가족이 임종에 대해 준비할 수 있도록 상담 및 교육을 통하여 지지하며, 임종과정에 있는 환자의 돌봄에 있어

환자와 가족의 요구에 맞도록 돌봄을 제공한다.

- **주 · 야간 전화상담 및 응급 입원 서비스:** 호스피스완화의료 돌봄은 언제나 적절한 장소에서 지속적으로 제공되어야 하며, 돌봄에 대한 정보를 얻을 수 있도록 주 · 야간 전화상담과 응급 입원이 가능한 체계를 운영한다.
- **자원 연계 및 돌봄행사 프로그램 운영:** 환자와 가족에게 필요한 사회적 자원 및 요구를 파악하여 연계 가능한 자원을 찾아 제공한다. 환자와 가족을 위한 생일파티, 소원 들어주기, 음악회 등의 행사를 기획하여 운영한다.
- **호스피스완화의료 자원봉사자의 돌봄 봉사:** 호스피스 교육을 받은 자원봉사자가 환자와 가족의 신체적 · 심리적인 어려움을 함께 도와주며, 다양한 프로그램을 제공한다.
- **환자와 가족 대상 교육:** 환자와 가족의 요구에 알맞은 정보를 제공하며, 통증 등 신체적 증상 조절을 비롯한 효과적인 돌봄에 대해 필요한 교육을 제공한다.
- **원내 의료진 대상 호스피스 교육:** 호스피스운영기관 의료진을 대상으로 호스피스완화의료의 이해를 돕기 위한 교육을 운영한다.
- **지역사회 의료기관 연계:** 환자의 상태 및 의료진 판단에 따라 지역사회 의료기관과 연계한다.

2) 호스피스완화간호사의 직무

김분한 등(2010)은 호스피스완화간호사의 직무를 자료수집, 임상 의사결정(진단, 계획, 평가), 치료적 중재 및 전문간호 수행, 응급상황 대처, 교육 및 상담, 환경 및 자원관리, 의뢰/조정/협동, 질 관리 및 전문직 발전 참여로 나누어 총 8개로 구분하였다(표 1.4).

호스피스완화간호사의 직무 중 심리적 · 영적 간호는 호스피스완화간호의 주 대상인 말기환자가 호소하는 총체적 고통에서 영적 고뇌가 중요한 부분으로 자리 잡고 있기 때문에 신체적 간호와 함께 호스피스완화간호사의 중요한 직무영역이다(이원희, 2000). 따라서 호스피스완화간호사로서 맡겨진 역할을 잘 수행하기 위해서는 신체적 간호를 위한 지식과 기술뿐만 아니라 뛰어난 의사소통 기술과 영적 간호역량이 필수적이다.

김래희 등(2021)은 자문형 호스피스 팀이 운영되고 있는 상급종합병원에서 암환자를 돌보는 간호사의 임종간호역량을 4개 주제와 8개 하부주제로 도출하였다.

표 1.4 호스피스완화간호사의 직무

직무(duty)	일(task)
자료수집	• 통증 사정 • 말기질환 관련 신체적 증상 사정 • 진단적 검사를 통한 자료수집 • 환자와 가족의 심리사회적 요구 확인 • 환자와 가족의 영적 요구 확인 • 임박한 임종과 관련된 요구 사정 • 사별가족 사정
임상 의사결정: 진단, 계획, 평가	• 간호진단 설정 • 간호계획 수립 • 간호중재의 효과 평가 • 평가에 기초하여 간호계획 수정
치료적 중재 및 전문간호 수행	• 통증간호 수행 • 증상관리 수행 • 심리사회적 지지 제공 • 영적 지지 제공 • 임종간호 제공 • 사별가족간호 제공
응급상황 대처	• 응급상태 사정 • 임상 의사결정: 진단, 계획, 평가 • 응급간호 수행 • 자원 활용 및 이송
교육 및 상담	• 환자, 가족 및 간호제공자 교육 • 치료적 의사소통 • 상담
환경 및 자원관리	• 서류 및 정보관리 • 인적자원관리 • 시설/자원관리 • 재정관리 • 안전 및 환경관리 • 감염관리 • 홍보
의뢰/조정/협동	• 의뢰 • 협력관계 형성 및 유지
질 관리 및 전문직 발전 참여	• 정책개발 참여 • 법적 · 윤리적 업무 수행 • 호스피스완화간호 인력 교육

출처: 김분한 외(2010). 호스피스완화간호사 역할규명을 위한 직무분석. 한국호스피스완화의료학회지, 13(1), 13-23.

■ 공감과 경청능력

임종환자를 간호하기 위해서는 환자와 가족의 마음에 공감하고 경청하는 능력이 필요하다.

- **환자와 보호자의 마음 헤아리기**

  환자나 가족의 입장에서 보다 나은 방법이 무엇인지 고민하고 임종상황에서 경험하는 심리적인 충격에 대해 정서적으로 지지하며 공감한다.

- **많이 들으려고 노력하기**

  임종기 환자와 가족의 어려운 점을 포함한 이야기를 가장 가까이에서 많이 듣고 해결해주려고 노력한다.

■ 의사소통 능력

임종환자 간호 시 의사소통 능력은 매우 중요한 역량이다.

- **먼저 이야기하기**

  환자와 가족의 관점에서 환자의 상태나 궁금한 점에 대하여 미리 정보를 제공하며 격려와 지지를 한다.

- **적용할 수 있는 의사소통방법**

  의사소통에 대한 교육을 받고 실제 간호업무에서 적용한다.

■ 임상경험과 교육

임종환자에 대한 임상경험을 통한 실질적인 실무 내용뿐만 아니라, 정서적인 대처 및 존엄한 죽음을 맞이하기 위한 간호사, 환자와 가족 대상의 교육을 실시하는 것도 호스피스완화간호사의 중요한 역량이다.

- **임종환자를 간호하면서 쌓인 경험**

  임종환자를 간호하면서 처음에는 시간에 쫓겨 가족의 입장을 헤아리지 못하고 정신없이 임종간호를 수행하기도 하나, 임상경험이 축적되면서 가족의 입장을 배려하며 임종간호를 수행하게 된다.

- **경험을 통해 이해하게 된 임종환자의 마음**

  간호사들에게 바쁜 간호업무 속에서는 미처 알지 못했던 임종환자의 마음에 대해 교육하는 것도 필요하다. 또한 가족이 환자의 마음을 이해하도록 돕는 역할도 수행해야 한다.

■ 실무수행능력

암환자는 상황에 따라 환자의 상태가 급격하게 변화할 수 있고 그에 따라 간호계획도 달라지므로 환자를 자세히 관찰하고 사정하며, 임종이나 응급상황에서 적극적으로 대처하는 실무수행능력도 중요한 역량이다.

- **세심한 환자 사정**

  임종기 환자는 작은 변화에도 환자의 상태가 급변할 수 있으므로 환자의 상태를 잘 파악한 후 간호를 수행한다.

- **변화하는 상황에 대처하는 능력**

  암환자의 변화하는 상황을 세심하게 파악하고 비판적 사고를 통해 대처하는 능력은 반드시 필요하다.

5 죽음에 대한 이해

1) 죽음의 개념

죽음(death)은 살아있는 생명체라면 누구도 피할 수 없는 자연스러운 현상이다. 일반적으로 죽음을 가져오는 현상으로는 노화, 영양실조, 질병, 자살, 살인, 기아, 탈수, 사고 또는 상해 등이 있다. 인간에게 죽음은 고인이나 남겨진 사람 모두에게 있어 친밀한 관계의 종결이라는 생각 때문에 슬프고 고통스러운 사건으로 받아들여진다. 따라서 죽음이라는 개념에는 죽음에 대한 두려움, 죽음공포증, 불안, 슬픔, 비통감, 감정적 고통, 우울, 동정심, 고독 등과 같은 감정이 내포되어 있다. 대부분의 종교나 문화에서는 죽음과 관련하여 죽음 이후의 세상인 내세와 전생의 죄에 대한 보상이나 벌에 대한 관념을 가지고 있다. 그러므로 죽음에 대한 철학은 삶에 대한 철학이며, 어떤 죽음이 좋은 죽음인가에 관한 논의에서 삶에 관한 논의는 빠질 수가 없다.

개체의 생명활동은 개체를 구성하고 있는 무수한 세포의 총체적인 생명활동으로, 죽음은 개체를 구성하는 모든 세포의 사멸이라고 할 수 있으며, 이것이 죽음의 최종점인 생물학적 죽음이다. 일반적으로 죽음은 살아있는 유기체를 지탱하는 모든 생물학적 기능이 정지된 상태로서 생명활동이 영구적으로 정지된 상태를 말한다. 따라서 세포와 조직, 장기의 부분적인 죽음이 반드시 개체의 죽음을 의미하는 것은 아니다. 현실적으로는 생명보존에 불가결한 장기(심, 폐, 뇌)의 불가역적인 정지 상태와 같은 의학적 판정기준에 근거하여 죽음을 판정하는 임상적 죽음이 의학적 · 법적으로 받아들여지고 있다(대한간호학회, 1996).

2) 임상적 죽음의 판정

임상적 죽음은 심폐기능 정지, 고위 뇌기능 정지, 전체 뇌기능 정지 등으로 판정할 수 있다. 심폐기능 정지는 심박동과 호흡의 정지를 가리키는 심폐사로서, 임상적으로 사망을 정의할 때 가장 폭넓게 사용된다. 고위 뇌기능 정지는 식물인간 상태를 초래하는 것으로서 의식, 언어, 감정이 전혀 없는 상태를 말한다. 한편, 전체 뇌기능 정지는 순환과 호흡기능의 비가역적 정지나 뇌간을 포함한 전체 뇌기능의 비가역적 정지로서 뇌사 상태를 말한다.

뇌사는 신경학적 검사를 통해 뇌기능의 징후가 없다고 확인된 상태로서 검사결과, 뇌로의 혈액순환이 없거나 뇌의 전기적 활동이 없는, 생물학적으로 소생 불가능한 비가역적 뇌기능 손상의 상태를 말한다. 뇌사 판정은 일반적으로 심박동과 호흡이 기계에 의존하고 있는 경우에 이루어진다(van der Lugt, 2010).

법적 죽음은 사망에 대한 정부의 공식적 인정으로서, 이에 따라 사망증명서가 발급된다. 사망증명서는 사망신고에 의해 사체처리를 위해 발급되며, 의사의 사망선고나 시신 확인을 거쳐 발급된다.

3) 편안한 죽음을 위한 준비

호스피스완화간호의 목표 중 하나는 편안한 죽음을 맞이하는 것이다. 죽음을 알고 받아들이며, 신체적 · 심리적 고통을 조절하여 준비한다면, 좋은 죽음을 맞이할 수 있다.

좋은 죽음은 환자의 문화적 · 종교적 신념과 건강신념 등에 따라 다르게 정의된다. 연구에 따르면 한국인은 고통이 없는 육체적으로 편안한 죽음, 후회와 집착이 없는 죽음, 내 집과 내 방과 같이 좋아하는 장소에서 맞이하는 죽음, 가족과 함께 한 가운데 맞이하는 죽음을 좋은 죽음으로 인식하고 있었다(김명숙, 2010).

민들레, 조은희(2017)는 한국 사회에서 좋은 죽음에 대한 개념을 3차원 7속성으로 분석하였다.

■ 임종 준비기

- **살아있는 시간 동안 잘 살기**
  죽음을 누구나 경험하는 삶의 과정으로 받아들이며 살아있는 시간 속에서 건강하게 더욱 잘 살기 위해 노력해야 한다. 몸에 좋은 운동을 하고 조금 더 좋은 환경에서 살기 위해 주거환경을 변화시킨다. 버킷 리스트를 실천하고 후회 없는 삶을 살기 원하며, 사회봉사 등을 통해 사후에 사람들에게 좋은 사람으로 기억되기를 원한다. 가족, 친지, 가까운 사람들과의 갈등 없이 그들과의 시간을 소중히 사용하기 위해 노력한다.

- **죽음 준비**
  죽음을 삶의 결과로 인식하며 시간이 지남에 따라 저절로 오는 것이 아닌, 능동적으로 준비해야 하는 것으로 받아들이고 있다. 죽음에 임박하지 않은 사람 또는 건강한 노인들도 죽음에 관한 교육을 통하여 죽음에 대한 부정적인 인식과 태도를 줄이고 진지하게 생각해 봄과 동시에 유언장 남기기, 장례 준비 및 사후 과정에 대한 정보를 얻고 미리 경험해 봄으로써 죽음에 대한 불안 감소 및 수용을 위해 노력한다.

■ 임종기

- **무의미한 삶의 연장 피하기**
  건강한 삶의 시간이 길기를 바라는 것과는 반대로 건강하지 않은 삶의 시간은 짧기를 원하고, 병이 들거나 나이가 들어 죽음이 가까이 왔을 때는 죽음까지의 시간 역시 짧기를 원한다. 본인이 의사표현을 하지 못하고 기계에 의존하여 살아가는 것을 두려워하며, 사람으로서의 역할을 하지 못하고 가족들에게 부담을 주는 것을 원하지 않는다.

- **존엄성**
  모든 대상자들은 죽어가는 순간에 전인적 인간으로서 대우받으며 각자의 신념과 가치에 대해 존중받기를 원한다. 본인이 단지 환자, 죽어가는 이로 인식되기보다는 한 명의 인간으로서 가족이나 의료진과 의사소통하기를 원하며, 본인의 죽음에 대해 내리는 결정에 대해 존중받기를 원한다.

- **편안함**

일반적으로 임종 시 대상자가 통증이 없고 신체적 증상에 의해 고통받지 않는 신체적 편안함은 매우 중요하며, 심리적 · 영적 편안함 역시 중요한 요소로 평가되고 있다. 임종 시 평온한 분위기에서 가족과 함께 마지막 시간을 함께 하며, 이별을 고할 시간을 갖는 것은 남겨진 가족들에게는 더욱 의미 있는 일이다.

- **의료진과의 상호작용**

임종기 환자와 가족들은 의료진에게 많은 정보를 원하고 의지한다. 죽어가는 이에게는 처음 겪게 되는 많은 변화가 있으며, 가족들에게는 처음이 아닐지라도 느끼는 불안과 두려움이 있다. 이러한 가족의 위기 상황에서 의료진들과의 상호작용은 중요하며, 특히 의료진 중 간호사의 인성과 전문성, 환자와의 신뢰 관계 형성은 환자와 가족들에게 있어 좋은 죽음을 경험하게 하는 매우 중요한 요소이다. 간호사로부터 받게 되는 질 높은 간호와 정보는 환자와 가족이 느끼는 죽음의 공포를 감소시키며 생의 마지막에서 신체적 · 심리적 안정감을 줄 수 있다.

임종 후

- **남겨진 가족의 감정**

대상자의 죽음과 함께 했던 남겨진 가족의 감정 역시 중요한 속성으로 환자가 고통 속에서 평화롭지 못하게 죽음을 맞이하거나, 환자와 가족이 원활한 의사소통 또는 정보 전달이 되지 않거나, 응급실처럼 사생활 보호가 되지 않는 환경에서 서로가 작별의 시간을 갖지 못하고 환자가 존중받지 못한 채로 임종을 맞이했을 때 남겨진 가족들은 죄책감을 느끼게 된다. 환자의 죽음은 가족에게 힘든 일이지만, 환자와 의사소통하며 그들의 존엄성을 지키며 평온한 죽음을 맞이했을 때 남겨진 가족은 그 죽음을 좋은 죽음으로 생각할 수 있다.

준비된 죽음은 인생의 아름다운 마무리를 가능하게 하므로 좋은 죽음을 위한 개인과 사회의 준비가 필요하다. 호스피스완화간호사는 말기환자와 가족의 죽음에 대한 가치관이나 신념을 파악함으로써, 이들에게 적합한 전인적 간호를 계획하고 제공해야 한다.

4) 좋은 죽음을 위한 환자의 권리와 의료진의 역할

한림대학교 생사학연구소(2018)에서 제시한 좋은 죽음을 위한 환자의 권리와 의료진의 역할은 다음과 같다.

① 환자는 개인적인 요구와 선호도를 논의할 수 있는 기회를 가져야 한다. 돌봄 계획 단계에서 환자는 임종기의 요구와 선택을 의료진과 논의하고 기록해두어야 하며, 환자의 선호도와 선택 사항은 가능한 어디서나 고려되고 수용되어야 한다.

- 임종 돌봄과 관련해서 모든 의사, 간호사, 사회복지사는 의사소통 훈련을 받아야 한다.
- 의사, 간호사, 사회복지사는 환자와 보호자의 필요성을 평가하고, 필요한 경우에 다른 요건을 조율할 수 있도록 훈련을 받아야 한다.
- 돌봄 계획에는 모든 환자와 보호자에게 필요한 서비스를 제공하여 그들의 욕구와 선호도를 충족시킬 수 있도록 보장해야 한다.

② 환자의 임종 돌봄 요구를 만족시키기 위해 환자에게 돌봄 서비스를 제공하는 사람과 관계없이 돌봄과 지지는 조정되어야 한다.

- 임종 돌봄 서비스를 제공하는 모든 기관은 임종 돌봄 지침을 토대로 임종과정 동안 체계적인 돌봄을 제공해야 한다.
- 임종 돌봄 서비스 제공 시 관련 기관들이 상호협력하고 조정할 수 있도록 해야 한다.

③ 환자가 어느 곳에 있든지 전문 인력의 신속한 상담과 의료적 돌봄을 받아야 한다.

- 환자와 보호자는 24시간 핫라인 서비스와 신속한 가정 돌봄 서비스를 제공받아야 한다.
- 어느 장소에서나 호스피스완화의료 돌봄 서비스가 실행되어야 한다.

④ 환자는 말기와 임종기에 양질의 돌봄과 지지를 받아야 한다.

- 의료기관은 임종 돌봄 프로토콜이나 매뉴얼을 사용하여 돌봄을 제공해야 한다.
- 의료기관에서는 임종기 환자를 돌보기를 원하는 가족과 보호자를 위한 시설을 제공해야 한다.

⑤ 환자는 임종 전과 후에 인간으로서의 존엄성을 유지하고 존중받는 서비스를 제공받아야 한다.

- 임종 돌봄 서비스를 제공하는 의료진과 사회복지사는 환자의 존엄성을 제공하기 위한 교육과 훈련을 받아야 한다.

⑥ 돌봄의 모든 단계에서 환자의 보호자에게 적절한 상담과 지지가 제공되어야 한다.

⑦ 환자의 상태와 환경에 상관없이 환자가 원할 때마다 돌봄 서비스를 보장받을 수 있도록 임종 돌봄 서비스는 잘 계획되고 조정되어야 하며, 환자의 선택을 존중하고 고려해야 한다.

- 호스피스완화의료팀은 서비스를 제공하는 환자의 필요성에 기초하여 임종 돌봄을 위한 포괄적이고 전략적인 돌봄 계획을 세워야 한다.

⑧ 높은 수준으로 양질의 서비스를 제공할 수 있도록 보장해야 한다.

- 모든 임종 돌봄 서비스 제공자를 아우르는 돌봄의 질적 기준을 개발하고 정립해야 한다.

⑨ 돌봄의 질을 보장하기 위해 임종 돌봄의 상태를 평가하고 모니터링해야 한다.

- 양질의 돌봄 서비스를 제공하기 위하여 돌봄 제공에 관한 자료를 수집, 분석, 게시하기 위한 국가 정보망이 구축되어야 한다.
- 다양한 전문가로 구성된 국가적 차원의 완화의료위원회와 돌봄 제공자들이 협력하여 돌봄 제공의 행태를 파악하고 발전시켜 나가야 한다.

⑩ 비슷한 상황에 처해 있는 다른 환자의 경험에 대한 정보를 사전에 제공받거나 자신의 경험을 통해 다른 환자들에게 임종 돌봄에 관해 도움이 되는 정보를 주어서 시간이 지남에 따라 절적 향상이 이루어지도록 해야 한다.

- 사별가족 및 보호자를 대상으로 설문조사를 시행한다.
- 임종과 관련된 불만 사항에 대하여 종합적인 분석을 시행한다.
- 국가적인 차원의 임종 돌봄 연구계획을 시행하여, 이를 통해 어떻게 우리가 최선의 방법으로 임종을 맞이하는 사람들을 돌보며 보호자를 도울 수 있는지를 알고 개선하도록 한다.

6 존엄치료

존엄치료(dignity therapy)는 캐나다의 정신과 의사이자 완화의료 전문가인 초치노프(Chochinov)에 의해 개발되었으며, 말기환자들이 겪고 있는 심리사회적 · 실존적 고통을 완화하기 위한 심리치료적 단기 개입법이다. 흔히 정신과 의사, 호스피스완화간호사, 심리학자에 의해 진행되며 말기환자로 하여금 가장 중요한 주제들, 즉 죽음이 가까이 다가옴에 따라 다른 사람들이 가장 기억해주기를 원하는 것들에 대해 말할 기회를 제공하는 것이다. 9개의 질문(Box 1.2)을 중심으로 환자와 30~60분 정도 면담을 진행하며, 면담 내용은 책자로 환자에게 전달하여 원하는 사람들과 함께 공유하거나 이야기를 나누거나 가족 또는 친구들에게 유산으로 증여하게 된다.

Box 1.2 존엄치료의 질문 목록

1. 당신의 인생에 대해 말해주세요. 특히 당신이 가장 잘 기억하고 있거나 가장 중요하다고 생각하는 부분에 대해서요. 당신은 언제 가장 살아있다는 것을 느꼈나요?
2. 당신에 대해 당신의 가족들이 알기 원하는 특별한 것들이 있나요? 당신에 관해 가족들이 기억해 주기를 원하는 특별한 것들이 있나요?
3. 당신의 인생(가족, 직장, 공동체 봉사활동 등)에서 가장 중요한 역할은 무엇이었나요? 그것이 당신에게 왜 중요한가요? 당신은 그러한 역할에서 무엇을 성취했다고 생각하시나요?
4. 당신이 이룬 가장 중요한 성취는 무엇인가요? 그리고 당신은 무엇을 가장 자랑스럽게 느끼나요?
5. 당신이 사랑하는 사람들에게 말하고 싶은 특별한 것이 있나요? 당신이 시간을 내어 다시 한번 더 말하고 싶은 것들이 있나요?
6. 당신이 사랑하는 사람들에게 바라는 희망과 꿈은 무엇인가요?
7. 당신이 인생에서 배우거나 깨달은 것 중에서 다른 사람들에게 남기고 싶은 것은 무엇인가요? (당신은 인생에서 무엇을 배웠나요? 다른 사람들에게 남기고 싶은 인생의 교훈은 무엇인가요?) 당신은 사랑하는 사람들(남편, 아내, 아들, 딸, 부모 등)에게 어떤 조언이나 충고를 전하고 싶나요?
8. 당신이 가족에게 전하고 싶은 말이나 당부가 있나요? 가족이 미래를 준비하는 데 도움이 되도록 가족에게 전하고 싶은 말이나 당부가 있나요?
9. 이와 같은 영원한 기록을 만드는 데 있어서 당신이 꼭 포함되기를 원하는 다른 것들이 있나요?

출처: 고윤석 외(2022). 죽음학 교실: 삶의 마무리에 대한 의료이야기. 허원북스.

7 요약

- 호스피스완화의료의 대상자는 암, 후천성면역결핍증, 만성폐쇄성폐질환, 만성호흡부전, 만성간경화의 말기로 진단받은 환자 또는 임종과정에 있는 환자와 그 가족이다.
- 호스피스완화간호(hospice and palliative nursing)는 호스피스완화의료 대상자에게 삶의 질에 중점을 두고 전인간호를 제공하는 것이다.
- 호스피스완화간호는 총체적 간호, 즉 신체적 · 정신적 · 사회적 · 영적 측면에서의 돌봄을 포함한다.
- 호스피스완화간호는 질병보다는 사람에 초점을 두고, 생명연장보다는 삶의 질에 중점을 둔 간호이다.
- 호스피스완화간호는 전인적이고 총체적인 인본주의(holistic humanism) 사상에 철학적 기초를 두고 있다.
- 호스피스완화의료의 서비스 유형은 입원형 · 가정형 · 자문형 호스피스로 나뉜다.
- 간호대학생들이 졸업시점에 갖추어야 할 말기환자간호 역량은 호스피스완화간호 원칙, 의사소통, 개별적 간호, 자기관리, 윤리적 실무이다.
- 호스피스완화간호사(hospice and palliative nurse)는 간호사면허 소지자로서 호스피스완화의료 영역에서 신체적 · 심리사회적 · 영적 간호에 대한 임상경험과 실무능력을 갖춘 간호사이다.
- 사망증명서는 의사의 사망신고나 시신 확인을 거쳐 발급된다.
- 죽음은 살아있는 생명체라면 누구도 피할 수 없는 자연스러운 현상이다.
- 죽음에 대한 가치관은 종교와 문화적 배경에 따라 다르다.
- 의료진은 좋은 죽음을 위해 환자의 권리를 보호하고 자신의 역할을 다해야 한다.
- 존엄치료는 말기환자들이 겪고 있는 심리사회적 · 실존적 고통을 완화하기 위한 심리치료적 단기 개입법이다.

토론 1

Q1: 나는 앞으로 어떻게 죽음을 맞이할 것인지에 대해 작성해 보세요.

Q2: 편안한 죽음을 위해서는 어떤 조건과 준비 또는 노력이 필요할까요?

참고문헌

- 강성례 · 고문희 · 최정숙(2008). 호스피스병동 간호사의 영적간호경험: 마음의 매듭 풀어주기 과정. 종양간호학회지, 8(2), 111-119.
- 고윤석 · 고수진 · 공혜정 · 권복규 · 권석만 · 김도경 외(2022). 죽음학 교실: 삶의 마무리에 대한 의료이야기. 허원북스.
- 국가법령정보센터(2022). 호스피스완화의료 및 임종과정에 있는 환자의 연명의료결정에 관한 법률(약칭: 연명의료결정법).
- 곽수영(2014). 호스피스간호사의 역할적응 과정: 편안한 임종의 조력자로 거듭나기. 박사학위논문, 계명대학교 대학원.
- 권소희 · 양성경 · 박명희 · 최상옥(2008). 간호사를 위한 호스피스 연수교육 요구도 조사. 한국호스피스완화의료학회지, 11(3), 147-155.
- 김래희 · 김수연 · 김신 · 김현아 · 양화정 · 이경민 외(2021). 암 환자를 돌보는 간호사의 임종간호의 어려움과 임종간호역량 탐색을 위한 혼합연구. 종양간호연구, 21(2), 98-109.
- 김명숙(2010). 한국인의 죽음에 대한 인식과 태도에 관한 철학적 고찰. 유학연구, 22, 73-108.
- 김분한 · 최상옥 · 정복례 · 유양숙 · 김현숙 · 강경아 외(2010). 호스피스 완화 간호사 역할규명을 위한 직무분석. 한국호스피스완화의료학회지, 13(1), 13-23.
- 김시영(2008). 호스피스완화의료. 대한의사협회지, 51(6), 505-508.
- 김현숙 · 강경아 · 김상희 · 김예진 · 유양숙 · 유수정 외(2019). 간호학부 졸업시점에 갖추어야 할 말기환자 간호역량. 한국호스피스완화의료학회지, 22(3), 117-124.
- 김현아(2020). 죽음을 배우는 시간: 병원에서 알려주지 않는 슬기롭게 죽는 법. 창비.
- 김현주 · 구정일 · 변준혜 · 김수미 · 최화숙(2008). 호스피스병동 간호사의 역할변화 경험. 한국호스피스완화의료학회지, 11(1), 30-41.
- 대한간호학회(1996). 간호학대사전. 한국사전연구사.
- 민들레 · 조은희(2017). 한국 사회에서 좋은 죽음에 대한 개념분석. 노인간호학회지, 19(1), 28-38.
- 보건복지부 · 중앙호스피스센터(2022). 2021 국가 호스피스완화의료 연례보고서.
- 이병숙 · 곽수영(2017). 호스피스간호사의 영적갈등 경험. Journal of Korean Academy of Nursing, 47(1), 98-109.
- 이원희(2000). 말기 암환자의 총체적 고통. 한국호스피스완화의료학회지, 3(1), 60-73.
- 최은숙 · 유양숙 · 김현숙 · 이소우(2006). 간호사를 위한 호스피스 완화의료 교육과정 개발. 한국호스피스완화의료학회지, 9(2), 77-85.
- 한국호스피스완화간호사회(2021). 호스피스완화간호. 현문사.
- 한림대학교 생사학연구소(2018). 좋은 죽음을 위한 안내. 박문사.
- 한형숙(2008). 호스피스간호사의 역할수행정도와 직무만족도. 석사학위논문, 이화여자대학교.
- American Cancer Society(2018). Dictionary of Terms. Retrieved 20 Feburary 2018.
- Buss, M. K., Rock, L. K., & McCarthy, E. P(2017). Understanding palliative care and hospice: A review for primary care providers. Mayo Clinic Proceedings, 92(2), 280-286.
- Clark, D.(2000). Total pain: The work of Cicely Saunders and the hospice movement. American Pain Society Bulletin, 10(4).

- De Jong, J. D., & Clarke, L. E(2009). What is a good death? Stories from palliative care. Journal of Palliative Care, 25(1), 61–67.
- Ferrell, B., Connor, S. R., Cordes, A, et al(2007). The national agenda for quality palliative care: the National Consensus Project and the National Quality Forum. Journal of Pain Symptom Management, 33(6), 737–744.
- Hawkins, A. C., Howard R. A., & Oyebode, J. R(2007). Stress and coping in hospice nursing staff. The impact of attachment styles. Psycho–Oncology, 16(6), 563–72.
- Matzo, M. L., & Sherman, D. W(2009). Palliative care nursing: Quality care to the end of life. 3rd ed. New York, NY: Springer.
- National Cancer Institute(2018). NCI Dictionary of Cancer Terms. Retrieved 20 Feburary 2018.
- Rosser, M., & King, L(2003). Transition experiences of qualified nurses moving into hospice nursing. Journal of Advanced Nursing, 43(2), 206–215.
- van der Lugt, A(2010). Imaging tests in determination of brain death. Neuroradiology, 52(11), 945–947.
- World Health Organization(2018). WHO "Definition of Palliative Care". Retrieved February 20, 2018.

CHAPTER 2

호스피스완화간호의 역사와 현황

학습목표

1. 호스피스완화간호의 기원과 역사에 대해 설명한다.
2. 해외 호스피스완화간호의 현황에 대해 설명한다.
3. 한국 호스피스완화간호 역사에 대해 설명한다.
4. 한국 호스피스완화간호 현황과 제도화에 대해 설명한다.

개요

중세의 호스피스는 임종자를 돌보는 쉼터의 의미였다. 말기환자와 가족의 총체적 고통과 이를 해소하기 위한 전인적 돌봄이라는 현대적 의미의 호스피스는 시슬리 손더스(Cicely Saunders)에 의해 정립된 개념이다.

한국의 호스피스는 1960년대 의료선교사들에 의해 처음 소개되었다. 1980년 이후 호스피스 기관들이 생겨났으나, 관심 있는 의료인과 기독교 정신으로 시작된 대학과 병원 혹은 독립기관의 자발적인 교육과 봉사를 통해 이루어졌다. 1991년 한국호스피스협회가 창립된 이후, 한국가톨릭호스피스협회(1992), 한국호스피스완화의료학회(1998), 한국호스피스완화간호사회(2003)가 조직되었다. 2003년 정부가 처음으로 호스피스 시범사업을 시작한 이래, 「암관리법」에 근거한 호스피스 지원 사업, 말기암환자 전문의료기관 지정 고시, 호스피스 보험수가체계 도입, 대상자 범위 확대, 연명의료결정법 제정 및 시행이 이루어졌다.

1 호스피스완화간호의 기원과 역사

호스피스(hospice)의 어원은 라틴어 호스피탈리스(hospitalis)와 호스피티움(hospitium)에서 기원된 것으로 알려져 있다. Hospitalis는 hospes(주인)와 hospital(치료하는 병원)의 복합어로 "주인 및 치료자의 따뜻한 마음과 그러한 마음을 표현하는 장소"의 뜻을 지닌 hospitium이라는 어원에서부터 변천되어 왔다. 어원에 따르면, 호스피스는 따뜻하게 손님을 맞이하고 편안히 휴식을 취할 수 있도록 돌보며 환대한다는 의미를 포함한다고 볼 수 있다.

호스피스의 역사는 고대로 거슬러 올라간다. 용어 자체가 라틴어 어원인 것(hospes; 손님, hospitum; 손님접대, 접대장소)을 보아서도 알 수 있으며 그리스에서 여행자들이 제우스의 보호를 받는다고 믿어 그들에게 의식주를 제공하는 풍습도 호스피스의 돌봄과 환대의 의미를 지니고 있다고 볼 수 있다. 또한 로마에서도 주인과 손님 사이의 특별한 관계가 존재했는데, 이는 제노도키아(Xenodochia)란 지역에서 거지와 행려병자들, 의탁할 곳이 없는 자들을 위해 간호를 제공한 화비올라(Fabiola) 등의 기록에 남아 있다.

중세로 넘어와서 호스피스는 예루살렘으로 가는 성지순례자나 여행자가 쉬어 가던 휴식처라는 의미를 가지게 되었으며, 아픈 사람과 죽어가는 사람들을 위한 숙박업소로서의 역할을 하였다. 십자군 전쟁 때에는 여행자들에게 휴식처이자 음식과 옷을 제공해주었던 수도회가 창설되었고, 오늘날의 병원이나 의료기관도 이러한 휴식처에서부터 발전되었다.

현대적 호스피스 개념은 영국의 성 요셉 호스피스(St. Joseph's Hospice, 1905~)의 간호사이자 사회복지사이며 의사인 시슬리 손더스(Cicely Saunders, 1918~2005)에 의해 시작되었다. 시슬리 손더스는 말기환자의 고통이 신체적 · 심리사회적 · 영적인 모든 측면에서 기인한다는 사실을 깨닫고 총체적 고통(total pain)과 전인적 돌봄의 개념을 발전시켰으며, 1963년부터 여러 번 미국을 방문하여 강의를 통해 미국 호스피스 기관의 설립과 발전에 기여하였다. 또한 그녀는 1967년에 현대적 개념의 호스피스를 실천하는 성 크리스토퍼 호스피스(St. Christopher's Hospice)를 설립하였다.

한편, 우리나라는 1963년 의료선교사에 의해 호스피스가 소개되었고, 1965년에 최초의 호스피스 기관인 갈바리 의원이 설립된 것을 보면, 한국은 비교적 이른 시기에 현대적 의미의 호스피스 개념이 소개되었다는 것을 알 수 있다.

2 해외 호스피스완화간호 현황

전 세계적으로 약 2천 만 명이 호스피스완화의료를 필요로 하고 있으며, 이 중 69% 정도가 60세 이상 노인인구로 추측된다. 이는 세계보건기구(World Health Organization, WHO)와 세계호스피스연합(World Hospice Palliative Alliance, WHPCA)에서 추산한 결과이다.

이들의 보고에 의하면, 성인 호스피스 대상자의 78%는 중 · 저소득 국가에 있으며, 대상자의 90%는 비감염성 질환에 의해 사망하고 있다. 질환의 빈도는 대부분의 지역에서 비암성질환과 암의 순서로 나타났는데, 아프리카의 경우에 인간면역결핍바이러스(HIV)/후천성면역결핍증(AIDS)이 42%, 그 다음은 비암성질환인 것으로 나타났다.

WHPCA에서는 2011년부터 세계 호스피스완화의료의 발전단계 지도를 작성해 왔다. 호스피스에 대한 국가정책의 유 · 무, 마약성 진통제의 접근성, 호스피스완화의료 서비스 공급, 호스피스에 종사하는 전문인력 양성, 보건의료체계로의 통합 정도를 기준으로 하여 측정하였다. 2011년의 조사에서 호스피스완화의료가 보건의료체계에 통합된 국가는 136

개국 중 20개국으로 약 8%에 불과하였다. 지역으로는 북미, 유럽, 호주에서는 통합된 호스피스완화의료 체계를 갖추고 있으나, 아프리카, 라틴 아메리카와 대부분의 아시아 지역에서는 호스피스가 없거나 시작 단계에 있는 것으로 보고되었다.

2015년 EIU(Economist Intelligence Unit)에서는 WHPCA의 기준에 지역사회 연계(community engagement)를 추가한 죽음의 질(quality of death ranking)을 발표하였다. 영국, 호주, 뉴질랜드 등이 높은 순위를 차지하였고, 한국은 전 세계에서 18위, 아시아권에서는 4위로 조사되었다.

EIU는 한 국가에 호스피스완화의료가 정착되려면 국가정책과 재정확보가 필수적이라고 제시하였다. 향후 호스피스완화간호를 필요로 하는 대상자의 증가가 예상되므로, 국가별로 호스피스가 기존의 보건의료체계에 안정적으로 통합 및 제공되기 위해서는 정책적 지원, 인력 교육, 마약성 진통제의 보급, 지역사회 연계 등의 노력이 요구된다고 하였다.

1) 영국의 호스피스

영국은 십자군 운동 당시부터 시작되어온 호스피스 운동이 오랜 종교적 전통과 활발한 자선 기부 및 국가보건의료서비스(National Health Service, NHS)의 운영으로 연결되면서 2015년 EIU의 죽음의 질 순위에서 1위로 조사되었다.

2008년에는 국가보건정책의 주요과제로 '생애말기 돌봄전략(End of Life Care Stratege)'을 발표했는데, 호스피스완화간호가 필요한 모든 환자에게 통합적이고 지속적인 돌봄을 제공하기 위한 전략으로, 다음과 같은 6단계의 생애말기 돌봄지침(End of Life Care Pathway)을 제시하였다.

① 1단계: 말기 돌봄에 대한 의사소통 시작
② 2단계: 돌봄 계획 평가 및 검토
③ 3단계: 각 환자에 필요한 돌봄 조정
④ 4단계: 환자가 이용하는 모든 단계에서 양질의 돌봄 제공
⑤ 5단계: 임종이 임박한 시기의 돌봄
⑥ 6단계: 임종 후 돌봄 및 사별 돌봄

이와 함께 1단계에서 6단계에 이르는 모든 단계에서 공통적으로 ①돌봄제공자와 가족지지, ②환자와 돌봄제공자에게 정보 제공, ③영적 돌봄이 제공되어야 한다고 하였다.

2016년 영국 호스피스완화의료 기관의 대표기구인 Hospice UK에 등록된 기관은 226개이며, 이 중 입원형 호스피스는 176개 기관이다(2,760병상). 이 중 가정호스피스가 가장 많은 비중을 차지하고 있으며, 병원과 가정 및 요양원 등 어디서나 호스피스 돌봄을 받을 수 있다.

호스피스 인력으로는 1987년 이후 4년 과정의 완화의료 전문의 수련과정을 시작하였고, 2012년 전문의 수는 334명으로 인구 백만 명당 5.3명이다. 호스피스간호사는 가정에 있는 환자를 담당하는 지역간호사(district nurse), 가정에서 머물며 간호하는 마리 퀴리 간호사(Marie Curie nurse), 전문적인 자문과 조언을 제공하는 맥밀란 임상전문간호사(Macmillan clinical nurse specialist) 등이 있다. 호스피스 돌봄은 다학제간 팀 서비스로 제공하므로 자원봉사자의 참여가 활발하다.

2) 미국의 호스피스

미국 최초의 호스피스 기관은 시슬리 손더스의 조언을 듣고 1974년에 설립된 Connecticut Hospice이며, 2014년에는 약 6,100개 프로그램으로 확대되었다. 이 중 독립형 호스피스는 59.1%, 병원 소속 호스피스는 19.6%, 가정간호 에이전시 소속 호스피스는 16.3%, 요양시설 호스피스는 5.0%로, 가장 많은 호스피스서비스는 가정에서 이루어지고 있다.

미국의 호스피스완화의료는 65세 이상의 노인을 대상으로 하는 메디케어(medicare) 호스피스서비스와 종합병원에서 일반진료와 함께 제공되는 완화의료로 나누어진다. 1982년 미국 의회에서 호스피스 케어에 대한 지불보장법(Tax Equity and Fiscal Responsibility Act, TEFRA)의 통과로 메디케어에서 일당정액제로 호스피스 수가를 지불할 수 있게 되었고, 1986년 Medicare Hospice Benefit으로 변경되었는데, 이는 세계 최초의 호스피스 법이다.

미국 호스피스 기관 소요비용의 85.5%가 Medicare Hospice Benefit에서 지불되고 있으며, 정부가 지불하는 전체 호스피스 비용의 78% 이상이 가정호스피스에 소요되고 있다.

호스피스 대상자는 암뿐만 아니라, 진단과 상관없이 생명을 위협받는 모든 질환자로 하고 있으며, 65세 이상을 대상으로 하는 메디케어는 의사 2인의 진단으로 결정한다. 1차 인정 시 90일, 2차 인정 시 90일, 그 후 60일씩 환자가 사망할 때까지 서비스를 제공하나, 본인이 원하면 언제든지 호스피스완화간호를 중단하고 치료적 관리로 전환할 수 있게 되어 있다. NHPCO(National Hospice Palliative Care Organization)에서는 2014년 한 해 동안, 160만~170만 명이 호스피스완화간호를 받았으며, 이 중 120만 명이 사망한 것으로 추정된다고 하였다.

미국의 전형적인 호스피스 서비스는 가정에서 가족이 1차 돌봄 제공자가 되고, 다학제간 호스피스 팀원이 정기적인 방문을 하는 것이다. 1일 24시간, 1주 7일간 전화 연락이 가능하고 통증 및 증상관리를 위해 개인의 개별적인 요구에 맞게 돌봄 계획을 수립한다.

다학제간 호스피스완화의료팀은 환자의 주치의, 호스피스전문의(또는 medical director), 간호사, 호스피스간호 보조인력, 사회복지사, 사별상담가, 성직자 또는 영적 상담가, 호스피스 자원봉사자로 구성된다. 필요에 따라 언어치료사, 물리치료사, 작업치료사 등이 포함된다. 호스피스완화의료팀의 의료감독자는 의사 또는 전문간호사가 되며, 이들은 호스피스완화간호의 핵심적인 역할을 한다.

호스피스 인력 중 의사는 1년 과정의 완화의학 세부전문의가 있고, 간호사는 호스피스전문간호사가 있으나, 면허간호사(registered nurse, RN) 혹은 실무간호사(licenced practical nurse, LPN)와 함께 참여하고 있다.

호스피스기관에서는 전체 환자관리에 소요된 시간의 5% 이상을 적정 교육과 훈련을 받은 자원봉사자를 활용해야 하며, 자원봉사자 모집을 위해 어떠한 노력을 했는지, 자원봉사자를 활용하여 얼마만큼 예산을 감축할 수 있었는지에 대해 기록해야 한다.

3) 일본의 호스피스

일본은 1973년 오사카의 요도가와 기독교 병원에서 처음으로 호스피스를 시작하였고, 1990년부터 완화의료병동에 호스피스 수가를 적용하기 시작하였다. 1992년에는 가정호스피스에, 2002년에는 다학제간 호스피스완화의료팀에 국민건강보험을 적용하였다. 2006년부터는 재택요양진료소 제도를 통해 전국의 병 · 의원이 가정호스피스를 제공하도록 하였는데, 대개 오전에는 클리닉에서 환자를 진단하고, 오후에는 말기환자의 가정을 방문하는 시스템으로 의사, 간호사, 사회복지사의 방문에 대해 수가를 지불하고 있다.

일본에는 별도의 호스피스법은 따로 없지만, 「의료법」, 「국민건강보험법」, 「장기요양법」, 「암관리법」에 산재해 있다. 일본에서 운영되고 있는 호스피스완화간호 서비스의 유형은 3가지인데, 병원 내에서 호스피스완화의료 서비스를 제공하는 '병원기반형'과 '지역전문의료기관형(호스피스완화의료 서비스 중심)', 그리고 '방문간호서비스기관형'으로 나뉜다. 일본의 호스피스 시설(2017년 기준)은 완화의료 병동 총 394개(8,054병상), 자문형 232개, 재택완화의료 제공기관 14,485개소로 호스피스 제공시설이 지속적으로 증가하고 있다.

일본의 경우, 호스피스완화의료의 주 대상자는 암과 후천성면역결핍증 환자이며, 국민건강보험과 장기요양보험에서 제공되는 수가는 일당정액제로 병동형과 가정방문형으로 구분되어 있다.

일본의 호스피스완화의료팀은 의사, 간호사, 사회복지사와 자원봉사자로 구성되어 있으며, 전국적인 학회나 협회에서 인증 프로그램을 운영하고 있다. 2016년 일본에서 가장 큰 호스피스 학술단체인 JSPM에서 완화의학 전문의로 인증을 받은 의사는 136명이며, 일본간호사협회에서 인증받은 호스피스간호사는 2,038명이다.

4) 대만의 호스피스

대만에서 처음 호스피스병동을 시작한 곳은 1990년 막케이 기념병원(MacKay Memorial Hospital)이며, 이후 호스피스 기관이 빠르게 증가하여 2015년에는 51개 입원호스피스기관(718병상), 112개 자문형 호스피스완화의료팀, 77개의 가정방문팀이 있는 것으로 파악되고 있다.

대만은 2000년도에 아시아에서는 처음으로 자연사법(Natural Death Act, 호스피스 단독법)을 제정하였으며, 2015년 Economist Quality of Death Index에서 6위에 조사되어 아시아 지역에서는 가장 높은 순위를 차지했다.

대만은 자국민에게 보편적인 건강보장을 제공하는 나라로, 호스피스완화의료는 보편적인 건강보장의 일부로 여겨지며, 1996년부터 암환자에게 가정형 호스피스를 보장하였다. 2000년부터는 암환자의 입원서비스를, 2003년부터는 운동신경질환에 대한 서비스를 보장하고 있다.

대만에서 제공되는 호스피스 서비스의 핵심비용은 건강보험에서 일당정액제의 형태로 지불되고 있는데, 서비스 제공기간과 기관의 종류에 따라 차등 지급된다. 가정호스피스 수가 역시 건강보험에서 부담하고 있으며, 일당정액제이기는 하지만, 제공인력에 따라 차등 지불되고 있어 비교적 저렴한 편이다.

2010년부터는 건강보험에서 비암성질환에 대한 호스피스 수가도 보장하고 있다.

2013년부터는 일차의료세팅에 호스피스완화의료를 도입하고자 지역사회 프로그램을 개발하였으며, 7개 병원과 105개 의원이 참여하고 있다.

대만에서 호스피스 서비스를 이용하려면 의사 2명의 승인이 필요하며, 그중 1명은 암전문의여야 한다. 암 환자 중 호스피스 이용률은 2000년도의 7%에서 2015년 59%로 크게 증가하고 있다.

호스피스완화의료팀의 인력 및 교육은 의사의 경우, 80시간 이상 호스피스 교육을 받은 상근직이여야 하고, 간호사의 경우에는 20시간의 실습을 포함하여 80시간의 교육과 매년 20시간 이상의 보수교육을 받아야 한다. 또한 가정호스피스 제공을 위해서는 1명 이상의 상근직 간호사가 있어야 하는데, 월당 방문 건수가 45회 이상이면 간호사 1명이 더 추가되어야 한다.

대만은 국민의 70% 이상이 불교신자인데, 완화의료 병동이 있는 국립대만대학교병원에서 2000년부터 임상불교영적상담가(Clinical Buddhist Chaplains, CBC) 교육 프로그램을 시작하였고, 2016년 대만에 있는 38개의 호스피스 병동에서 35명의 CBC가 근무하고 있다.

3 한국 호스피스완화간호 현황

1) 도입

한국에 호스피스가 처음 소개된 것은 의료인 선교사에 의해서이다. 생명사랑의 정신, 즉 예수 그리스도 사랑의 실천과 선교적 차원에서 자선적으로 제공되었다. 최초의 호스피스 기관은 1965년 마리아의 작은 자매회 소속 수녀에 의해 강원도 강릉에 개설된 갈바리의원이었고, 두 번째는 1973년에 강원도 원주의 가톨릭병원에 생긴 호스피스 병동이었다.

그 후 1978년에 국내 최초의 간호학 박사학위를 취득한 김수지 교수가 귀국한 후, 감리교 선교사로서 연세대학교 간호대학의 교수로 재직하던 왕매련(Marian Kingsley) 선교사와 함께 간호사를 대상으로 호스피스 교육을 실시하였다. 당시에 교육을 수료하였던 수녀 한 분이 1981년에 강남성모병원에서 간호대학과 의과대학의 학생들과 당시 미국에서 돌아와 강남성모병원 종양내과에 재직하고 있던 이경식 교수와 함께 호스피스 자원봉사 모임을 조직하였다고 알려져 있는데, 이 모임이 발전하여 1988년에 강남 성모병원에 호스피스 병동이 생기게 되었다. 1987년도 대구에서는 계명대학교 동산의료원에서 가정형 호스피스와 협진형 호스피스로 시작해서 병동형 호스피스 기관으로 발전하게 되었다.

같은 해에 연세대학교 간호대학에서는 왕매련 교수와 각당복지재단의 김옥라 회장이 함께 호스피스 자원봉사자 교육을 실시하였고, 1988년 세브란스 호스피스를 개설하여 가정형 호스피스를 시작하였다. 이후 김수지 교수가 이화여자대학교 간호대학 학장으로 재직하면서 최화숙 간호사와 함께 이화여대 가정형 호스피스를 개설하였다.

2) 성장

1980년대부터 우리나라는 경제적으로 성장하였고 호스피스에 대한 관심도 증가하였다. 이후 점차 호스피스 기관이 생기기 시작하였고, 자원봉사자 교육 지원자도 증가하였다. 이후에 개설된 호스피스 기관을 설립동기와 목적으로 나누어 보면 다음과 같다.

① 호스피스만을 위해 개설된 독립적인 호스피스 기관

- 샘물호스피스선교회, 수원기독호스피스회, 안양호스피스선교회 등

② 종교적 배경이 있는 기관에서 시작하는 호스피스

- 세브란스병원, 이화여자대학교, 대구동산병원, 전주예수병원, 전주엠마오사랑병원, 안양샘병원 등과 같이 기독교 정신으로 설립된 기관에서 시작하는 호스피스
- 강남성모병원, 여의도성모병원, 성바오로병원, 성가복지병원 등 기독교 배경의 기관에서 시작하는 호스피스
- 성당이나 교회에서 자체적으로 시작하는 호스피스

③ 종교적 배경이 없이, 정부의 제도화 방침에 따라 시작하는 호스피스

- 서울대병원, 고대안암병원, 충남대병원, 국립암센터, 각 지역암센터의 호스피스 병동 등

여러 호스피스 기관이 개설되면서 각 기관 간의 교류와 호스피스 관련 지식의 확대 요구가 생겨나게 되었다. 세브란스호스피스를 시작하였던 왕매련 선교사가 주축이 되

어 1991년에 한국호스피스협회를 창립하였다. 1992년에 한국가톨릭호스피스협회가 창립되었고, 1996년에 가톨릭대학교 호스피스교육연구소가 설립되었다. 이어 1998년에 한국호스피스완화의료학회가, 2003년에 한국호스피스완화간호사회가, 2013년에는 한국불교호스피스협회가 발족되었다.

1990년대에도 여전히 정부 주도의 호스피스제도화가 이루어지지 않은 상황에서 한국호스피스협회는 적어도 함께 호스피스 서비스를 제공하는 다학제 인력들 간에 호스피스 관련 교육의 표준화가 필요하다고 생각하여 2000년에 호스피스 교육표준 프로그램을 개발하였다. 표준교육 교재(『호스피스총론』, 한국호스피스협회 출판부)를 집필하여 개별 기관에서 호스피스 교육 시 참고하고, 강사들도 교재를 활용할 수 있도록 준비하였다. 또한 호스피스서비스의 질 관리를 위해 인증제를 도입하여 상기한 표준교육 프로그램에 준하여 30시간 이상의 호스피스 자원봉사자 교육을 받고, 1년 이상 경과하고 실습을 포함하여 200시간 이상 봉사한 사람에게 인증시험 응시 자격을 주고, 합격한 사람은 '호스피스 전문자원봉사자'로 인정해 주었다.

이는 비록 민간 제도와 자격이지만, 당시에 아직 국가적인 제도가 없었던 한국호스피스협회 산하 기관뿐 아니라, 많은 기관에서도 참고하는 기준이 되었다. 이 외에도 여러 호스피스 단체가 정기적으로 제공하는 학술세미나(국제학술세미나 포함), 워크숍, 소식지, 증례발표, 호스피스학술지 등이 한국의 호스피스 발전과 성장에 밑거름이 되었다고 볼 수 있다.

1998년에는 국내 호스피스의 제도화를 위한 민간의 노력으로 국회보건복지포럼을 주최하여 국회의원회관에서 '호스피스 제도화를 위한 공청회'와 '호스피스 제도화를 위한 세미나'를 기획하였다. 처음에는 한국호스피스협회 회원의 노력으로 공청회를 시작하였고, 이후 가톨릭호스피스협회, 한국호스피스완화의료학회와 함께 세미나를 진행하였으나 바로 제도화로 연결되지는 못하였다.

1999년 8월에는 '한국 호스피스전달체계 모형 개발(최화숙, 중앙대학교대학원)'이라는 논문이 발표되었는데, 이는 국내 호스피스현장에서 일하면서 호스피스로 박사학위를 받은 최초의 논문이다. 내용은 WHO의 보건의료전달체계에 따라 분류 · 조사하여 '한국 호스피스전달체계 모형'을 제시하였는데, 그 결과와 제언이 정부의 호스피스제도화 과정에서 모두 반영된 것으로 알려졌다. 2003년에는 이 논문의 제언대로 한국호스피스협회와 한국가톨릭호스피스협회, 한국호스피스완화의료학회가 연합하여 호스피스의 날 행사를 함께 진행하고, 서울시의 지원을 받아 호스피스음악회도 개최하였다.

2005년에는 한국호스피스완화의료학회 주최로 서울에서 제6차 아시아태평양 호스피스 학술대회(The 6th Asia Pacific Hospice Conference, APHC: Changing Society and Human Life with Hospuce Palliative Care)를 개최하였다. 이 학술대회는 4년에 걸쳐 준비한 행사로, 준비과정을 통해 한국의 많은 호스피스 실무자와 관계자가 친숙해지는 계기가 되었고, 세계무대에 한국의 호스피스에 대해 널리 알리는 계기가 되었다.

또한 이 자리를 통해 세계 30여개 나라의 기관 대표가 모여서 다음과 같은 내용의 '호스피스완화의료 한국선언(Korea Declaration on Hospice and Palliative Care)'을 채택하게 된 것은 세계 호스피스완화의료 역사에 있어 한국의 호스피스를 알리는 의미있는 일이었다고 할 수 있다(Box 2.1).

Box 2.1 호스피스완화의료 한국선언

- 호스피스완화의료는 의료인, 자원봉사자, 사회복지사 등 다양한 직종의 사람이 불치병으로 고통받고 있는 환자 및 그 가족을 돕는 활동이다.
- 불치병을 가진 환자의 호스피스완화의료에 대한 정부의 역할이 중요하다.
- 암 환자를 대상으로 축적된 지식이 암 이외의 만성질환자에게도 확대 적용될 수 있다.

호스피스가 법적 · 제도적으로 기존의 의료체계에 통합되기 이전에는 말기환자를 위해 마땅히 사용할 수 있어야 하는 마약성 진통제의 사용에도 제한을 받았을 뿐만 아니라, 심지어 의료인 사이에서도 올바른 지식 부족으로 고통받는 경우가 종종 있었다. 한 대학병원의 같은 병실에서 말기 암 치료를 받고 있던 환자들 중 한 환자는 호스피스로 전원하여 남은 생을 통증 없이 원만하게 보낼 수 있었던 것에 비해, 한 환자는 조절되지 않는 극심한 통증으로 인해 10층 병실에서 떨어져 자살하는 사건이 발생하여 전 국민에게 경각심을 불러일으키기도 하였다.

3) 제도화

한국의 호스피스는 처음 말기 암 환자를 대상으로 하였기에 제도화도 「암관리법」으로부터 시작되었다. 정부에서는 1996년에 제1기 암관리 10년 계획을 수립하고, 보건복지부

건강증진국 내에 암관리과를 두어 국가암관리대책을 총괄하게 하였다. 이는 우리나라의 사망원인 1위가 암이고, 매년 암 환자가 늘어나고 있었기 때문이다. 2001년에는 암관리를 위해 기존의 원자력병원 외에 국립암센터를 설립하고, 호스피스와 관련된 연구를 할 수 있도록 '삶의 질 향상 연구과'를 설치하였다. 윤영호 과장이 중심이 되어 연구를 진행하였으며, 2002년 호스피스완화의료 제도화를 위한 시범사업 계획을 수립하였고, 8월에 다음과 같은 제도화 방안을 제시하였다.

① 호스피스 전문병원을 지정하여 호스피스 전용병상 설치를 의무화하고, 소형병원의 호스피스 전문병원 전환을 유도한다.
② 호스피스 전문병원에 대한 건강보험상 수가를 부여하며, 일당정액제를 원칙으로 하고 포괄수가제를 인정한다.
③ 호스피스 전문인력을 양성하기 위해 의료법 시행규칙에 전문간호사 도입을 위한 근거조항을 마련한다.

이에 따라 정부는 2003년 「암관리법」을 제정하여 법적 근거를 마련하고, 호스피스완화의료 사업지원평가단을 설치하였으며, 호스피스완화의료 시설 및 인력수준, 교육, 활동지침, 수가 모형 등을 개발하기 위해 5가지 유형의 호스피스에 대해 시범사업을 실시하였다.

한편, 보건복지부에서는 호스피스완화의료 사업 활성화의 일환으로 공무원을 대상으로 하는 호스피스 교육을 위해 1997년부터 국립보건원에서 '호스피스 관리과정'을 개설하여 교육을 실시하였다. 2002년부터는 국립암센터에서 '재가 암 환자 관리과정'을 개설하여 운영하였고, 2003년부터는 국립암센터를 '호스피스완화의료 시범사업 교육기관'으로 지정하여 운영하고 있다(표 2.1).

시범사업이 종료된 2005년부터는 호스피스완화의료 전문기관으로 선정된 기관에 인건비, 시설 및 장비와 운영비를 지원하는 국고지원사업을 시작하였으며, 2006년 10월에는 '말기 암 환자 전문의료기관 지정 고시'를 제정 · 발표하였다. 또한 「암관리법」을 개정하여 2011년 6월 1일부터 시행하도록 하였다. 그 내용에는 호스피스완화의료 이용에 관한 의료인의 설명의무, 호스피스완화의료 이용동의서 제출, 호스피스완화의료 전문기관 지정 취소 및 변경 통보에 대한 사항 등이 포함되어 있다. 호스피스완화의료 전문기관으로 지정된 기관의 수는 매년 증가되어 2023년에는 89개 기관이 선정되었다(그림 2.1).

표 2.1 호스피스 전문기관 지정 현황

유형	2012	2013	2014	2015	2016	2017	2018	2019	2020	2021	2022	2023
입원형 호스피스 기관수(개소)	56	54	57	66	77	81	84	88	86	88	89	89
입원형 호스피스 병상수	893	867	950	1,100	1,293	1,337	1,358	1,416	1,405	1,470	1,517	1,530
요양병원 호스피스 기관수(개소)*	–	–	–	–	12	11	14	12	11	11	7	7
요양병원 호스피스 병상수*	–	–	–	–	132	124	184	161	141	140	84	84
가정형 호스피스 기관수(개소)	–	–	–	–	21	25	33	39	38	39	38	38
자문형 호스피스 기관수(개소)	–	–	–	–	–	20	25	27	33	33	37	39
소아청소년 완화의료 기관수(개소)※	–	–	–	–	–	–	2	4	7	9	10	11
총 기관수(개소) (중복제거)	56	54	57	66	110 (89)	137 (98)	158 (105)	170 (109)	175 (107)	180 (109)	181 (107)	184 (109)

※ 시범사업 시행 중

출처: 중앙호스피센터(2023.6.1.). 통계 및 현황. https://hospice.go.kr:8444/?menuno=23

가정호스피스의 경우에는 2013년 10월에 '호스피스완화의료 활성화 대책'이 발표된 후, 17개 기관을 선정하여 2016년 3월부터 수가 시범사업을 시작하였고, 같은 해 요양병원에서도 시범사업을 시작하였으며, 2017년 8월부터는 자문형 호스피스 수가시범사업도 시작하였다.

호스피스 서비스에 대한 건강보험 수가에 대한 연구는 2007~2008년에 이루어졌고, 건강보험심사평가원에 의해 7개 기관을 선정하여 2009년 9월~2011년 6월에 1차 시범사업을 시행하였다. 이를 토대로 지적된 문제점을 보완하여 2011년 9월~2015년 6월에 12개 기관을 선정하여 2차 시법사업을 수행한 결과, 일당정액제 수가를 기본으로 하고, 증상완화를 위한 별도의 시술이나 적극적인 통증치료에 대해서는 행위별 수가를 적용하는 구조로 결정되었다.

호스피스 서비스를 이용하는 대상자의 경제적 부담을 줄이기 위해 선택진료비 폐

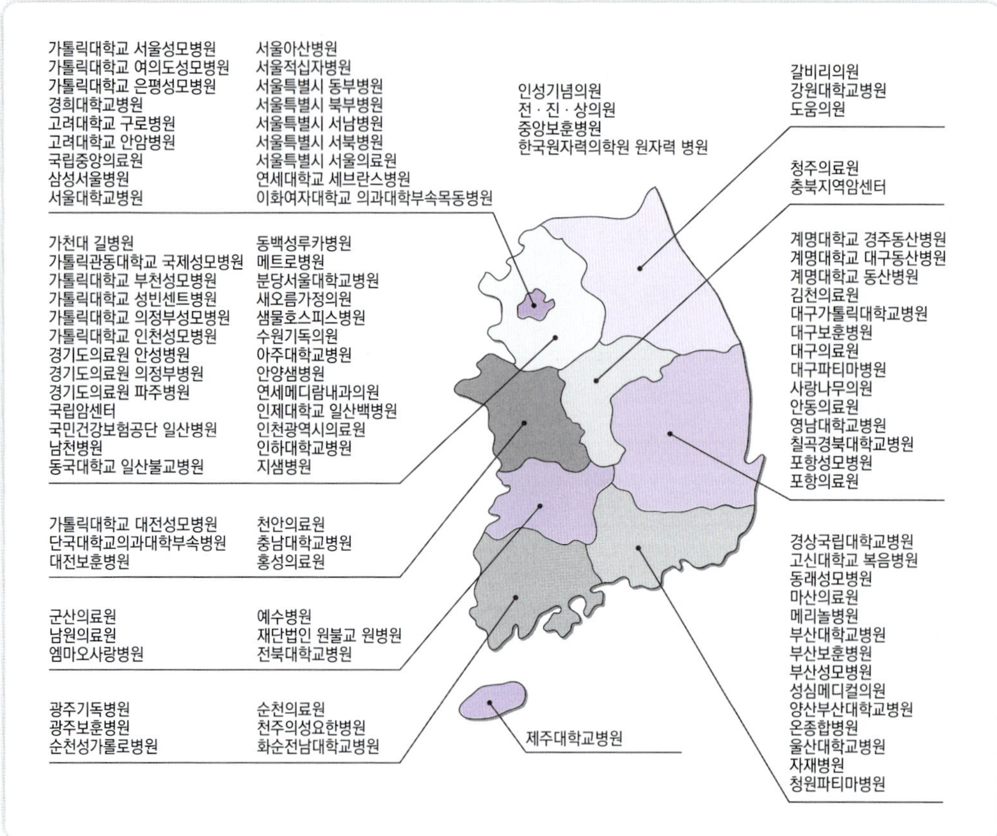

그림 2.1 전국 호스피스완화의료 기관 지정 현황(2023)

지, 상급병실 이용과 간병서비스에 건강보험 적용 및 의사, 간호사, 사회복지사의 상담에 대한 전인적 돌봄 상담수가와 임종관리료를 신설하였으며 음악, 미술, 원예 등의 요법 치료를 일당정액제 수가에 포함하여 2015년 7월 15일부터 입원형 호스피스 수가에 전면 적용하게 되었다.

지역사회 호스피스를 위해서는 2003년 제정된 「암관리법」에 지방자치단체장의 재가암 환자에 대한 통증관리와 간호서비스 제공이 명시된 것을 근거로 하여 2005년 4월부터 전국적으로 보건소 재가암관리 사업을 시작하였는데, 이 시도는 호스피스에 대한 관심과 의식이 있는 기관장이 재직하는 몇몇 보건소를 제외하고는 그다지 실효를 거두지 못하고 있는 실정이다.

정부는 2015년에 시작한 제2기 암정복 10년 계획에 말기 암 환자 호스피스완화의료

기관 육성지원 시범사업을 포함시켜 호스피스 전문기관과 보건소 중심의 재가 암 환자 관리사업과 가정을 연계하는 '지역 중심의 말기 암 환자 연계체계'를 모색하고자 하는 중에 있다.

호스피스 인력에 대한 교육은 국립암센터에서 미국의 교육과 국내 여러 호스피스전문가의 조언을 얻어 개발한 표준교육(60시간)을 대학제간 호스피스완화의료팀의 전문직 인력(의사, 간호사, 사회복지사, 목회자)에게 적용하고 있으며, 이 교육은 각 지역암센터에서도 시행하고 있다. 간호사의 경우, 호스피스전문간호사 제도가 있어서 석사과정에서 5학기 동안 공부하고, 국가시험에 합격하면 호스피스전문간호사 자격을 취득하게 된다. 요양보호사의 경우에는 호스피스 도우미 교육을 이수해야만 호스피스기관에서 일할 수 있으며, 정부의 지원을 받을 수 있다.

지금까지 설명한 한국의 호스피스완화의료 제도화 과정은 표 2.2와 같다.

4 요약

- 말기환자와 가족의 총체적 고통과 이를 해소하기 위한 전인적 돌봄이라는 현대적 의미의 호스피스는 시슬리 손더스에 의해 개념이 처음으로 정립되었다.
- 한국의 호스피스는 1960년대에 의료선교사에 의해 처음 소개되었는데, 관심 있는 의료인, 기독교 정신으로 시작된 대학과 병원, 독립기관 등에서의 자발적인 교육과 봉사를 통해 이루어졌다.
- 1991년 한국호스피스협회가 창립된 이후 한국가톨릭호스피스협회, 한국호스피스완화의료학회, 한국호스피스완화간호사회가 조직되었다.
- 호스피스 서비스의 질적 수준과 인력의 교육 표준화를 위해 2000년 한국호스피스협회에서 호스피스자원봉사 표준교육을 개발하고, 표준교육 교재를 발간하였으며, 민간 인증 제도를 시행하여 많은 호응을 얻기도 하였다.
- 한국에서는 「암관리법」에 의해 제도화가 추진되었는데, 2003년 처음으로 정부가 호스피스 시범사업을 시작하였다. 「암관리법」 시행령에 근거한 호스피스 지원사업과 말기 암 환자 전문의료기관 지정 고시에 따른 호스피스전문기관 지정 및 지원 사업이 이루어졌다.

표 2.2 한국 호스피스완화의료 제도화 과정

년도	제도화 과정
1965	강릉 갈바리의원 개원
1988	세브란스호스피스(가정호스피스) 개설 강남성모병원 호스피스병동 개설
1991	한국호스피스협회 창립
1992	한국가톨릭호스피스협회 창립 이화여대 가정호스피스 개설
1996	호스피스교육연구소(가톨릭대학교 간호대학) 개설 제1기 암관리 10년 계획 수립
1997	국립보건원에 보건소 공무원 대상으로 '호스피스관리과정' 개설
1998	한국호스피스완화의료학회 창립 호스피스 제도화에 대한 세미나(국회 보건복지포럼 주최)
2000	보건복지부에 암관리과 설치
2001	국립암센터 설립 후 연구소 내에 '삶의 질 향상 연구과' 설치
2002	호스피스완화의료 제도화 및 법제화를 위한 시범사업 계획 수립
2003	Voices for Hospice 행사 시작 한국호스피스완화간호사회 창립
2003~2004	보건복지부 호스피스완화의료 시범사업 실시(가정형, 병동형, 산재형, 시설형, 공공형)
2005	The 6th Asia Pacific Hospice Conference(APHC) 개최: 호스피스완화의료 한국선언 채택 보건복지부 호스피스완화의료 지원사업 시작
2006	'말기 암 환자 전문의료기관 지정기준 고시' 제정 호스피스완화의료 제도화를 위한 100만 명 서명운동 및 걷기 대회
2008	보건복지부 말기 암 환자 완화의료전문기관 지정 시작
2009.9~2016.6	호스피스완화의료 수가 1, 2차 시범사업
2011	「암관리법」을 개정하여 표준화된 완화의료 이용절차 마련
2013.10	보건복지부 호스피스완화의료 활성화 대책 발표
2014	「암관리법」의 시행령, 시행규칙 개정(호스피스완화의료사업 관리강화) 상급종합병원, 종합병원 말기환자 전원체계 평가기준 신설
2015.7.15	입원형 호스피스 수가 전면 적용
2016.2.3	「호스피스완화의료 및 임종과정의 환자에 대한 연명의료 결정에 관한 법률」 제정(일명 연명의료결정법)
2016.3	가정형 호스피스 수가 시범사업 시작
2017.8	자문형 호스피스 수가 시범사업 시작
2017.8.4	연명의료결정법 임종과정 환자에 대한 연명의료결정 부분 시행
2018.7	소아청소년 완화의료 시범사업 실시: 1차(2개소,'18.7.~), 확대실시-4개소('19.1.~), 5개소('20.3.~), 7개소('20.5.~), 9개소('21.1.~), 10개소('22.2.~), 11개소('23.1.~)
2019.6	제1차 「호스피스 · 연명의료 종합계획」 발표
2020.9	가정형 호스피스전문기관 지정 및 건강보험 수가 적용
2022.1	자문형 호스피스전문기관 지정 및 건강보험 수가 적용

- 건강보험심사평가원을 주체로 한 호스피스 보험수가체계의 연구와 도입은 일당정액제기준으로 하고, 필요시 행위별 수가를 인정해주는 형태로 2015년부터 입원형 호스피스에 전면 적용되었다.
- 가정호스피스와 협진형 호스피스, 요양병원 호스피스의 수가 시범사업은 현재 진행중이며, 호스피스완화의료 및 임종과정 환자에 대한 연명의료 결정에 관한 법률의 제정 및 부분 시행으로 인해, 암 이외의 말기환자에게도 호스피스완화의료 서비스가 제공되도록할 수 있게 확대되었다.

토론 1

Q1: 한국의 모든 말기환자에게 호스피스완화간호가 보다 손쉽게 연결되어지고, 어떤 상황에서나 호스피스완화간호 서비스를 받을 수 있게 하기 위해서 남은 과제는 무엇일까요?

참고문헌

- 가톨릭대학교 호스피스교육연구소(2006).호스피스 완화간호. 군자출판사.
- 김분한 (2015). 호스피스 총론. 포널스 출판사.
- 김수지 · 오송자 · 최화숙(1997). 호스피스-사랑의 돌봄. 수문사.
- 김현숙 · 홍영선(2011). 한국 호스피스 완화의료: 과거, 현재 그리고 미래. 한국 호스피스완화의료학회지; 14(4):191-198.
- 보건복지부(2005). 재가암 환자의 효율적 관리 방안. 암정복추진연구개발사업 연구보고서.
- 장윤정(2018). 자문형 호스피스완화의료 사범사업 서비스 모델 안내. 말기환자 자문형 호스피스완화의료 수가시범사업 설명회.
- 최화숙(1999). 한국 호스피스전달체계 모형 개발. 중앙대학교대학원 박사학위 논문.
- 최화숙(2018). 우리나라 호스피스 소개 및 현황. 자문형 호스피스 국제교류 세미나, 안양샘병원.
- 한국호스피스 · 완화의료학회(2018). 호스피스 · 완화의료(Textbook of Hospice & Palliative Care). 군자출판사.
- 한국호스피스협회(2010). 호스피스총론. 한국호스피스협회 출판부.
- 홍영선(2008). 한국 호스피스의 과거, 현재, 미래. J Korean Med ASSOC; 51(6):509-516.
- End of Life Care Strategy-Promoting high quality care for all adults at the end of life care(2008). Department of Health.
- Hospice Care in the UK-Scope(2016). scale and opportunities. Hospice UK.

CHAPTER 3

말기환자의 통증관리

학습목표

1. 통증의 정의를 설명한다.
2. 통증을 포괄적으로 평가한다.
3. 진통제 사용의 원칙을 설명한다.
4. 진통제의 분류와 부작용에 대해 설명한다.
5. 비약물요법의 중재 방법을 알고 적용한다.

개요

통증은 잠재적인 손상이나 실질적인 손상과 같은 신체 이상과 관련되어 나타나는 괴로운 감각적 · 정서적 경험으로 암 환자가 경험하게 되는 가장 흔하고 두려워하는 증상 중 하나이다. 암 치료에 있어 암 환자의 삶의 질을 저하시키는 요인이다. 암 환자의 통증 유병률은 진행암 환자의 64%에 이르며, 이 중 약 43%에서 통증조절이 불충분하다고 보고되었다. 국내 연구에 따르면, 암 환자의 52%가 통증을 호소했으며, 호스피스완화의료 전문기관에 입원한 말기 암 환자의 절반은 입원 당시 중등도 이상의 통증을 호소하였다. 통증은 객관적이고 생리적인 감각의 측면과 주관적이고 정신적 · 정서적인 측면의 상호작용으로 나타나 그 반응이나 태도가 다양하므로 통합적인 평가와 적극적인 통증관리가 필요하다. 적절한 통증관리를 위해서는 통증조절에 대한 관심과 노력이 전제되어야 하며, 정확한 통증평가 및 통증관리지침에 의한 충분한 진통제 사용과 심리사회적 지지 및 중재적 통증치료 등 포괄적이고 다학제적인 접근이 필요하다.

1 통증의 정의

국제통증학회(International Association for the Study of Pain, IASP)는 통증을 '실제적 혹은 잠재적 조직 손상과 관련되어 나타나는 괴로운 감각적 · 정서적인 불쾌한 경험'이라고 정의하고 있다. 이는 단순히 신체적인 조직손상과 연관된 것뿐만 아니라 심리적 원인의 통증까지 포함된 정의이다. 통증은 주관적일 수밖에 없는 것으로 통증을 실제로 겪고 있는 사람이 통증을 호소한다면, 통증으로 인정해야 한다. 통증이 제대로 관리되지 않을 경우, 환자는 신체기능과 식욕이 저하되고 수면장애, 피곤함, 기분변화, 스트레스와 우울증을 겪게 되면서 삶의 질이 급격하게 나빠질 수 있다.

2 통증의 원인

암 환자들이 갖는 통증의 원인은 다양하다. 가장 일반적인 원인은 암 자체에 의한 것(65%)으로, 암이 뼈나 신경계를 침범하거나 기타 장기를 눌렀을 때 발생한다. 두 번째는, 암 치료와 관련된 통증(25%)으로, 수술이나 방사선치료 또는 항암 화학요법과 관련된 통증이다. 몇몇 항암제는 말초신경을 손상해 신경병증성 통증을 일으킬 수 있으며, 방사선치료도 피부 자극을 일으켜 통증을 유발할 수 있다. 세 번째, 암으로 인한 합병증이나 동반 질환에 의해 통증이 유발될 수 있다. 네 번째, 암 환자의 통증은 때때로 암이나 암 치료와 관계없이 발생할 수 있다. 예를 들면, 누구에게나 발생할 수 있는 두통이나 근육통, 그 밖의 다른 부위의 통증 등이 이에 해당한다.

3 암성 통증의 종류

일반적인 통증은 급성 통증과 만성 통증으로 구분하지만, 말기환자에서는 암성 통증 및 돌발 통증을 비롯한 다양한 형태의 통증이 나타날 수 있다. 생리학적 기전에 따라 침해수용성 통증(nociceptive pain)과 신경병성 통증(neuropathic pain)으로 분류되며, 침해수용성 통증은 체성 통증과 내장성 통증으로 나뉜다(표 3.1).

시간적 발생 양상에 따라 지속 통증(background pain)과 돌발 통증(breakthrough pain)으로 분류되며, 돌발 통증은 통증이 조절된 상태에서 간헐적으로 악화되는 통증으

표 3.1 생리학적 기전에 따른 분류

구분		병태생리	증상 호소
침해수용성 통증 (nociceptive pain)	체성 통증 (somatic pain)	신체 표재부나 골격근의 침해수용체(nociceptors)가 활성화된 것	• 베임, 찔림, 화상, 뼈 전이 • 일반적으로 표재성 통증(피부), 심부통증(근육, 결체조직), 찌르는 듯한 박동성, 압박감 등으로 표현 • 위치를 정확히 나타낼 수 있음 • 종종 움직임으로 악화됨
	내장성 통증 (visceral pain)	흉강, 골반, 복강내 내장(viscera)에 있는 침해수용체가 활성화된 것	• 흉부나 복부 내장의 침윤, 압박, 팽창 • 통증부위가 모호하고 지속적으로 조이거나 욱신거리는 통증 • 연관통(referred pain) 발생
신경병성 통증 (neuropathic pain)		침해수용체의 활성화와 무관하게 체감각신경계 자체에 손상이 생긴 것, 신경의 손상에 의한 통증	• 신경계의 일차적 병변이나 기능 이상에 의해 시작되거나 발생한 통증 • 화끈거림, 저림, 쑤시는, 욱신거리는 양상으로 표현 • 감각 이상을 동반함(통각과민, 이질통) • 대표적 만성 통증

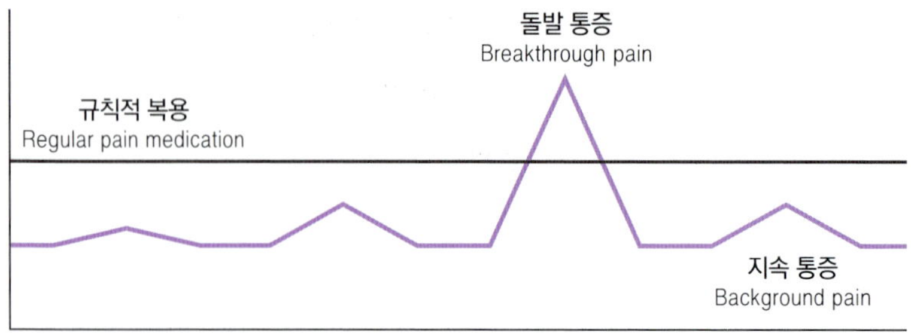

그림 3.1 시간적 발생 양상에 따른 통증 분류(형태)

로 암 환자에게서 흔하다(그림 3.1). 지속 통증이 잘 조절되는 상태라도 매우 갑작스럽고 심한 통증을 돌발 통증이라고 하는데, 이는 예측이 어려워 예방하기 어렵다. 암 환자의 약 60%, 호스피스에 입원한 환자의 약 80%에서 발생하는 것으로 보고되었으며, 암 환자의 45%에서 하루 3번 이상의 돌발 통증이 발생한다고 하였다.

급성 통증은 원인이 분명하고 치료 후 통증이 소실되어 결과를 쉽게 예측할 수 있다. 보통 갑작스럽게 발생하는 심한 통증을 의미하지만, 실제로는 발생이 느리게 일어나는 경우와 통증의 강도가 가벼운 경우도 급성 통증에 해당된다. 급성 통증에는 자율신경 반사가 수반되므로 창백, 발한, 빈맥, 혈압상승 등의 반응이 나타나며 얼굴을 찡그리게 되고 불안을 경험하게 된다. 만성 통증은 3개월 이상의 지속적인 통증을 경험하는 것이다. 이때 우리의 몸은 지속적인 통증노출에 적응하게 됨에 따라 자율신경반사가 소실되어 활력증후가 정상범위에 있게 되고 무표정하거나 지친 모습, 우울한 모습을 보이게 된다.

침해수용성 통증은 장기 손상에 의해 침해수용체가 자극되어 생기는 통증으로, 체성 통증과 내장성 통증으로 분류된다. 체성 통증은 피부, 뼈, 근육과 관련된 위치를 명확하게 알 수 있으며, 예리하고 칼로 찌르는 듯한 통증을 말한다. 내장성 통증은 내장 기관과 관련된 통증부위를 구체적으로 알기 어려우며, 특징적으로 표현하기 어려운 통증을 말한다. 신경병성 통증은 신경의 허혈, 절단 등에 의한 신경세포의 손상 혹은 기능이상으로 발생된다. 신경이 손상되지 않더라도 자극에 과민해져 나타나는 이질통과 타는 듯 하거나 저린 양상, 찌르거나 전기가 통하는 느낌, 따끔거리는 통증을 느끼는 것을 말한다. 침해수용성 통증은 비마약성 및 마약성 진통제로 대부분 조절이 가능한 반면, 신경병성 통증은 진통제 치료 시에 보조진통제 병합 투여 및 중재적 통증치료 등이 필요한 경우가 많다.

4 통증평가

통증은 단순한 조직 손상 정도만으로 평가될 수 없으며, 정신적 상태와 개인의 문화적 배경, 과거 경험 등이 복합적으로 작용하므로 환자마다 느끼는 통증강도와 양상은 다양하게 나타난다. 통증의 원인과 기전을 파악하기 위해 통증평가를 시행하며, 적절한 치료 방법을 찾기 위해서 포괄적인 통증평가가 필요하다. 통증평가의 주된 목적은 환자와의 의사소통을 통해 적극적으로 통증을 조절하는 것이며, 통증평가의 일반 원칙은 다음과 같다.

- 모든 환자는 반드시 통증 유무를 확인하다.
- 통증평가도구를 사용하여 통증 유무를 선별하고 통증강도를 측정하여 기록한다.
- 기존에 통증이 있었던 환자와 새롭게 통증을 호소하는 환자를 포함하여 통증을 호소하는 모든 환자에게 포괄적 통증평가를 시행한다.
- 효과적인 통증 관리를 위해, 환자와 가족에게 가정에서도 평가도구를 사용하도록 교육한다.

포괄적 통증평가는 통증의 원인과 기전을 찾고, 통증 표현에 영향을 미칠 수 있는 요인을 분석하여 적절한 치료 방법을 찾기 위하여 시행한다(Box 3.1). 심한 통증을 호소하는 환자의 경우에는 병력청취보다 응급상황에 준하여 신속하고 적절한 통증조절이 필요하다.

1) 통증의 병력

통증의 병력 조사에는 PQRST를 사용하여 통증의 악화 및 완화요인, 성격, 위치 및 방사통, 강도, 시간적 양상을 사정한다(표 3.2).

① 악화 및 완화요인 Provocation/Palliation

통증을 유발하는 자세나 요인, 통증을 유발하거나 완화시키는 특정한 상황이나 자세, 요인을 환자에게 질문하여 파악한다. 체중이 부하되는 뼈 전이가 있는 경우, 서

Box 3.1 포괄적 통증평가 항목

- 통증병력: 악화 및 완화요인(P), 성격(Q), 위치 및 방사통(R), 강도(S), 시간적 양상(T)
- 현재 통증치료력, 치료에 대한 반응, 돌발 통증 유무
- 통증 외, 암 관련 증상 평가
- 현재 암의 상태 및 암 치료력 평가
- 다른 동반 질환 및 암 진단 이전의 만성 통증 병력
- 심리사회적 평가
- 통증 및 통증조절에 대한 지식 및 오해
- 통증조절에 대한 환자의 기대 정도 및 통증이 일상생활에 미치는 영향 평가
- 신체 검진
- 혈액, 영상 검사 등 적절한 검사

표 3.2 통증의 병력(PQRST)

분류	내용
P(Provocation/Palliation) 악화 및 완화요인	• 통증을 유발하거나 악화시키는 요인이 있는가? • 통증을 완화시키거나 감소시키는 요인이 있는가? • 통증에 영향을 미치는 요인으로 운동, 배뇨, 기침, 배변 등 환자의 자발적 행위 혹은 장 팽창 등 비자발적인 사건이 작용하여 통증을 악화시킬 수 있다. - 어떻게 하면 더 아프거나 덜 아픈 자세나 행동이 있나요?
Q(Quality) 성격	• 통증이 어떻게 느껴지는가? • 날카로운지, 둔한지, 쑤시는지, 저리는 듯한지, 칼로 벤 것처럼 아픈지 등 환자의 표현을 그대로 기록한다. - 어떻게 아프세요? 아픈 느낌을 말로 표현해보세요.
R(Region/Radiation) 위치 및 방사통	• 통증이 있는 부위는 어디인가? • 신체의 다른 부분으로 퍼져나가는가? • 암성 통증의 위치는 한 군데 이상으로 여러 가지의 통증 양상을 보인다. - 어디가 아프세요? - 다른 곳은 아프신 데가 없나요?
S(Severity) 강도	• 통증이 얼마나 심한가? • 가장 심할 때, 가장 편안할 때 통증점수는 얼마인가? • 통증평가도구를 사용하여 평가할 수 있다. - 어느 정도 아픈지 숫자로 표현해 보시겠어요?
T(Timing) 시간적 양상	• 통증이 언제 시작되는가? • 통증이 일정하거나 간헐적으로 오는가? • 통증이 갑자기 시작되거나 점진적으로 심해지는가? • 통증 시작시간, 지속시간을 조사한다. - 통증이 하루 종일 지속되나요? 괜찮다가 갑자기 아픈가요? - 하루에 몇 번 정도 통증이 나타나며 주로 언제 발생하나요?

거나 앉아 있을 때 통증이 심해지는지 파악한다. 액와부 림프절 전이가 있는 유방암에서는 상완의 외전으로 심한 통증이 발생하는지 파악한다.

② 성격 Quality

환자가 사용하는 언어로 표현한 것을 그대로 기록하면 통증의 양상과 원인을 찾는데 중요한 단서가 될 수 있다. 통증관리 방법이나 약을 선택할 경우에 고려해야 한다.

③ 위치 및 방사통 Region/Radiation

통증의 부위가 한 곳 이상일 수 있으므로 환자에게 신체 그림에 통증 부위를 표시하게 하고, 가장 통증이 심한 부위를 별도 표시한다. 통증이 한곳에 국한되는지, 다른 부위로 퍼지는지, 연관통 여부를 확인한다.

④ 강도 Severity

통증의 강도는 치료 결정(긴급 정도, 진통제의 종류, 투여방법, 용량조절)에 매우 중요하다. 통증의 강도를 객관적으로 평가하기 위해 평가도구를 사용하는데, 환자의 시력, 문자해독 능력, 이해력을 고려하여 환자가 사용하기 쉬운 것을 선택한다.

⑤ 시간적 양상 Timing

통증 시작 시기, 경과, 지속시간, 지속성 여부 등을 평가한다. 간헐적인 통증이 하루에 몇 번이나 나타나며, 어느 정도 지속되는지, 어떤 특정한 시기에 나타나는지 평가한다. 운동, 배뇨, 기침, 배변과 같은 환자의 자발적 행위나 장의 확대와 같은 비자발적인 사건에 의해서 통증이 악화되어 발생할 수 있다.

2) 통증강도 평가도구

평가도구를 사용하여 현재 통증, 지난 24시간의 통증(최대, 최소, 평균), 지난 1주간의 통증, 휴식 시 · 활동 시 통증을 평가한다. 통증강도 평가도구에는 숫자 통증 등급(Numeric Rating Scale, NRS), 얼굴 통증 등급(Faces Pain Scale-Revised, FPS-R) 등이 있다. 의사소통이 어려운 환자의 통증평가는 환자의 행동을 관찰하여 평가하되, 이상행동의 원인으로 감정적 스트레스나 섬망 등 다른 원인을 감별한다(그림 3.2, 그림 3.3).

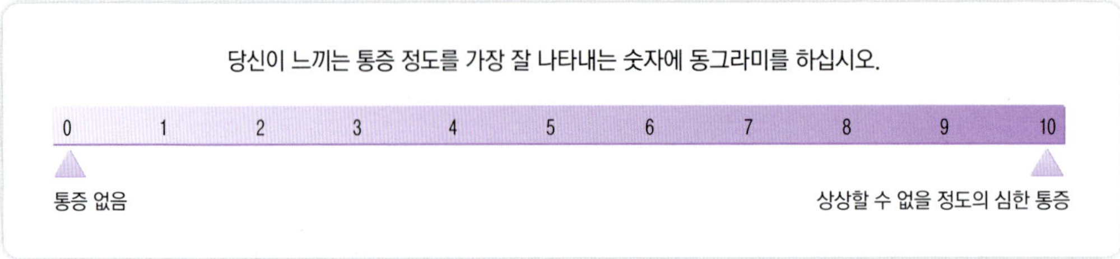

그림 3.2 숫자 통증 등급

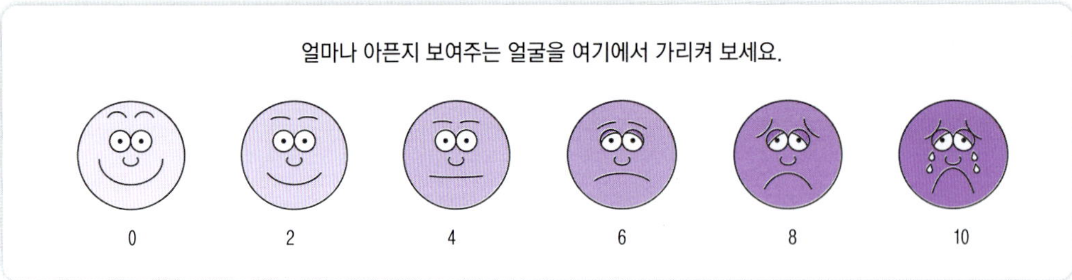

그림 3.3 얼굴 통증 등급-수정본

3) 다차원 통증평가도구

통증평가도구는 다면형 통증평가도구, 간이통증조사지, Mcgill 통증평가도구, Edmonton 증상평가지, 표준형 성인 암성 통증평가지(K-CPAT) 등이 있다(그림 3.4).

4) 투약력

진통제 투약력을 모두 조사한다. 통증을 위해 처방 받은 약물과 실제로 사용하고 있는 약물을 조사하고, 만약 다르다면 이유가 무엇인지 파악한다. 복용하고 있는 진통제의 효과와 부작용을 조사한다. 통증에 대한 과거의 경험은 유용한 정보가 되므로, 이전에 통증조절에 사용했던 중재가 있는지 조사한다.

5) 통증 및 통증조절에 대한 오해

효과적인 통증조절을 방해하는 요소 중 하나는 환자와 가족이 가진 통증과 통증조절에 대한 잘못된 인식이다. 다음은 환자와 가족들이 통증조절에 대해 가지는 오해의 예시이다.

① 통증이 있다는 것은 질병이 악화되었다는 뜻이다.

② 진통제는 면역체계를 손상시킬 수 있다.

표준형 성인 암성 통증평가지

성명		병원등록번호		전화번호	
나이	만 세	성별	① 남자 ② 여자	환자 구분	① 외래 ② 입원
통증평가일시	20 년 월 일	진단명		전이 여부	① 없다 ② 있다

1. 통증부위: 현재 통증이 있는 부위를 Body chart에 표시하세요.

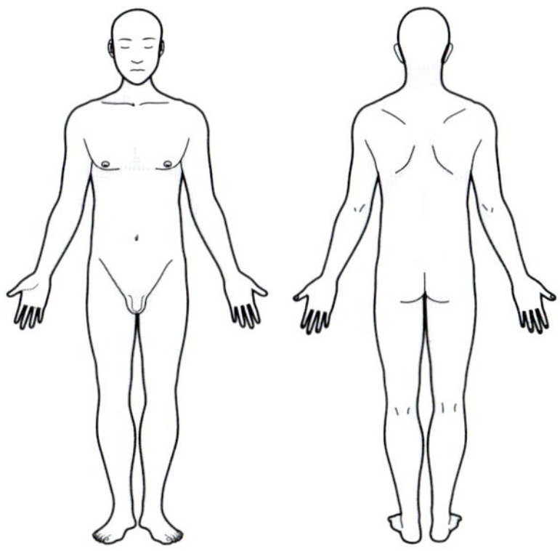

2. 통증의 성격: Body chart에 표시한 곳에 평균 통증강도를 표시하세요.

통증의 성격		1 아주 약간	2 약간	3 보통	4 심함	5 아주 심함
가. 체성 통증 위치: 피부, 근육, 뼈의 통증	① 쑤시다	1	2	3	4	5
	② 결리다	1	2	3	4	5
	③ 빠개지는 듯하다	1	2	3	4	5
	④ 찢어지는 듯하다	1	2	3	4	5
	⑤ 찌르다	1	2	3	4	5
	⑥ 묵지근하다	1	2	3	4	5
나. 내장성 통증 위치: 장기나 내장의 통증	① 뻐근하다	1	2	3	4	5
	② 쑤시다	1	2	3	4	5
	③ 쓰리다	1	2	3	4	5
	④ 뒤틀리다	1	2	3	4	5
	⑤ 쥐어짜는 듯하다	1	2	3	4	5
	⑥ 묵직하다	1	2	3	4	5
다. 신경병증성 통증 위치: 신경의 통증	① 화끈거리다	1	2	3	4	5
	② 저리다	1	2	3	4	5
	③ 피부가 닿기만 해도 아프다	1	2	3	4	5
	④ 뻗치다	1	2	3	4	5
	⑤ 찌릿찌릿하다	1	2	3	4	5
라. 기타 통증의 표현		1	2	3	4	5

그림 3.4 표준형 성인 암성 통증평가지

표준형 성인 암성 통증평가지

3. 현재의 통증강도(　　점)

현재의 통증정도를 환자가 직접 손으로 가리키도록 한 후, 평가자가 왼쪽(0cm)을 기준으로 VAS 아래 10cm 자를 이용하여 소수점 아래 1자리까지 적는다.

시각 통증 등급(visual analigue scale)

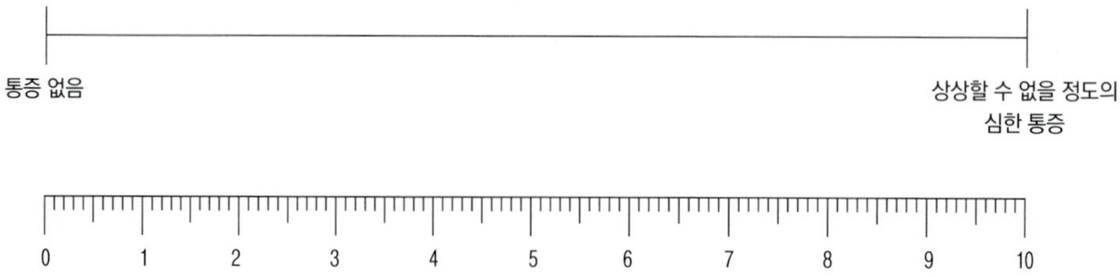

4. 통증에 영향을 미치는 동반 통증들: 현재 다음의 증상들이 있다면 ○표 하세요.

① 식욕부진	② 무기력	③ 수면장애
④ 입 마름	⑤ 체중감소	⑥ 변비
⑦ 집중력 감소	⑧ 어지러움	⑨ 졸림
⑩ 가려움증	⑪ 메스꺼움	⑫ 기침

5. 통증에 영향을 미치는 심리사회적 항목들: 다음의 항목들을 물어보고 해당사항에 ○표 하세요.

① 가족의 지지	가족들의 정서적 · 경제적 지원이 지속적으로 있다고 느끼십니까?	예	아니오
② 진통제 복용 순응도	과거에 의사가 처방하는 진통제를 규칙적으로 복용하셨습니까?	예	아니오
③ 스트레스 대처 유형	암 진단 이전에 스트레스를 느끼는 경우, 적극적으로 해결하는 편이었습니까?	예	아니오
④ 환자의 불안, 우울 등 최근 감정상태	최근 들어 불안하거나 우울하십니까?	예	아니오
⑤ 현재 처한 환자 자신의 영적 고뇌	삶의 가치, 존재 의미, 현재 상황에 대한 혼란, 죄책감, 괴로움 등이 있으십니까?	예	아니오
⑥ 자기조절능력 소실 유무	자신의 감정이나 행동을 조절하기 어렵다고 느끼십니까?	예	아니오
⑦ 약물 남용 및 의존	술, 항불안제(진정제, 수면제), 마약 등을 남용하거나 의존한 적이 있으십니까?	예	아니오
⑧ 정신과적 기왕력	과거에 우울증, 신경증, 정신병 등으로 치료를 받은 적이 있으십니까?	예	아니오

그림 3.4 계속

③ 진통제는 중독되기 쉽다.
④ 초기부터 진통제를 사용하면 나중에 통증을 조절할 수 없다.
⑤ 통증은 가능하면 참고 못 견딜 때만 진통제를 사용해야 한다.
⑥ 진통제를 사용하면 몸에 해롭다.
⑦ 식사를 못했을 때에는 약을 복용하지 않아야 한다.
⑧ 통증을 호소하면 암 치료로부터 의사의 관심을 분산시켜 치료에 집중하지 못하게 된다.
⑨ 통증에 대해 불평하지 않는 것이 좋은 환자이다.

6) 신체검진

신경계와 근골격계 신체검진을 시행한다. 피부신경분포에 근거하여 각 영역의 감각과 운동변화, 반사기능을 조사하고 활력징후를 측정한다. 환자의 한숨이나 신음소리, 잦은 체위변경이나 느린 움직임, 경직, 절뚝거림, 찡그린 얼굴과 표정, 장시간 누워 있는 것을 포함한 기능적인 제한 등의 행동변화도 조사한다. 혈액 검사 및 영상 검사 등을 종합하여 임상적 상태를 평가한다. 또한 종양학적 응급 증상에 의한 통증을 감별한다.

7) 검사결과

환자의 상태 및 치료 목표에 따라 원인과 질병의 범위를 찾기 위한 검사를 선택적으로 고려한다. 척수압박, 장폐쇄, 뇌전이에 의한 통증의 경우, 통증조절과 더불어 원인치료도 중요하므로 감별진단이 필요하다. 또한 기대여명이 제한적인 경우에는 통증의 원인을 찾기 위해 여러 가지 검사를 시행하는 것보다 증상조절에 초점을 맞추는 것이 필요하다.

8) 정신사회 · 영적 평가

정신사회적 평가로 정신적 고통(distress), 우울, 불안, 정신질환 병력 및 가족력, 약물오남용의 위험도, 자살 사고, 사회적 지지체계를 평가한다. 통증이 일상생활과 가족에게 미치는 영향과 사회적 지지체계, 의사소통 방식 등도 포함하여 조사한다. 영적 평가로 투병과정 및 통증과 관련하여 영적 신념이 어떤 영향을 미치는지 조사한다.

9) 통증이 일상생활에 미치는 영향 평가

통증으로 인해 일상생활, 기분, 보행, 직업, 대인관계 등에 지장이 있는지 평가한다.

10) 지속적 통증평가

주기적으로 통증치료의 효과, 부작용 및 치료에 대한 순응도 등을 평가한다. 숫자통증등급 등 척도 호전 여부 및 환자의 주관적인 통증 호전 정도를 평가한다. 입원 환자에게 마약성 진통제 투여 시 정맥 투여 15분 후 또는 경구 속효성 제제 투여 1시간 후에 통증을 재평가한다. 외래 환자의 경우 통증 정도에 따라 수일에서 수주마다(예: 1~4주) 재평가한다. 변비, 오심과 구토, 졸림 및 기타 신경계 부작용에 대해 평가한다. 통증의 양상이 변화하거나 새로운 통증이 발생했을 때에는 통증을 전반적으로 재평가한다. 환자와 가족에게 통증 양상 변화 등을 보고할 수 있는 통증 자가 기록지의 이용 등을 교육한다.

5 암성 통증치료 원칙

환자 개개인별로 적합한 치료방법을 선택하고 전신상태, 돌봄 목표, 약물 부작용 및 상호작용 등을 고려하여 치료방법을 개별화한다. 암성 통증관리는 통증조절을 위한 적절한 진통제 사용과 함께 통증치료에 관여하는 다학제적 전문가들의 평가와 중재도 요구된다. 다학제적 치료 계획을 세우고 약물치료, 심리사회적 지지, 중재적 통증치료, 방사선치료 등을 포괄하여 다학제적으로 접근한다. 통증평가 및 치료에 걸쳐 모든 단계에서 심리사회적 지지를 제공한다. 더불어, 물리적 요법(보조기, 물리치료, 마사지 등), 인지요법(심상요법, 이완훈련 등) 등의 통합적 치료 활용을 고려한다. 암성 통증 환자의 경우, 가족의 이해와 참여가 중요하므로 통증관리에 대해 환자와 가족을 교육한다(그림 3.5).

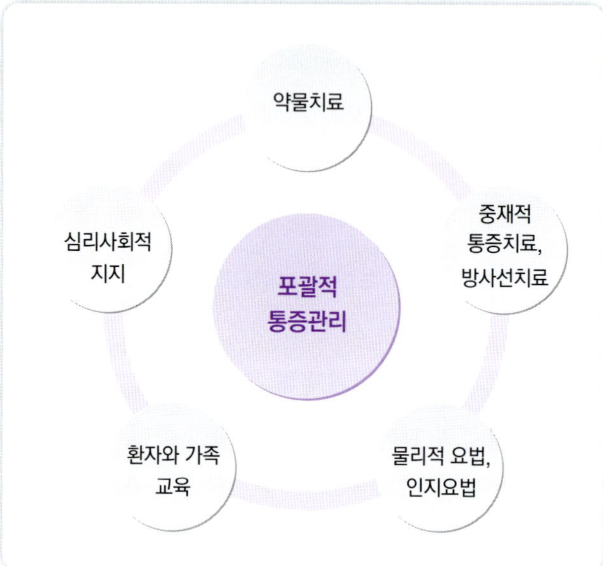

그림 3.5 포괄적 통증관리

6 약물요법

적절한 통증조절을 위해서는 환자 개개인에게 적합한 진통제의 종류, 용량, 투여방법의 선택이 중요하다. 통증의 정도에 따라 적합한 진통제를 선택하고, 가능한 경구용 진통제를 투여하되 연하곤란, 조절되지 않은 구토, 위장관 폐쇄가 있는 경우는 경피적 패치, 설하, 비경구, 좌약과 같은 경로로 대체할 수 있으며, 일정한 시간 간격으로 투여하여 24시간 내내 혈중농도를 일정하게 유지하면 통증의 재발을 방지할 수 있다. 신중하게 진통제를 선택

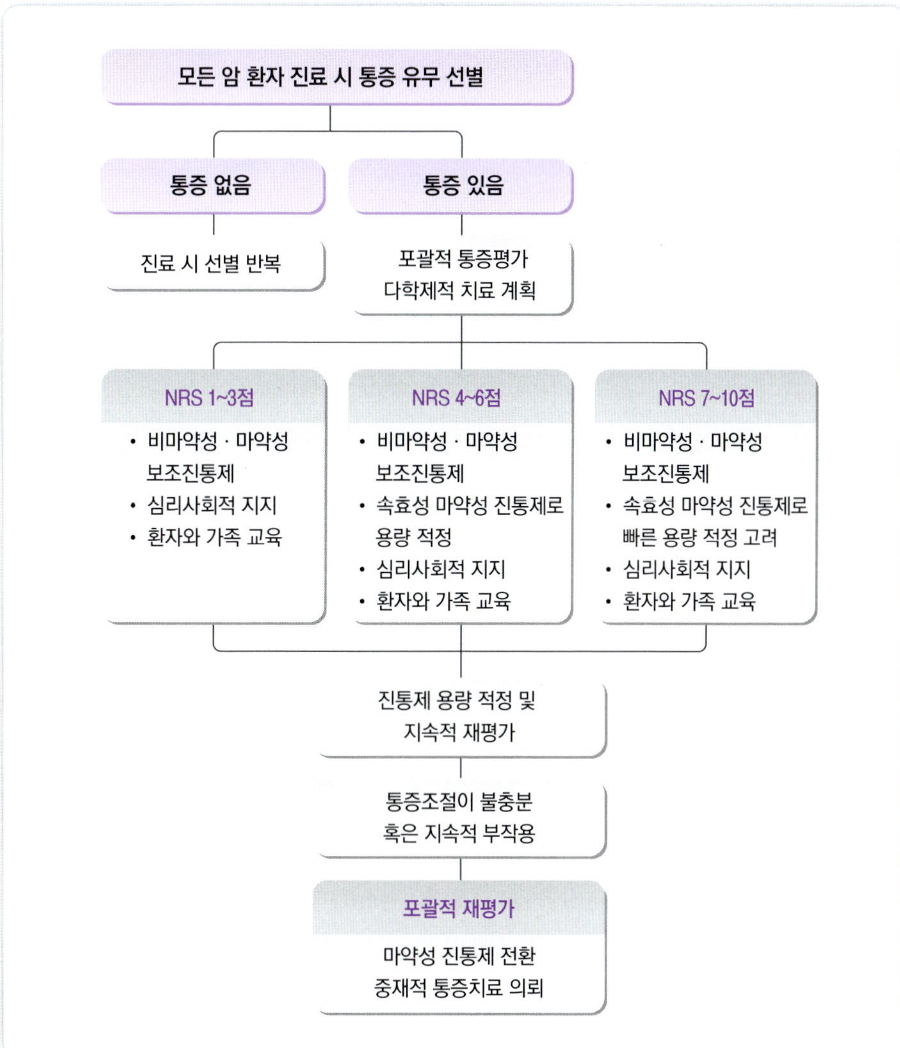

그림 3.6 암성 통증 선별, 평가 및 치료

하며 통증조절이 잘되고 있는지 자주 평가하고, 지속적인 모니터링을 통해 부작용도 세심하게 관찰한다(그림 3.6, 3.7).

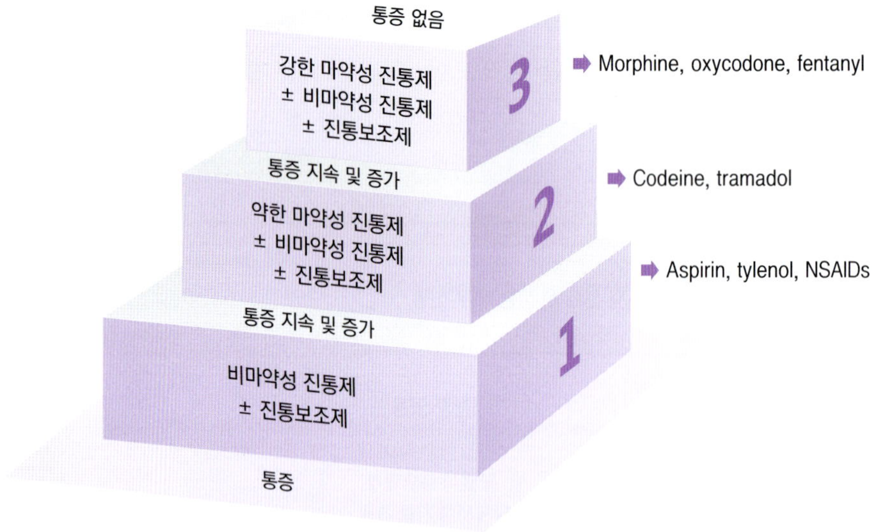

그림 3.7 WHO 3단계 진통제 사다리

1) 비마약성 진통제

비마약성 진통제는 보통 최대 투여량 이상으로 증량하거나, 여러 종류의 NSAIDs를 병용하는 경우에 진통 작용은 증가하지 않고 부작용만 증가하는 천장효과(ceiling effect)가 나타난다. 따라서 환자 상태를 고려하여 부작용이 적은 약제를 선택해야 하며, 소염 작용에 의해 발열 등의 감염 징후가 가려질 수 있으므로 감염의 가능성이 있는 경구 환자 상태를 주의 깊게 관찰해야 한다. 약제 선택 시 약제별 특성, 동반되는 질환, 약물의 상호작용을 고려해야 하며, 대표적인 약제에는 NSAIDs, aspirin, acetaminophen 등이 있다. 비마약성 진통제는 주로 약한 통증(NRS 1~3점) 조절을 위해 투여하되 모든 강도의 통증에 투여 가능하다. 서로 다른 종류의 NSAIDs 병합은 효과보다 부작용이 증가하여 권장하지 않는다(표 3.3).

표 3.3 비마약성 진통제 권장약제

환자의 상태	권장약제
혈소판 감소증 혹은 출혈 경향이 있는 경우	• Acetaminophen
위궤양, 위출혈 등 위장장애	• Acetaminophen, COX-2 선택 억제제 • NSAIDs 투여 시 proton pump inhibitor, H2-blocker, misoprostol 등을 같이 사용함
간 기능장애	• Acetaminophen보다 NSAIDs를 고려함
신장장애	• Acetaminophen, Sulindac
천식 및 과민증이 있는 경우	• Acetaminophen • Aspirin은 천식에서는 금기함
뼈 전이에 의한 통증, 염증이 동반된 통증, 피부 전이 통증, 관절통이 있는 경우	• NSAIDs
설사가 있는 경우	• Mefenamic acid 사용을 피함
두통이 있거나 뇌전이 의심 되는 경우	• Indomethacin 사용을 피함

(1) Acetaminophen

Acetaminophen의 주작용은 진통과 해열 작용이며, 소염작용과 혈소판 기능 억제 작용은 없다. 4~6시간마다 투여 가능하고 시작용량은 2,600mg이며 하루 최대 용량은 4,000mg이다. 소장에서 흡수되어 간에서 대사되며 소변을 통해 배설되고 아스피린과 달리 위장관 증상이나 출혈, 혈소판 기능 이상 등을 유발하지 않는다. 작용기전은 프로스타글란딘 합성을 억제하여 나타나고 말초신경계보다는 중추신경계에 작용한다고 볼 수 있다. 또한, 간에서 대사되어 활성 대사물질(reactive metabolic)을 만들어 내고, 이 대사물은 glutathione이 부족한 경우 간에 독성을 일으키므로 간 기능장애 환자에게는 acetaminophen보다 NSAIDs 투여를 고려해야 한다.

(2) NSAIDs

NSAIDs(Nonsteroidal Anti-inflammatory Drugs)는 프로스타글란딘 합성을 억제하여 진통, 소염, 해열작용을 한다. Aspirin을 포함한 NSAIDs는 효과적인 1단계 진통제이며, 보조진통제로도 사용된다. 진통제 목적으로 쓰일 경우, 소염 목적으로 사용할 때보다 적은 용량을 사용하게 된다. 부작용으로는 위장관 출혈, 간독성, 신독성, 심부전, 조혈기능장애 등이 있으며, NSAIDs로 인한 궤양을 예방하게 위해 misoprostol, proton pump inhibitor, H2-blocker를 같이 투여할 수 있다.

2) 마약성 진통제

일반적으로 마약성 진통제를 장기간 사용하게 되면 내성과 신체적 의존성이 올 수 있지만, 이러한 현상은 정신적 의존성이 나타나는 마약중독과는 다른 것이다(표 3.4). 마약성 진통제는 천장효과가 없기 때문에 부작용을 관리할 수 있다면, 용량 제한 없이 증량할 수 있다는 장점이 있다. 그러나 개인의 특성에 맞추어 약제와 용량을 신중하게 고려해야 하며 마약성 진통제 사용의 일반적인 원칙은 다음과 같다(표 3.5).

- 환자의 통증 정도에 따라 적합한 진통제의 종류와 용량 및 투여방법을 선택한다.
- 진통제 투여경로는 경구를 우선으로 하되 상황에 따라 적절한 경로를 선택한다.
- 적정 용량은 부작용 없이 통증이 조절되는 용량으로 환자마다 개별화하여 투여한다.
- 통증의 강도의 어느 단계에서나 마약성 진통제를 투여하여 통증을 조절할 수 있다.

표 3.4 마약성 진통제의 내성, 신체적 의존, 중독

구분	내용
내성	약을 반복해서 사용하는 동안 수용체의 감소, 대사 속도의 증가로 인해 동일한 진통효과를 얻기 위해서는 약물 증량이 필요하게 되는 상황을 의미한다.
신체적 의존	체내에 계속 약이 존재하는 상황에서 신체가 약에 적응하여 약을 중단할 경우, 금단증상이 나타나는 생리적 현상이라고 할 수 있다.
중독	정신적 의존성이 생겨 약의 섭취에 강한 욕구를 보이고, 그 욕구 때문에 신체적 손상의 위험에도 불구하고 약을 찾아 헤매고, 약을 사용하고자 하는 특성을 말한다. 암성 통증 환자에서 마약중독은 아주 드물다.

표 3.5 마약성 진통제 투여경로에 따른 특성

투여경로	장점	단점
Transdermal Fentanyl (Durogesic®)	• 72시간 지속형, 지속적 효과 • 사용이 간편함 • 부작용 발현율이 낮음	• 초기 효과 발현에 시간 소요 • 용량 적정에 시간이 오래 걸림
경구 제제	• 환자 및 가족이 투약 가능	• 작용시간이 짧음 • 구역, 구토, 변비 등의 부작용이 심함
SC, IV Infusion, PCA	• 빠른 효과	• 재택 환자 사용이 어려움

- 신기능저하, 간기능저하, 만성폐질환, 호흡기 합병증, 전신쇠약 환자의 경우 용량 적정에 주의한다.
- 서방형 진통제를 주기적으로 투여하고 돌발 통증에 대비하여 속효성 진통제를 투여한다.
- 고용량 진통제가 필요한 경우에는 복합성분 마약성 진통제보다 단일성분 마약성 진통제를 투여한다.
- 마약성 진통제 용량을 충분히 증량해도 통증이 지속되거나, 부작용 발생 시 통증을 재평가하고 진통제 전환, 보조진통제 투여, 중재적 치료 등을 고려한다.

(1) 마약성 진통제의 종류 및 선택

마약성 진통제는 수용체에 대한 작용에 따라 순수 작동제, 부분 작동제, 혼합형 작동-길항제로 분류한다. 암성 통증치료를 위해서는 순수 작동제를 투여하지만, 급성 통증에 흔히 사용되는 meperidine(Demerol)은 반복 사용 시 대사산물 축적에 의한 중추신경 부작용, 경련 유발 및 부정맥 발생 위험이 있어 만성 암성 통증조절에는 사용하지 않는다. 또한 pentazocin, nalbuphine과 같은 혼합형 작동-길항제는 순수 작동제 투여 중인 환자에게 투여 시 금단증상 및 통증을 악화시키기 때문에 사용하지 않는다. 통증강도, 현재 치료 중인 진통제, 동반 질환, 전신 상태를 고려하여 각 환자에게 적절한 약제를 선택한다(표 3.6, 3.7).

표 3.6 작용기전에 따른 마약성 진통제의 분류

분류	약제	비고
순수 작동제	• Morphine • Oxycodone • Hydromorphone • Hydrocodone • Fentanyl • Codeine • Tramadol	Pethidine: 만성 암성 통증치료에 사용 금지
부분 작동제	• Buprenorphine	-
혼합형 작동-길항제	• Pentazocine • Butorphanol • Nalbuphine	만성 암성 통증치료에 사용 금지

표 3.7 국내 시판 마약성 진통제

<table>
<tr><th>성분명</th><th>제형</th><th>비고</th></tr>
<tr><td>Morphine</td><td>경구 서방형, 속효성 주사제</td><td rowspan="5">신기능저하 시 주의</td></tr>
<tr><td>Oxycodone</td><td>경구 서방형, 속효성 주사제</td></tr>
<tr><td>Oxycodone/Naloxone 복합</td><td>경구 서방형</td></tr>
<tr><td>Hydromorphone</td><td>경구 서방형, 속효성</td></tr>
<tr><td>Hydrocodone/Acetaminophen 복합</td><td>경구 속효성</td></tr>
<tr><td>Fentanyl</td><td>경피 패치, 경점막 속효성, 주사제</td><td>경점막 제제: 최소 용량 제형으로 투여 시작하여 증량</td></tr>
<tr><td>Codeine</td><td>경구 속효성</td><td>신기능저하 시 주의
최대 240mg/day</td></tr>
<tr><td>Codeine/Ibuprofen/Acetaminophen 복합</td><td>경구 속효성</td><td>신기능저하 시 주의</td></tr>
<tr><td>Tramadol</td><td>경구 서방형, 주사제</td><td rowspan="2">Tramadol 성분
최대 400mg/day
TCA/SSRI 병합 투여 시 주의</td></tr>
<tr><td>Tramadol/Acetaminophen 복합</td><td>경구 서방형, 속효성</td></tr>
<tr><td>Buprenorphine</td><td>경피 패치</td><td>최대 20ug/hr</td></tr>
</table>

① Codeine

Morphine처럼 아편에서 추출된 자연적 알칼로이드 약제의 하나로 morphine과 유사한 대사 및 배설 기전을 가지고 있지만, morphine에 비해 진통효과가 약하다. 주로 진통제, 기침완화제, 설사약의 용도로 사용되나 체내에서 흡수되면서 morphine으로의 변환이 개인차가 커서 진통효과가 거의 없거나, 약물과다에 의한 호흡곤란 등이 나타날 수도 있다.

위장관에서 비교적 잘 흡수가 되지만 생체 이용률이 12~84%로 개인차가 크기 때문에 암 환자에게는 기존에 좋은 반응을 보인 경우를 제외하고 권장되지 않는다.

② Morphine

중등도 및 심한 통증의 표준 치료제로 사용되는 morphine은 아편에서 추출된 강력한 μ-receptor agonist이며 경구, 정맥, 피하, 직장 등 다양한 경로를 통해 흡수 가능하다. 작용시간은 제형에 따라 다르고, 주로 간에서 대사하며 대부분 신장을 통해 배설되기 때문에 신기능장애 시 주의가 필요하다. Morphine 투여 중 신부전이 발생한다면, 급성 독성이 발생할 위험이 있으므로 이런 경우에는 일시적인 투여 중단, 감량, 투여 간격의 연장과 같은 조치가 필요하다. 주로 예리한 통증보다는 둔통에 효과가 있으며, 신경병증성 통증이나 뼈 전이 통증에는 효과가 적다.

③ Oxycodon

반합성 마약성 진통제로 대사 및 배설, 반감기, 작용시간은 경구 morphine과 유사하고, 부작용은 morphine과 유사하지만 빈도나 정도가 낮은 편이다. Oxycodon에 의한 변비를 줄이기 위해서 naloxone을 결합한 복합제제가 사용되나, oxycodon 단독 제제에 비해 변비 등의 부작용은 심하지 않다. 그러나 기존에 마약성 진통제를 복용하고 있는 환자에게서 드물게 금단증상인 식은땀, 무력감, 오한 등이 발생할 수 있으므로 주의해야 한다.

④ Hydromorphone

Morphine의 유도체로서 5~5.7배 정도 더 강력한 효과를 나타내며, 대사 및 배설은 morphine과 유사하다. 대사산물로 발생하는 hydromorphone-3-glucoronide는 M3G보다 신경독성이 더 강하다.

⑤ Fentanyl

Meperidine 약물을 바탕으로 한 합성 마약성 진통제이며 분자량이 작고 지용성이기 때문에 패치나 다양한 점막투과 제형이 가능하다. 패치의 생체이용률은 90% 내외이며, 점막투과 제형은 50~75%이다. Fentanyl 패치 제형은 부착 후 피하에 약물이 축적되면서 전신 순환을 하기 때문에 약물이 안정상태의 농도에 도달하기 위해서는 12~24시간이 필요하며, 제거 후에도 17시간 정도 효과가 지속되므로 빠른 조절이 필요한 심한 암성 통증에는 적합하지 않다. 돌발 통증조절에 fentanyl 성분 제형을 사용할 때는 마약성 진통제의 용량에 상관없이 가장 낮은 용량부터 시작하여 적절한 용량을 찾아가야 한다. Morphine에 비해 변비의 부작용이 적다.

⑥ Tramadol

μ-수용체를 통해 진통효과를 나타내지만 추가적으로 신경원의 세로토닌 분비를 자극하고 노르아드레날린과 세로토닌의 시냅스 전의 재흡수를 억제하여 통증에 효과를 보인다. 작용시간은 4~6시간 정도이며 신장에서 배설된다.

⑦ 경구용 마약성 진통제-서방형 제제

최근 서방형 제제의 사용이 늘어나고 있는데, 이러한 약물의 사용은 환자의 약물 순응도를 높여 준다. 서방형 제제는 제품에 따라 8시간, 12시간, 24시간 동안 약효가 지속된다. 대부분의 서방형 제제는 약효의 지속시간을 유지하기 위해 코팅을 하기 때문에 약을 분쇄하거나 씹어서 먹으면 안 된다. 일반적으로, 통증조절 2~4일 후 일정한 혈중농도에 도달할 때 가장 잘 조절된다. 예를 들어, 속효성 morphine 15mg을 매 4시간마다 투여하는 대신에 40~50mg의 서방형 제제를 12시간마다 투여할 수 있다. 서방형 제제는 속효성 제제가 가지는 일시 투여 효과(bolus effect)라 불리는 부작용을 피할 수 있다. 일시 투여 효과는 약물의 최고 농도와 최저 농도 효과와 연관이 있다. 속효성 제제를 복용하면 졸음을 일으킬 정도의 높은 농도에 빠르게 도달하게 되지만 다음 번 용량 투여 전의 최저 농도가 통증을 조절하기에 충분치 않게 된다. 서방형 제제 투여 시에는 최고와 최저 차이를 어느 정도 선에서 조절하여 이러한 단점을 피할 수 있도록 한다.

⑧ 경구용 마약성 진통제-속효성 제제

속효성 제제를 투여한 후에도 통증이 지속되면 4시간마다 투여를 한다. 예를 들어, 마약성 진통제를 처음 사용하는 심한 통증의 환자에게 경구 morphine IR 15mg을 4시간마다 투여한다고 하면, 24시간 동안 투여된 총 morphine의 양은 90mg이 된다. 대상자의 통증조절에 가장 적당한 용량은 일정 농도에 도달한 시점인 만 하루가 지나서 결정되며 돌발 통증에 대비하여 복용할 수 있도록 같은 약물의 적절한 용량을 고려한다.

(2) 마약성 진통제 용량 적정

마약성 진통제의 용량 적정은 다음과 같은 원칙에 따라 시행한다(그림 3.8).

- 마약성 진통제 투여력이 없는 환자의 경우, 초기 용량은 경구 morphine 5~15mg(혹은 동등 진통 용량의 다른 마약성 진통제)을, 마약성 진통제를 투여 중인 환자의 경우 이전 24시간 투여량의 10~20%를 속효성 제제로 투여한다.
- 경구 속효성 제제는 투여 60분, 주사제는 투여 15분 후 진통 효과와 부작용을 평가한다.
- 통증이 감소하면 필요시 동일 용량으로 반복 투여한다.
- 통증이 지속되거나 악화되는 경우, 용량을 50~100% 증량하여 투여 후 재평가한다.

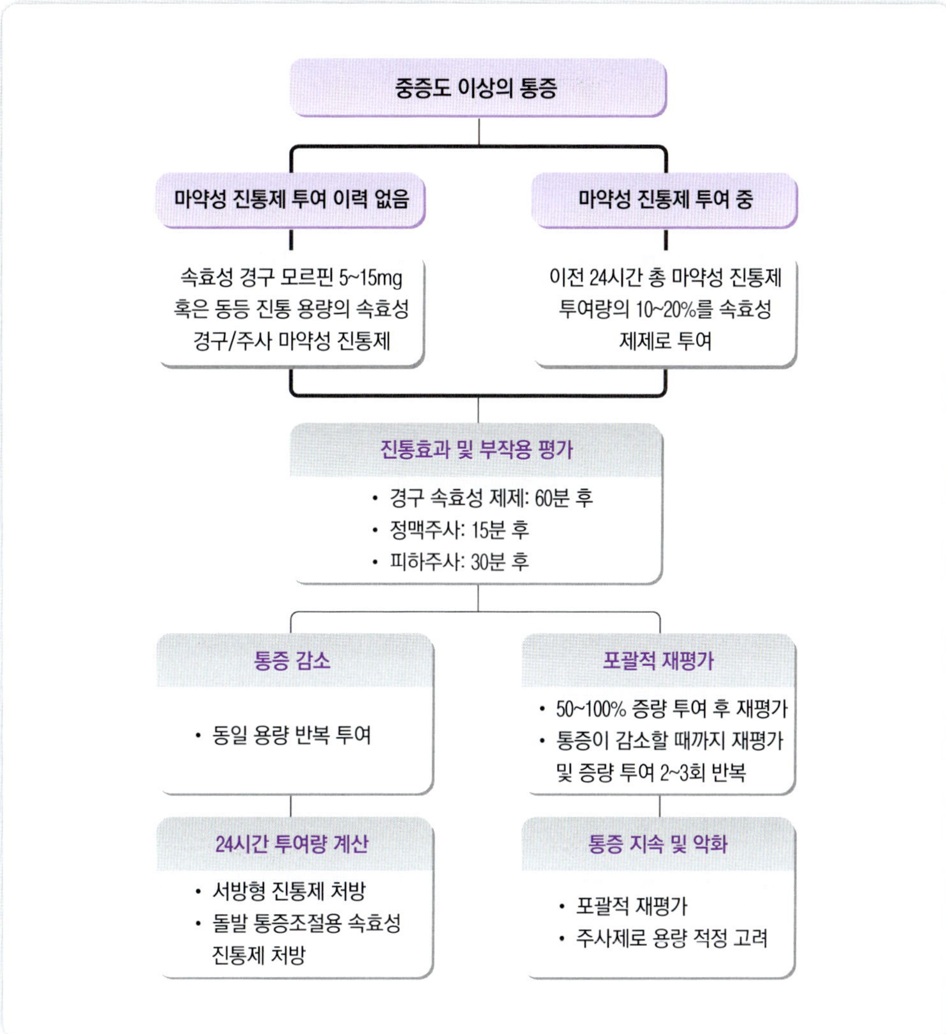

그림 3.8 마약성 진통제 용량 적정

통증이 감소할 때까지 2~3회 반복한다.

- 용량 증량을 반복해도 통증이 조절되지 않는 경우, 통증을 포괄적으로 재평가하고 주사 마약성 진통제로 용량 적정 및 치료 계획을 재검토한다(보조진통제 추가, 중재적 통증치료, 마약성 진통제 전환 등).
- 속효성 진통제로 안정적으로 통증이 조절되는 경우, 이전 24시간 동안 투여한 마약성 진통제의 총량에 근거하여 지속성 진통제(속효성 진통제 24시간 요구량의 50%) 및 돌발 통증에 대비한 속효성 진통제를 처방한다.

- 통증이 NRS 3점 이하이면서 지속적인 부작용 발생 시 진통제 용량을 10~25% 정도 감량 후 재평가한다.

(3) 돌발 통증 관리

돌발 통증은 일시적이고 갑작스럽게 나타나는 통증으로 운동 중이나 쉬고 있을 때 나타날 수 있다. 이러한 통증이 수분 이상 지속되면 추가적인 진통제의 사용이 필요하다. 부작용을 최소화하고 효과를 극대화하기 위해서는 같은 종류의 속효성 제제를 사용한다. 일반적으로 지속 통증 관리를 목적으로 투여 중인 약물의 속효성 제제를 사용한다. 만약 fentanyl 경피패치를 사용한다면, 경구용 fentanyl은 없으므로, morphine이나 hydromorphone의 속효성 제제를 사용한다. 돌발 통증에 대비하여 지난 24시간 동안 투여된 마약성 진통제의 10~20%에 해당하는 용량의 속효성 진통제를 투여한다. 특정 상황에서 발생하는 통증은 통증을 유발하는 상황이 발생하기 전에 미리 예방으로 속효성 진통제를 투여할 수 있다. Fentanyl 경점막 속효성 제제는 경구 morphine을 60mg/day 이상 혹은 동등 진통 용량의 다른 마약성 진통제를 일주일 이상 투여한 환자의 돌발 통증조절을 위해 투여한다. 마약성 진통제를 처음 사용하는 환자에게는 사용하지 않는다.

(4) 마약성 진통제 전환

통증이 적절하게 조절되지 않거나 지속적인 부작용이 발생할 경우, 투여경로를 변경하거나 다른 종류의 마약성 진통제로 변경한다. 지난 24시간 동안 환자에게 투여한 마약성 진통제 총량을 계산하여 동등 진통 용량표(표 3.8)를 이용해 변경할 마약성 진통제 용량을

표 3.8 동등 진통 용량표

마약성 진통제	정맥 · 피하	경구	정맥 · 피하 : 경구
Morphine	10mg	30mg	1:3
Oxycodone	10mg	15~20mg	1:1.5~2
Hydromorphone	1.5mg	7.5mg	1:5
Hydrocodone	–	30~45mg	–
Codeine	–	200mg	–
Tramadol	100mg	300mg	–
Tapentadol	–	75~100mg	–

적정하고 통증조절이 잘되고 있는 경우에는 새 약제의 용량을 처음 계산한 총 용량에서 25~50% 감량하여 투여한다. 통증조절이 불충분한 경우는 새 약제의 용량을 처음 계산한 총 용량의 100%로 투여하며 새로운 약제의 선택과 용량은 주의 깊게 적정한다. Fentanyl 경피패치로 전환할 경우에는 안정적인 통증조절 용량이 정해진 후 전환을 하는 것이 좋으며, 마약성 진통제를 처음 사용하는 환자에게 처음부터 사용하지 않는다. Fentanyl 경피패치로 전환한 후 8~24시간 내에 속효성 진통제를 필요시 투약한다(표 3.9).

표 3.9 Fentanyl 경피패치 동등 진통 용량표

Fentanyl 경피패치	정맥 · 피하 morphine/24hr	경구 morphine/24hr
12mcg/hr	10mg	30mg
25mcg/hr	20mg	60mg
50mcg/hr	40mg	120mg
75mcg/hr	60mg	180mg
100mcg/hr	80mg	240mg

(5) 중독, 내성, 신체적 의존 및 안전성 관리

마약성 진통제를 장기간 투여 시 내성 및 신체적 의존이 발생할 수 있으나, 중독과는 구분해야 한다. 통증이 있는 환자에게 마약성 진통제를 투여하는 경우 중독은 드물지만, 암성 통증 환자에게 마약성 진통제를 적절히 처방하는 한편, 오남용 예방을 위해 주기적인 평가 및 환자 교육이 필요하다.

- 미국 식약청(Risk Evaluation and Mitigation Strategy, REMS)의 주요 권고사항
- 치료 목표에 따른 마약성 진통제 치료 반응을 주기적으로 평가할 것
- 환자의 마약성 진통제 오남용 위험요인을 평가할 것
- 환자에게 마약성 진통제의 안전한 사용, 보관, 폐기에 대해 교육할 것
- 마약성 진통제 오남용 여부를 주기적으로 평가할 것

(6) 마약성 진통제의 부작용 관리

마약성 진통제의 부작용 발생은 흔하므로 미리 예상하고 적극적인 관리가 요구되며, 변비를 제외한 대부분의 부작용은 시간이 지나면 내성이 생겨 호전된다. 부작용이 지속되

면 용량 감량 혹은 마약성 진통제 전환을 고려해야 하며, 환자, 환자의 가족 및 돌봄 제공자에게 부작용 관찰 및 관리에 대해 교육한다.

① 변비

마약성 진통제를 사용하는 모든 환자에게 발생하며 내성이 생기지 않고 마약성 진통제를 투여하는 동안 지속되기 때문에 예방적으로 자극성 하제 및 삼투성 하제 등 대변 완화제를 사용하여야 한다. 약물이 장관의 연동 운동을 억제하고 항문 괄약근의 긴장을 증가시켜 변비를 초래하므로, 물이나 주스, 채소, 과일 등을 충분히 섭취하는 것이 변비 예방에 도움이 될 수 있다. 변비가 지속될 경우에는 장폐색, 분변 매복 감별이 필요하며, 마약성 진통제 전환이나 위장관 운동 촉진제 추가를 고려한다.

② 구역과 구토

마약성 진통제의 투여 초기 또는 증량 시에 나타나며 내성이 생기기 쉽고, 통상 1~2주 정도 지나면 없어진다. 이전에 마약성 진통제에 의한 구역과 구토 병력이 있는 경우에는 예방적으로 항구토제를 투여한다. 구역과 구토는 용량 의존적이며, 심한 경우에는 다른 종류의 마약성 진통제로 바꾸거나 항구토제를 사용하고 구토의 다른 원인(변비, 중추신경계 병변, 항암제, 방사선치료, 고칼슘혈증 등)이 없는지 감별한다.

③ 진정과 졸림

처음 마약성 진통제를 투여하거나 용량 증량 시 흔히 발생하며, 3~4일 내로 사라진다. 증상이 지속되는 경우, 다른 원인(중추신경계 병변, 약물, 고칼슘혈증, 탈수, 패혈증, 저산소증 등) 감별이 필요하며 증상이 심한 경우에는 진통제를 바꾸거나 정신자극제(methyphenidate 등) 등을 투여할 수 있다.

④ 섬망

섬망은 전신 상태를 악화시키는 모든 신체변화, 질병의 악화, 변비, 감염, 전해질 불균형, 통증 등과 같은 것이 유발 원인이 될 수 있다. 따라서 약제 부작용으로 단정 짓기 이전에 주의 깊은 병력 청취와 검사가 필요하며, 섬망의 다른 원인(고칼슘혈증, 중추신경계 전이, 약물 등)을 감별한다. 착란, 악몽, 환각, 안절부절못함, 초조, 간대성 근경련 반사, 의식 감소 또는 경련이 있는 경우에는 과도한 마약성 진통제에 의한 섬망을 의심할 수 있으며, 증상이 지속될 경우 antipsychotics(예: haloperidol 등)를 투여할 수 있다.

⑤ 호흡 억제

신기능과 간기능이 안정적인 상태에서는 매우 드물게 생기는 부작용으로, 통증이 있는 경우에는 호흡 억제 발생이 드물고, 진통제의 용량을 급속히 증량하는 경우에 발생할 수 있다.

마약성 진통제가 중추신경계 전반을 억제함으로써 생기는 증상이기 때문에 의식저하와 함께 느린 호흡을 동반하므로 호흡 억제가 발생하면 마약성 진통제의 사용을 중단하고 기도를 확보한 후, 저산소혈증이 의심되면 산소를 흡입한다. 필요시 마약성 진통제 길항제(naloxone)를 투여한다. Naloxone은 마약성 진통제보다 반감기가 짧기 때문에 naloxone 0.4mg에 생리식염수 10mL를 희석, 1mL(0.04mg)씩 증상이 호전될 때까지 30~60초마다 반복 투여 혹은 0.8mg을 250mL 5%DW에 혼합하여 지족적으로 주입할 수 있다. Naloxone 투여 후 금단 현상이 발생할 수 있으므로 주의한다.

⑥ 배뇨장애

Detrusor tone의 증가로 절박뇨가 발생할 수 있고, sphincter tone 증가로 요폐 증상이 발생할 수 있으며, 전립선 비대증 환자에서 발생 빈도가 높다. 내성이 빠르게 생겨서 증상이 좋아지기도 한다. 조기 발견이 중요하므로 안절부절못함, 팽만된 방광, 소변량 감소 등을 관찰하며 α-차단제(α-adrenergic blocker)를 투여할 수 있다.

⑦ 간대성 근경련

모든 마약성 진통제는 근육경련을 일으킬 수 있지만, 반복적으로 meperidine을 사용하는 경우에 흔히 발생한다. 용량 증가와 상관관계를 보이며 독성 대사산물이 축적되어 발생한다. 주로 수면 시에 나타나며 진행되면 발작으로 이어질 수 있으므로 마약성 진통제를 중단하거나, 다른 성분의 약제로 전환을 고려하고 중단이 어려운 경우에는 midazolam과 같은 benzodiazepine 계열의 약물 투여를 고려한다.

⑧ 기타 신경학적 부작용

마약성 진통제의 독성 대사산물 축적에 의한 인지기능 장애, 환각, 혼돈, 간대성 근경련, 통각과민(opioid-induced hyperalgesia)이 발생할 수 있다.

마약성 진통제에 의한 통각과민은 마약성 진통제 투여 중 약물 투여 효과 감소, 설명할 수 없는 통증, 원발 부위와 관련 없는 전반적인 이질통(allodynia), 진통제용량 증량 시에도 통증이 악화되는 경우에 의심할 수 있다. 이 경우 마약성 진통제 감량, 마약성 진통제 전환, 중재적 통증치료 등을 고려해야 한다.

⑨ 기타 부작용

증상이 경한 경우 항히스타민제를 투여하고, 지속적으로 발생할 경우 다른 원인 감별과 다른 약제로의 전환을 고려한다.

(7) 보조진통제

보조진통제는 암성 통증의 일차 적응증은 아니지만, 특정한 상황에서 통증완화에 도움을 줄수 있는 약물이다. 마약성 진통제로 조절하기 어려운 뼈 전이 통증, 신경병성 통증 등을 조절하기 위해 투여할 수 있으며, 마약성 진통제로 인한 부작용이 심할 때 진통제의 용량을 줄이고 진통효과를 유지하기 위해 사용되기도 하며, 약물은 비스포스포네이트(bisphosphonate), 항우울제, 항경련제, ketamine, 코르티코스테로이드(corticosteroid) 등이 있다(그림 3.9).

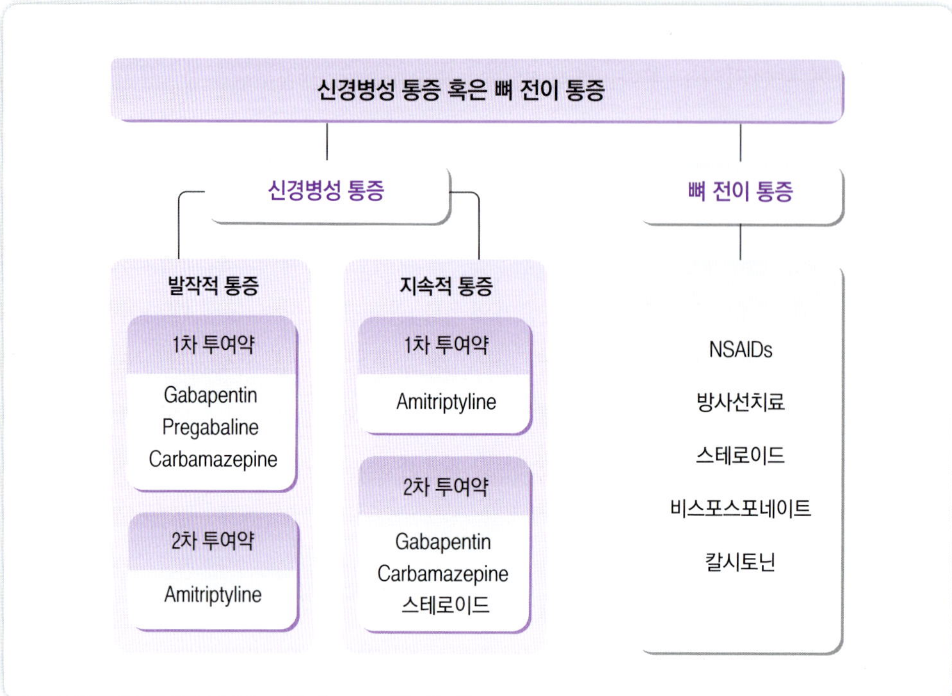

그림 3.9 보조 진통제 적용

① 뼈 전이 통증

■ **비스포스포네이트(Bisphosphonates)**

무기피로인산염(inorganic pyrophosphate) 유사체로 골 흡수를 방해하며, 뼈 전이 통증을 완화하고 골절을 예방하며, 뼈 전이에 따른 고칼슘혈증 조절을 한다. 신기능저하 시 주의가 필요하며, 부작용으로 뼈 전이 통증, 구역 및 설사, 저마그네슘혈증, 발열, 몸살 증상 등이 있다(표 3.10).

표 3.10 비스포스포네이트 약제 및 용량

약제	용량
Pamidronate	1회 30~90mg 4주마다 정주, 300~600mg 경구 투여
Etidronate	시작 용량: 5~10mg/kg/day, 상용량: 10~20mg/kg/day
Zoledronic acid	1회 4mg 3~4주마다 정주

② 신경병성 통증

■ **항우울제**

마약성 진통제와 병용 시 진통 효과를 상승시킨다. 화끈거리는 지속적인 신경병성 통증에 효과적이며, 수면장애, 불안장애, 우울증을 동반한 경우에 유용하다. 반감기가 길기 때문에 취침 전 일회 투약이 가능하다. 마약성 진통제와 병용 시 중추신경계 부작용,항콜린 작용에 의한 진정, 입 마름, 변비, 배뇨장애(심질환, 전립성비대증, 신경인성 방광, 치매, 협각성 녹내장 동반시 주의) 등의 부작용이 나타날 수 있다(표 3.11).

표 3.11 항우울제 약제 및 용량

약제	시작 용량	최대 용량
Amitriptyline	10~25mg/day 취침 전	100mg/day
Nortriptyline	30~75mg/day 하루 3회 분복	150mg/day
Duloxetine	30mg/day 아침 식후	120mg/day

■ **항경련제**

암의 신경병성 통증관리를 위해 마약성 진통제와 병합 투여가 가능하며, 이는 말초신경장애에 따른 급성 통증, 암에 의한 신경손상에 사용할 수도 있다. 중추신경계 부작용(두통, 졸림, 어지러움)이 흔하기 때문에 저용량으로 시작하여 점차 증량하고, gabapentin, pregabalin은 신기능저하 시 감량이 필요하며, carbamazepine은 백혈구 감소증이 발생할 수 있으므로 정기적인 혈액검사를 한다(표 3.12).

표 3.12 항경련제 약제 및 용량

약제	용량 적정	최대 용량
Gabapentin	1일: 300mg qd 또는 100mg tid	3,600mg/day
	2일: 300mg bid 또는 200mg tid	
	3일: 300mg tid	
Pregabalin	시작 용량: 75mg tid	600mg/day
	3~7일: 150mg bid(진통 효과 및 내약성 고려)	
Carbamazepine	200~400mg/day	800mg/day

■ **Ketamine**

마약성 진통제 불응성 통증 및 암성 신경병성 통증에 투여할 수 있으며, 용량은 0.1~0.2mg/kg IV로 시작하여 적정한다. 악몽, 환각, 섬망, 혈압 상승, 맥박 증가, 안구진탕, 구역, 구토, 침분비 과다 등의 부작용이 나타날 수 있다.

■ **국소 진통제**

Lidocaine patch(5%)는 신경병성 통증 부위에 적용할 수 있으며 Capsaicin cream/patch는 국소 신경병성 통증 부위에 적용할 수 있다.

■ **코르티코스테로이드(Corticosteroid)**

종양 및 신경 주위 부종을 감소시켜 뇌압 상승, 척수신경 압박, 뼈 전이 통증, 신경 침범에 의한 증상에 효과적이다. 또한 염증에 의한 통증이나 장폐쇄 증상을 완화시킨다.

위장관 부작용 예방을 위해 misoprostol, proton, pump inhibitor를 병용한다. 부작용으로는 경구와 식도의 캔디다증, 근육쇠약, 고혈당증, 체중증가, 위장관장애, 급성신경증 등이 나타날 수 있으므로 최소의 효과량을 투여하고 중단할 경우는 서서히 감량한다(표 3.13).

표 3.13 코르티코스테로이드 약제 및 동등 용량

약제	동등 용량
Hydrocortisone	20mg
Prednisone	5mg
Methylprednisolone	4mg
Triamcinolone	4mg
Betamethasone	750mg
Dexamethasone	750mg

- **벤조다이아제핀(Benzodiazepine)**

불안과 통증에 관련된 근육경련 조절을 위해 투여할 수 있지만, 독립적인 진통효과는 없다. Diazepam은 4~40mg, lorazepam은 1~4mg, midazolam은 5mg(100~150μg/kg)에서 최대 용량으로 100mg(500μg/kg)을 투여할 수 있다. 부작용으로는 호흡억제가 나타날 수 있다.

- **Hyoscine N-Butyl Bromide**

장운동 항진에 의한 복통, 담도계, 요로, 여성생식기계의 경련성 통증 및 기타 평활근 경련에 의한 통증 완화를 위해 투여할 수 있으며, 장폐색 시 위액 분비를 줄여 구토 감소 효과가 있다. Buscopan의 상용량은 10~20mg po tid~qid, 장폐색 시 60~120mg/day를 피하 또는 정맥주사로 투여하며, morphine과 섞어서도 사용할 수 있다. 부작용은 항콜린 증상으로 변비, 구강건조, 배뇨장애가 있다.

8) 불응성 암성 통증

암성 통증 환자의 약 10%에서는 적절한 진통제 치료에도 불구하고 통증조절이 어려울 수 있다. 일반적인 진통제 치료에 반응하지 않는 경우, 환자와 통증에 대한 철저한 포괄

적 재평가와 다학제적 접근이 필요하다. 불응성 암성 통증은 투여된 진통제의 종류, 용량, 경로를 재평가하여 마약성 진통제의 용량 조절, 약제 전환, 경로 전환을 고려할 필요가 있다. 마약성 진통제에 의한 통각과민 등의 신경학적 독성이 의심되는 경우, 마약성 진통제 감량을 고려해야 한다. 통증의 원인을 재평가하여 적절한 보조진통제를 투여하고 신경 차단, 척수강 내 약물주입 치료 등의 중재적 통증치료를 고려한다. 또한 심리사회적 · 영적 고통을 평가하고 지지를 제공한다.

이완요법, 심상요법 등의 통합 치료 활용을 고려하고 임종이 임박한 환자에게서 다른 방법으로 통증 완화를 기대하기 어려운 경우, 완화적 진정을 고려할 수 있다. 이 경우, 환자 및 가족의 선호와 돌봄의 목표에 대한 지속적인 의사소통이 필수적이다.

7 소아의 암성 통증치료

1) 소아 암성 통증평가

소아 암성 통증평가는 통증병력, 질병력, 학교출석 여부, 심리사회적 병력, 신체검진, 통증의 원인을 찾는 검사 및 동반 증상 등 포괄적으로 이루어져야 한다. 특히 환아 부모와 긴밀한 상호 협력을 통하여 수면습관의 변화, 우울, 화냄, 불안 및 피곤과 같은 통증 징후를 인지하는 것이 중요하다. 치료 계획은 통증의 체계적인 평가를 바탕으로 연령에 따라 소아가 이해할 수 있도록 적절하게 구성되어야 한다. 소아 암성 통증평가 방법은 얼굴 통증 등급 및 숫자 통증 등급 평가도구를 사용할 수 있다. 3세 미만의 소아 혹은 환아가 스스로 통증을 정확히 표현하기 어려운 경우에는 FLACC 등급 평가도구를 사용하여 통증을 사정한다.

2) 소아 암성 통증치료

소아 암성 통증치료 진통제 사용의 일반 원칙은 먼저 가능한 먹는 약으로 시작하고 'WHO 3단계 진통제 사다리'를 근거하여 단계적으로 진통제를 선택하거나 추가한다. 적정량을 선택하여 지나친 독성 없이 적절한 간격으로 투여하여 충분히 통증을 완화시키고 통증의 적절성 여부를 자주 평가하여야 하며, 통증조절이 잘되지 않는다면 진통제의 종류를 바꾸거나 용량을 증가하여야 한다. 환아가 조절되지 않는 부작용을 호소할 경우에 통증이 3 이하이면 진통제 용량을 25% 감량하여 투여한 후 재평가를 실시한다(그림 3.10, 3.11, 표 3.14).

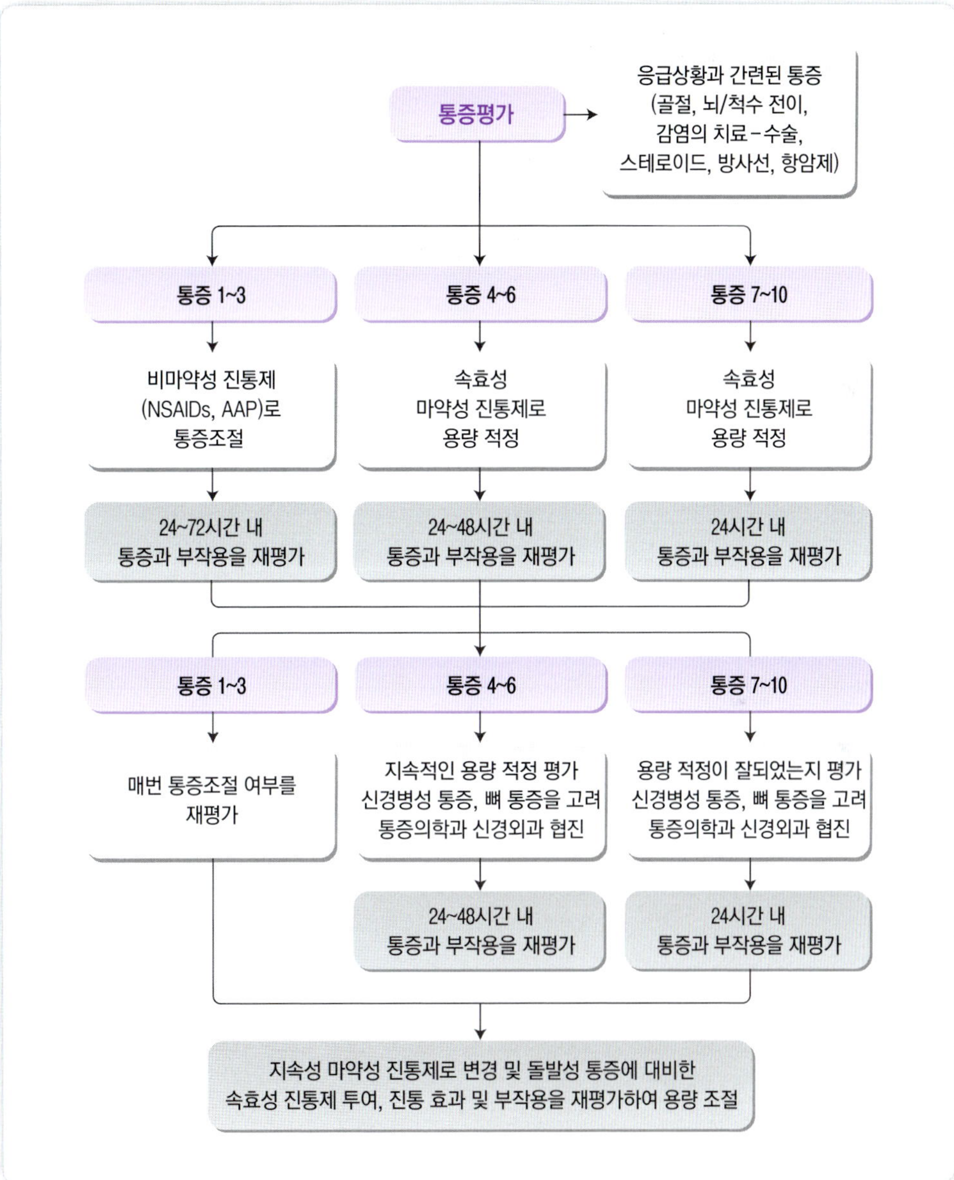

그림 3.10 소아 암성 통증치료를 위한 접근 방법

표 3.14 소아 암성 통증치료를 위한 진통제

약제	용량(mg/kg)	최대 용량 (mg/kg/day)	투여경로	투여방법
비마약성 진통제				
Acetaminophen	10~15	75	경구	q4~6h
	15~20	-	항문내	q4h
Naprofen	5~10	20	경구	-
Ibuprofen	5~10	40	경구	q12h
Ketorolac	0.5	30(5일 이상 사용하지 말 것)	정맥	q6h
마약성 진통제				
Codeine	0.5~1	-	경구	q4h
Morphine	0.08~1	-	정맥	q2~3h
	0.03~0.05	-	정맥	qh 지속주입
	0.2~0.3	-	경구(속효성)	q3~4h
	0.3~0.6	-	경구(서방형)	q12h
Oxycodone	0.1	-	경구(속효성)	q4h
	0.2	-	경구(서방형)	q8h
Hydromorphone	0.01	-	정맥	q3h
	0.03	-	경구	q4h
Fentanyl	0.001~0.002	-	정맥	q1~2h
진통보조제				
Amitriptyline	0.1~0.2	-	경구	qd 취침 전, 0.5~2.0mg/kg/day로 증량 가능
Gabapentin	최초 5mg/kg 또는 300mg	-	경구	qd 취침 전, 하루 3회로 증량 가능
Methylpheridate	0.1~0.2	-	경구	qd: 천천히 증량
Dextroamphetamine	0.1~0.2	-	경구	qd: 천천히 증량

통증평가

→ 치료에 방해되는 원인 제거(예: 골절, 농양 등)
암 자체 치료(항암제, 방사선)

→ 비약물적 치료가 가능하면 시작
1. 행동치료, 2. 환아 심리치료, 3. 가족 심리치료, 4. 물리적 치료

↓

약물치료

1. 경한 통증관리

- Acetamiophen
- 경구투여가 불가능하면 정주나 피하로 강한 마약성 진통제를 감량하여 사용
- 통증평가 후 조절이 잘되면 같은 방법으로 지속하고 적절하지 않으면 다음 단계 통증관리
- 부작용이나 관련된 증상 치료

2. 중증도 통증관리

- 경한 통증 시 사용한 비마약성진통제 그대로 사용
- 마약성 진통제 사용 시작
- 통증평가 후 적절하지 않으면 다음 단계 통증관리
- 부작용이나 관련된 증상 치료

3. 심한 통증관리

- 경한 통증 시 사용한 비마약성 진통제 그대로 사용
- 강한 마약성 진통제 사용
- 통증평가 후 적절하지 않으면 용량 증가나 다른 약물과의 병합사용 고려
- 통증이 조절되지 않으면 통증의학과나 신경외과 협진 고려

→

진통제 부작용 관리

- 구역, 구토
  - phenothiazine, butyrophenones, steroid
- 변비
  - 완화제
- 소양증
  - 항히스타민제
- 수면장애
  - 마약성 진통제 용량 증가, 저용량 삼환계항우울제
- 불면증
  - 마약성 진통제의 용량 감소, 각성제
- 신경병성 통증
  - tricyclincs(low, moderate), 항경련제
- 우울증
  - 삼환계우울제 정신건강의학과 협진
- 배뇨장애
  - 심리적 지지, 물리적 배뇨, cholinergics
- 호흡곤란
  경증: 자극, 심리적 지지, 주의 깊게 관찰, 마약성 진통제 감량
  중증: 마약성 진통제 중단, 호흡기 적용, 중환자실 관리, 가능하면 naloxone 사용금지.
  Naloxone이 필요하면 저용량으로 마약성 진통제를 다시 시작하면서 소량으로 적정하기 시작

그림 3.11 소아 암 환자의 통증치료 및 진통제 부작용 관리

8 중재적 통증치료 및 방사선치료

중재적 통증치료는 약물을 사용하여 통증 전달을 억제하거나 지속적으로 척수강이나 신경통에 약물을 투여하여 통증을 조절하는 방법이다. 일반적으로는 중재적 통증치료 단독으로 통증 해소를 기대하기는 어려우며, 약물 치료와 함께 사용할 경우 통증을 줄이고, 진통제 증량에 따른 부작용 감소 효과를 기대할 수 있다. 그러므로 중재적 통증치료를 통증조절의 최후의 수단으로 고려하거나 과도한 효과를 기대하기보다는 약물치료를 비롯한 포괄적 통증치료의 한 부분으로 활용하는 것이 바람직하다. 중재적 통증치료를 고려하는 주요 적응증 및 고려사항은 다음과 같다.

① 주요 적응증

시술 부작용 위험이 적으며 시술이 통증조절에 효과적일 것으로 기대되는 경우에는 췌장암의 통증에 대해 복강신경총 파괴술, 갈비뼈 전이 통증에 대한 늑간신경 또는 척추신경근 파괴술 등을 적용한다. 또한 약물치료로 조절되지 않는 불응성 통증 또는 지속적인 부작용으로 마약성 진통제를 증량할 수 없는 경우에 적용한다.

② 중재적 통증치료가 부적합한 경우

시술 부위의 감염, 패혈증, 교정되지 않는 혈액 응고 장애, 기대여명이 아주 짧거나 긴 경우, 암침윤 등에 의한 시술 부위의 해부학적 이상, 환자가 원하지 않는 경우에 해당한다.

③ 중재적 통증치료 의뢰가 가능한 경우

암성 통증조절을 위해 주로 사용되는 중재적 통증치료의 종류로 신경차단술(neurolytic nerve block), 척추 약물 주입술(spinal infusion technique), 척추체 성형술(vertebroplasty) 등이 있다.

1) 신경차단술

(1) 교감신경차단술 Neurolytic sympathetic block

교감신경절에 신경 파괴제를 주입함으로써 내장에서 기인한 통증을 조절하는 방법이다. 교감신경은 체성신경과 달리 운동신경과 감각신경을 포함하지 않으므로 신경파괴술을 시행하더라도 감각 소실이나 운동 기능 저하 또는 운동 마비의 위험성이 거의 없다. 우리 몸에 분포하는 교감신경절과 신경총의 종류와 해당 신경통이 지배하는 내장의 신경지배 범위에 따라 적용할 수 있으며, 임상에서는 흔히 사용되는 교감신경차단술을 시행하는 부위는 빈도순으로 복강신경총, 상하복신경총, 외톨이 신경절 순이다.

① 복강신경총차단술Celiac plexus block

- 상복부 내장성 암성 통증조절에 효과적인 방법이다.
  - 췌장암과 담도암에 의한 통증과 대동맥 주위 림프절 전이에 의한 복부 및 등 통증
  - 간, 신장, 부신, 상부 요관, 하부 식도부터 상행결장 사이의 병변에 의한 상복부 통증
- 신경 파괴제 주입 부위에 종양 침윤이 심한 경우, 효과 저하 위험이 있어 신경 파괴 약물 주입이 원활하지 않은 경우 내장 신경에 고주파 열응고술을 시행하여 비슷한 효과를 얻을 수 있다.
- 상복부 혹은 복부 통증과 배부의 방사통이 흔히 있으며, 몸을 신전시켜 똑바로 누우면 통증이 유발하기 때문에 웅크리고 앉아있는 자세를 취하는 환자가 많다.
- 비교적 안전하며 일반적 부작용으로는 일시적인 저혈압, 설사가 나타날 수 있다.

② 교감신경차단술Neurolytic sympathetic block

- 흉부교감신경절차단술은 상지의 통증, 흉부의 암성 통증, 상지의 혈행장애, 식도 종격동의 암에 의한 통증, 전흉부 및 배부통, 연하 시 통증조절에 효과적이다.
- 요부교감신경차단술은 하복부 및 골반 장기에서 오는 통증이 적응증이 되며 비뇨기계 암, 대장 말단부 및 직장에서 오는 통증, 림프부종에 의한 하지부종, 하복부, 서혜부, 회음부의 암성 통증조절에 효과적이다.
- 상하복신경총차단술의 적응증은 적절한 약물에도 조절되지 않는 골반내 장기에서 유래한 내장성 통증으로 진행된 자궁경부암, 난소암, 방광암, 직장암, 전립선암 환자이며, 심각한 합병증은 없다.

③ 외톨이 신경절차단술 Ganglion impar block

항문과 회음부의 통증 및 이급후증에 매우 유용한 방법이다. 특별한 부작용은 없으나 너무 많은 양의 신경파괴제를 주입하면 배뇨와 배변장애가 올 수 있다.

(2) 체성신경차단술 Somatic nerve block

교감신경과 달리 체성신경은 감각 및 운동신경으로 이루어져 있으므로 신경파괴제를 사용한 차단술은 감각소실, 운동마비의 위험도 및 합병증이 보다 심각하기 때문에 더욱 신중하게 결정한다. 기대여명이 짧고 시술로 효과적인 통증조절이 예상되며, 일부 척추 분절에 국한된 심한 통증을 호소하는 환자에게 시술을 고려한다.

① 지주막하 신경파괴술 Subarachnoid spinal neurolysis

에탄올이나 페놀과 같은 신경파괴제를 주입하여 지주막하에서 척추신경의 후근, 즉 감각신경을 선택적으로 차단하는 것이다. 감각신경에 대한 선택적 파괴이지만 운동신경 마비, 배뇨장애, 항문 괄약근 마비와 같은 심각한 합병증에 대한 잠재적 위험성이 있다.

② 척추후근 신경절파괴술 Spinal dorsal root ganglion neurolysis

척추후근 신경절에 대해 국소적인 병소를 만들어 신경차단을 일으킬 수 있으며, 고주파 열 응고술을 이용한다. 적응증은 지주막하 신경파괴술과 비슷하며 특히 합병증의 위험이 적은 체간의 통증이나 항문, 꼬리뼈 통증에서 적극적으로 고려해야 한다.

③ 말초신경 차단 Peripheral nerve block

신경파괴제에 의한 말초신경 차단은 통증의 소실과 함께 운동신경이나 감각신경의 마비가 초래될 수 있다. 국소마취제를 이용한 시험적 차단을 통해 해당 말초신경의 파괴로 통증을 조절할 수 있는지, 부작용을 견딜 수 있는지의 여부를 확인한 후 시행되어야 한다.

2) 척추 약물주입술 Spinal infusion technique

경막외강이나 지주막 하강으로 약제를 주입하여 통증을 조절하는 방법으로, 다른 경로보다 가장 강력하고 안전하며 가역적이다. 마약성 진통제로 통증조절이 어려운 불응성 통증인 경우, 마약성 진통제 외에 다른 기전을 통해 통증을 조절할 수 있는 약제,

즉 국소마취제, α_2-아드레날린 수용체 길항제 등을 함께 투여하면 통증조절의 효과를 높일 수 있다. 진통제를 전신 투여하는 것에 비해 부작용이 적어 전신적 약물 투여의 부작용이 심한 환자에게 우선 고려되며, 국소적 통증 및 다발성 통증, 광범위한 통증에도 사용 가능하다. 부작용으로 척수 손상은 드물지만 약제 관련 합병증, 시술 관련 합병증(감염, 경막천자 후 두통 등), 하지의 신경학적 증상이 발생한 경우 카테터 말단 염증성 종괴형성의 감별이 필요하다.

주입약물로는 morphine sulfate, bupivacaine(preservative-free), baclofen, fentanyl, sufentanyl, hydromorphone, clonidine, ziconotide 등이 있다.

① 경막외강 약물주입

카테터 거치가 비교적 용이하며 시간당 약제 주입 용적이 크지만, 장기 사용이 비교적 어렵다.

② 척수강 내 약물주입

시간당 주입용적이 적으면 체내 이식형 펌프 사용이 가능하다.

3) 경피적 척추체성형술 Percutaneous vertebroplasty

최소 침습적인 척수 시술의 하나로 골절된 척추체에 뼈 시멘트를 주입하여 골절을 안정화시키고 통증을 감소시키는 시술이다.

부작용은 주입한 시멘트 유출로 인해 일어나며 유출이 척수신경이나 척추후근 신경절에 미치면 신경손상이나 통증을 유발할 수 있고, 혈관으로 유출되는 경우 색전증을 일으킬 수 있다.

4) 환자 자가 진통법 Patient Controlled Analgesia, PCA

약물의 양을 미리 결정하여 약물 주입기(infusion pump)나 일회용 주입기를 사용함으로써 환자가 스스로 자신의 통증을 조절하는 것으로, 약물의 종류와 용량은 환자에 따라 다르고 특수한 펌프를 이용하여 경막외강, 정맥 내, 피하 등으로 주입하는 방법이다. 통증을 느낄 때 의사나 간호사의 처치를 기다리지 않고 환자 스스로 자신의 통증을 관리할 수 있도록 함으로써 환자가 안심할 수 있으며, 빨리 통증을 조절할 수 있는 장점이 있다. 특수한 장치나 도구가 필요하고 행동이 제한되며 정상적인 판단력이 없거나 전신 상태가 극도로 나쁜 경우에는 적용하기 어렵다는 단점이 있다.

5) 방사선치료

방사선치료는 뼈 전이 및 암에 의한 신경압박에 의한 통증을 완화시키며, 뼈 전이 통증의 경우 방사선치료를 통해 환자의 약 60~80%에서 통증이 호전될 수 있다.

다발성 뼈 전이 통증 환자의 경우, 방사선 반신 조사 등의 광역조사면 방사선 치료를 고려할 수 있으며 골모세포성(osteoblastic) 뼈 전이로 인한 광범위한 통증을 호소하는 환자에게 선별적으로 방사성 동위원소 치료를 고려할 수 있다.

9 비약물 중재

비약물 중재는 약물치료 등의 통상적인 통증치료와 병합하여 보조적으로 사용하여 통증 조절에 도움을 줄 수 있다. 특히 신경병성 통증과 같이 약물치료가 어려운 경우 비약물 중재를 고려할 수 있다(표 3.15).

표 3.15 비약물 중재의 종류

종류	특징
경피신경 전기자극치료	경피신경전기자극치료(transcutaneous electrical nerve stimulation, TENS)는 선택적으로 신경을 자극하여 뇌로 전달하는 통증신호를 차단해 진통효과를 얻는 것이다. 심각한 부작용은 없으나 심한 이질통, 협조가 어려운 환자, 심박조절기, 피부알레르기, 간질, 임산부 등의 경우는 금기이다.
마사지, 지압	근육 및 결합조직을 압박하여 근육긴장 및 통증을 감소시키고 혈액순환 및 이완을 돕는다. 아픈 부위 주변을 마사지하거나 가볍게 두드리고 따뜻한 윤활제나 로션을 이용하여 부드럽고 길게 천천히 두드리며 3~10분 정도 시행한다.
온 · 냉요법	온열요법은 열탕, 핫팩 등의 열원을 통증 부위에 적용하는 것으로 혈액순환 촉진 및 근육통, 경련 등을 완화시킨다. 냉요법은 얼음주머니, 젤팩 등을 통증 부위에 적용하여 신경 말단을 무디게 하여 피부의 감각을 줄인다. 피부손상이 있는 부위는 피하고 한 부위에 15분 이상 대지 않도록 하며 화상 및 동상 등의 부작용에 주의한다.
이완요법	몸의 긴장을 풀고 호흡에 집중하게 하는 수동적 이완과 온몸의 근육을 하나씩 차례대로 긴장-이완하게 하는 점진적 근육 이완방법을 사용할 수 있다.
심상요법	환자가 안정감을 느꼈던 장소, 활동, 경험 혹은 좋아하는 곳 등을 구체적으로 묘사하게 하면서 상상에 집중하게 하는 방법이다. 어렸을 적에 평화로움, 안전, 희망, 편안함을 느끼게 했던 과거의 상황을 기억하게 한다.

10 요약

- 통증은 실제적 · 잠재적 조직 손상과 관련되어 나타나는 괴로운 감각적 · 감정적 · 주관적 경험이다.
- 통증은 신체기능과 식욕을 저하시키고 수면장애, 우울 등 삶의 질에 영향을 미친다.
- 통증 병력조사는 PQRST를 사용하여 통증의 악화 및 완화요인(Provocation/Palliation), 통증의 성격(Quality), 위치 및 방사통(Region/Radiation), 통증강도(Severity), 시간적 양상(Timing)을 파악한다.
- 통증평가는 주관적인 느낌을 숫자로 객관화하여 평가하는 것으로 도구에는 숫자 통증 등급(Numeric Rating Scale, NRS), 얼굴 통증 등급(Faces Pain Rating Scales, FPRS)이 사용된다.
- 효과적인 통증관리를 위해서는 효과와 부작용을 평가하고 통증이 완화될 때까지 주기적으로 평가해야 한다.
- 통증조절을 위해서는 적절한 진통제 사용과 함께 다학제적인 중재도 포함되어야 한다.
- WHO에서 권고하는 3단계 진통제 사다리는 마약성 진통제, 진통보조제를 병용하여 진통 효과를 증대시키는 것을 포함한다.
- 서방형 진통제는 주기적으로 투여하고 돌발 통증에는 속효성 진통제를 투여한다.
- 진통제는 비마약성 진통제, 비스테로이드성 소염제, 경구, 비경구 마약성 진통제(지속형, 속효성), 보조진통제가 포함된다.
- 마약성 진통제의 부작용은 변비, 구역 · 구토, 진정 · 졸림, 섬망, 호흡억제, 배뇨장애 등이 있다.
- 통증관리에 우선적 선택인 약물요법 외에 다양한 비약물요법이 적용되고 있다.
- 비약물 중재에는 경피신경전기자극치료, 온 · 냉요법, 아로마테라피요법, 마사지, 원예치료, 음악치료, 심리사회적 접근 등 다양한 종류가 있다.
- 통증완화를 위해 피부자극이나 경피신경전기자극치료, 이완요법, 심상요법, 음악요법, 원예요법, 온 · 냉요법, 침술, 마사지, 지압 및 아로마테라피와 같은 비약물 중재의 사용이 증가하고 있다. 대상자들과 의사소통을 통하여 요구를 파악하고 적절한 중재를 제공해야 한다.
- 비약물 중재의 작용과 부작용을 파악하여 호스피스 환자의 질환과 요구에 맞는 요법 적용이 필요하다.

토론 1

사례 김OO 씨는 53세 여성으로 6개월 전 2개월 동안 오른쪽 어깨 통증으로 내원 후 단순 X-선 검사상 오른쪽 첫 번째와 두 번째 갈비뼈의 미란이 나타났으며, 흉부 CT상 오른쪽 상엽에 폐종양을 보였다. 미세 침 흡인검사에서 폐 선암, 갈비뼈 전이를 진단받고 항암치료, 방사선치료를 받았다. 반응이 좋아서 4개월 동안 종양의 크기가 감소하였고 NSAIDs 복용으로 통증이 조절되었는데, 최근 들어 반복되는 오른쪽 어깨 통증과 오른쪽 4번째 5번째 손가락을 포함한 팔 안쪽 부위의 저린듯한 통증이 점점 심해졌다. 통증은 전기가 지나가는 듯한 느낌이라고 하였고 가벼운 접촉에도 민감하게 통증을 호소하였다. 전체적인 통증의 강도는 7~10점/10점이다.

이 사례에서

Q1: 이 환자의 통증은 어떤 종류의 통증일까요?

Q2: 포괄적 통증평가를 위해 김OO 씨에게 추가로 물어보아야 하는 것과 신체검진을 통해 확인해야 하는 것은 무엇일까요?

토론 1

Q3: 김○○ 씨에게 처방될 것으로 예상되는 마약성 진통제 용량 적정 방법과 보조진통제 약물처방은 무엇일까요?

Q4: 김○○ 씨는 용량 적정 과정을 통해 하루 총 100mg의 morphine을 정맥주사로 맞으면서 prn 진통제 요구량이 거의 없을 정도로 호전되어 퇴원을 계획하고 있습니다. 퇴원약으로 fentanyl 경피패치와 oxycodone IR로 전환하려고 합니다. 적절한 용량은 무엇이며, 언제 투약을 개시하는 것을 좋을까요? 그리고 퇴원 전 환자에게 교육해야 할 것은 무엇인지 논의하세요.

참고문헌

- 가톨릭대학교 호스피스교육연구소(2006). 호스피스완화간호. 군자출판사.
- 국립암센터(2017). 호스피스완화의료 표준교육자료.
- 보건복지부 · 중앙호스피스(2022). 암성 통증관리지침 권고안 6판. 8쇄.
- 한국호스피스완화간호사회(2015). 호스피스 완화간호. 현문사.
- 한국호스피스협회(2016). 호스피스 총론. 한국호스피스협회 출판부.

CHAPTER 4

말기환자의 신체 증상관리

학습목표

1. 신체 증상관리의 일반적 원칙을 설명한다.
2. 말기환자에게 흔한 소화기계 증상(식욕부진, 구역, 구토, 변비, 설사)의 원인, 평가방법, 간호를 설명한다.
3. 말기환자에게 흔한 호흡기계 증상(호흡곤란, 기침)의 원인, 평가방법, 간호를 설명한다.
4. 말기환자에게 흔한 신경계 증상(수면장애, 섬망)의 원인, 평가방법, 간호를 설명한다.
5. 말기환자의 피로와 피부 증상의 원인, 평가방법, 간호를 설명한다.

개요

말기환자는 다양한 신체 증상으로 고통을 겪는다. 적절한 신체 증상관리를 통해 기능을 유지하고, 고통을 완화하며 삶의 질을 향상시키는 것이 말기환자 간호의 주요 목표이다. 질병에 따라 나타나는 신체 증상의 병태생리는 다를 수 있지만, 말기환자의 경우 다발성 장기부전으로 인한 증상군(symptom cluster)을 경험하기 때문에 유사한 형태를 보인다. 이 장에서는 말기환자가 흔히 경험하는 소화기계, 호흡기계, 신경계 증상의 병태생리와 원인, 평가방법 그리고 간호에 대해 알아보고자 한다.

1 신체 증상관리의 일반적 원칙

1) 원인별 접근

말기환자가 신체 증상을 호소할 때, 간호사가 가장 먼저 해야 할 것은 이 증상이 왜 나타나는지를 파악하는 것이다. 통증 관리(3장 참조)를 할 때처럼 신체 증상에 대해서도 문진과 신체 검진, 의학적 검사, 증상을 악화시키는 심리사회적 · 영적 사건을 포괄적으로 평가하여 증상의 병태생리와 원인을 이해하는 것이 중요하다. 증상의 원인이 가역적이라면 원인을 제거하고, 비가역적이라면 증상을 악화시키는 요인을 제거하는 것이 치료의 목표가 될 수 있다. 즉, 증상의 병태생리에 따라 적절한 치료와 간호를 제공해야 한다.

2) 신속한 중재

환자가 피할 수 있는 고통을 겪지 않도록 돕는 것은 간호사의 의무이다. 어떤 증상이 나타날 것으로 예측된다면, 지속적 · 주기적으로 환자를 평가하고 가능한 한 증상의 원인을 신속하게 제거하여 증상을 예방해야 한다. 또한 치료 계획을 수립할 때, 증상의 원인에 대한 치료와 함께 증상 자체를 관리하기 위한 계획도 함께 세워야 하며, 약물요법 시 유지용량(continuous dose)과 갑작스러운 악화에 대응하기 위한 긴급용량(breakthrough dose)을 병행한다. 무엇보다 고통 중에 있을 때는 시간이 더디게 흐른다는 점을 기억하고 고통스러운 증상을 호소하는 환자를 기다리게 하지 말아야 한다.

3) 합리적 관리

신체 증상의 원인을 파악하기 위한 진단검사와 치료 결정은 환자와 가족의 돌봄 목표와 일치해야 한다. 예를 들어, 가정에 있는 임종기 환자가 섬망 증상을 보인다고 가정해 보자. 일반적으로는 섬망의 원인을 찾기 위한 일련의 혈액검사와 영상검사가 시행된다. 그러나 이 환자가 임종기에 있고 가정에서의 임종을 소망했다면, 검사를 하지 않을 수도 있다. 또한 혈관 손상이 심해 정맥주사가 어려운 환자에게 중심정맥관을 삽관할지 혹은 경구약이나 국소투여 방법을 선택할지는 각 치료법의 이익과 부담을 신중히 검토한 후에 결정해야 한다. 어떤 치료를 결정하고 시행했더라도 증상 완화 효과가 미미하다면, 치료의 적정성을 재검토해야 한다. 약물치료를 할 때 부작용과 약물상호작용을 줄이기 위해 가능한 한 한 가지 이상의 증상을 동시에 조절할 수 있는 약을 선택하고, 다약제 사용은 지양해야 한다.

신체 증상을 조절하는 과정은 먼저 포괄적으로 평가하고, 원인을 파악한 후, 치료법별로 이익과 부담을 검토하여 환자와 가족과 함께 돌봄 목표에 부합하는 돌봄 계획을 수립하고, 돌봄의 효과를 재평가하여 계획을 변경하는 순환구조를 가진다.

4) 다차원적 접근

말기환자의 증상은 다차원적 속성을 가진다. 예를 들어, 폐암 환자의 호흡곤란은 허파꽈리에서의 가스교환 장애, 흉수, 기도 폐쇄 등 폐의 문제가 일차적인 원인이 될 수 있다. 그러나 두려움이나 불안을 포함한 심리적 요인, 호흡이 불편한 자세나 환경, 복수나 통증을 포함한 다른 신체 증상, 치료약물에 대한 불순응 등의 다양한 요인으로 인해 호흡곤란이 악화될 수도 있다. 그렇기 때문에 포괄적인 증상 평가가 중요하고, 증상관리에서도 다차원적인 접근이 필요하다. 다차원적 접근을 위해서 간호사는 다학제 팀과 긴밀하게 의사소통하고 협력해야 하며, 환자와 가족도 팀의 일원으로 생각하고 증상관리에 적극적으로 동참하도록 유도해야 한다.

2 소화기계 증상관리

1) 식욕부진

(1) 병태생리와 원인

식욕부진(anorexia)은 먹고 싶은 욕구의 상실 또는 섭취량의 감소와 동반된 식욕 상실을 의미하며, 일반적으로 환자들은 '입맛이 없다'거나 '먹기가 싫다'라고 표현한다.

임상적으로 원인은 명확하지 않지만, 주로 대사이상, 식욕 억제 물질의 생성, 약물치료나 항암화학요법, 방사선치료에 의한 매스꺼움, 구토, 입안 염증, 점막 건조증, 설사, 변비, 통증, 우울, 위궤양과 관련이 있는 것으로 알려져 있다. 특히 암성 악액질 증후군(cancer cachexia–anorexia)은 근육 및 지방분해 증가로 인한 지속적인 체중감소와 영양학적 대사 불균형으로 대표된다. 이때, 심각한 식욕부진과 체중감소는 항암치료는 물론 암 환자들의 생존율에도 악영향을 미치기 때문에 적극적인 중재가 필요하다.

식욕부진과 악액질로 인한 체중감소와 근육 소실은 영양실조, 피로, 전신 쇠약, 활동 감소, 면역 저하를 일으킬 수 있고 삶의 질을 저하시키기 때문에, 식욕부진의 원인 혹은 악화요인을 찾아 해결해야 한다.

(2) 평가

식욕부진 환자에 대한 평가는 3가지 관점에서 실시한다. 먼저, 영양불량의 위험성에 대해 평가하고, 두 번째로 식욕부진과 체중감소를 일으키는 원인을 탐색하며, 마지막으로 식욕부진이 삶의 질에 미치는 영향을 평가하여 돌봄 계획에 반영한다.

영양상태를 평가하는 도구로서의 영양평가는 환자의 영양적 건강 상태를 진단하는 체계적 과정, 즉 병력, 식이 섭취력, 약물력, 신체 진찰, 신체 계측, 혈액검사 등 영양에 영향을 미칠 수 있는 다양한 요인을 포괄적으로 고려하여 조사하는 과정이다. 영양평가는 검증된 도구를 이용하는 것이 바람직하다(그림 4.1).

키와 체중, 체질량지수를 측정한다. 신체 검진에서 체온과 심박수를 측정하여 비특이적이지만 염증의 징후가 될 수 있는 지표들을 확인하고 근육, 지방 소실, 부종 등 영양불량의 징후를 조사한다. 모발, 피부, 구강, 혀와 같이 세포재생이 빠른 부위의 관찰도 영양상태를 파악하는 데 도움이 된다. 혈액검사 중 알부민이나 프리알부민과 같은 혈청 단백질은 영양불량 이외에 염증 요인으로도 쉽게 저하되기 때문에, 민감도와 특이도가 낮아 영양불량을 평가하는 지표로서는 더 이상 권장되지 않는다. 또한 체내 염증 상태를 조사하기 위하여 염증 표지자에 속하는 CRP, 백혈구, 혈당 등을 검사할 수 있지만, 일반적으로는 불필요하며, 면역기능 이상이 있는 암 환자에게는 영양상태의 판단 근거로의 신뢰도가 낮은 편이다.

식욕부진과 악액질의 관련요인을 사정한다. 항암치료와 식욕에 영향을 미치는 약물, 구강과 식도의 통증, 감염, 소화기계 증상(구역, 구토, 변비 설사, 소화불량, 흡수불

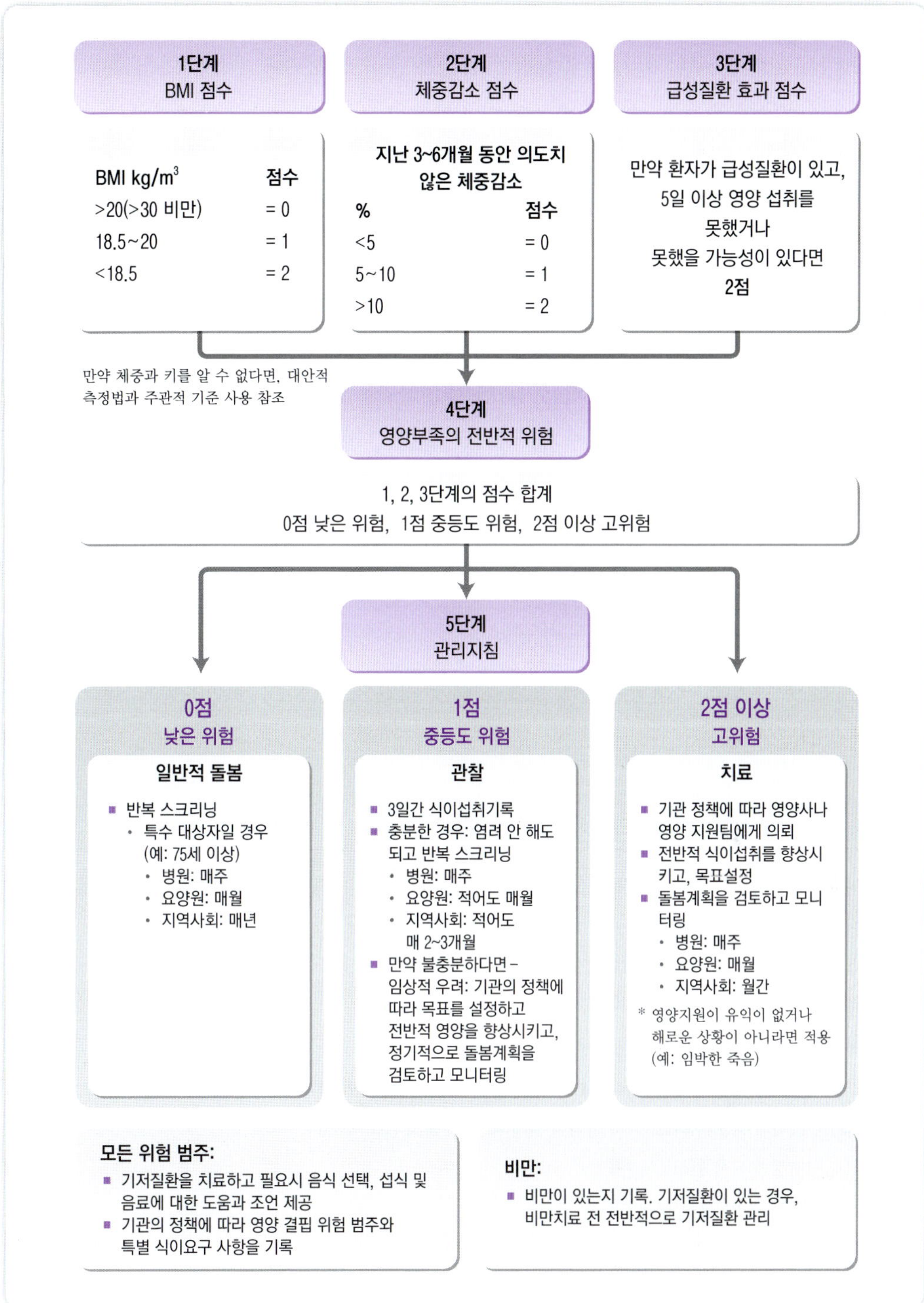

그림 4.1 영양평가 도구

출처: BAPEN(2003. 5). MAG the Malnutrition Advisory Group, a Standing Committee of BAPEN. https://www.bapen.org.uk/pdfs/must/must_full.pdf

량 등), 전해질 불균형과 단백질대사이상, 피로, 쇠약, 정신심리적 문제(우울, 슬픔, 불안 등)를 평가한다. 또한 환자의 일상적인 습관과 음식 선호도에 대해 파악하고, 식욕부진에 대한 환자와 가족의 이해와 반응을 탐색하여 돌봄 계획 수립에 반영한다.

(3) 치료와 간호

환자의 독특한 상황과 요구에 맞는 개별적 접근이 중요하다. 환자의 질병 과정과 기대여명을 고려하고, 돌봄 목표에 부합하는 약물치료, 비약물요법, 영양공급 계획을 수립한다.

만약, 식욕부진의 원인이 가역적이라면 원인을 제거하는 것이 가장 확실한 접근법이다. 예를 들어, 구내염이 식욕부진의 원인이라면 구내염 치료가 우선되어야 하며, 장운동 감소와 위정체 시간이 지연된 경우라면 장운동을 촉진하는 약물 투여가 효과적일 것이다. 그러나 대부분의 경우, 한 가지 이상의 복합적인 요인으로 식욕부진이 발생하기 때문에 약물치료, 비약물요법, 영양공급을 병행하는 것이 바람직하다. 더불어 환자와 가족들이 식욕부진과 체중감소에 대해 느끼는 당혹감과 죄책감을 표현할 수 있도록 지지하며, 음식의 양과 종류, 섭취 방법 등을 논의한다. 위장관 기능이 소화 흡수를 감

Box 4.1 일반적인 식이 교육의 내용

- 질병의 진행에 따라 음식섭취가 감소하는 것은 자연스러운 일이며, 중요한 것은 식사시간이 즐거워야 한다.
- 환자가 좋아하는 음식을 제공하되, 식사를 강요하지 않는다.
- 가족이 함께 식사하도록 격려한다.
- 식사와 간식은 배가 고플 때 소량씩 자주 먹도록 한다.
- 고형의 음식을 삼키기 힘들면 죽이나 미음 등 부드러운 음식으로 바꾼다.
- 식사는 앉아서 먹도록 하고, 식사 중이나 식사 후 바로 눕지 않도록 한다.
- 식사 전후로 휴식을 취하도록 한다.
- 식사 전후로 입안을 청결하게 한다.
- 실내를 수시로 환기시킨다.
- 다음의 경우 의료진에게 보고한다.
  - 환자가 하루 이상 먹지 못하거나 소변을 못 보는 경우
  - 환자가 이틀 이상 대변을 보지 못한 경우
  - 지속적으로 구토하는 경우

표 4.1 식욕부진 치료약물

약물	용량	효과	부작용
황체호르몬 • Megestrol • Accetate(megaceⓡ) • Medroxyprogesterone	24시간 동안 160~800mg 최대 1,600mg	식욕촉진, 식욕증진, 체중 증가, 안녕감	혈전 및 색전 생성, 당질코르티코이드 효과, 심부전, 위장관 장애, 생리불순, 호흡곤란, 종양 활성화, 고혈당, 고혈압, 기분장애
스테로이드 • Dexamethasone	24시간 동안 0.75~9mg	식욕촉진, 안녕감	면역억제, 감염은닉, 고혈압, 근질환, 위장관장애, 피부위축, 뇌압상승, 전해질불균형, 근력감소, 단백질요구량 증가
위장관운동항진약물 • Metoclopramide	식전 및 취침 전 30분 전에 10mg	연동운동 자극, 조기포만감 감소, 식욕증진	설사, 안절부절못함, 졸림, 피로, 추체외로 효과, 마약성 진통제의 길항제
• Cannabinoids (dronabinol)	24시간 동안 5~20mg	식욕증진, 불안 감소	졸림, 혼돈(특히 경구투약 시와 노인에서 심함)

당할 수 있는 상태라면 경장영양에 대해서 환자, 가족과 개방적으로 논의한다. 그러나 환자의 건강 상태에 비추어 경장영양과 수액요법이 오히려 부담이 될 수도 있기 때문에 각각의 치료에 대한 선택의 부담과 이득을 충분히 고려해야 한다.

2) 구역과 구토

(1) 병태생리와 원인

구역(nausea, 오심)은 인후 뒤쪽과 상복부로부터 토할 것 같은 불쾌한 느낌과 관련된 주관적인 증상이며, 구역이 있을 때 타액 분비가 증가하고 어지럼증, 경미한 두통, 연하곤란, 빈맥 등이 동반된다. 급성은 수분에서 수 시간 동안 지속되는 반면, 항암화학요법 적용 후에 발생하여 며칠 동안 지속되기도 한다.

구토(vomiting)는 오심과 동반되어 나타나거나 오심 없이 발생하는 분리된 현상으로, 복근의 강력한 수축으로 입을 통해 위 내용물과 독성물질을 뱉어내는 자기-방어기전이다. 구토는 뇌간에 위치한 구토중추의 자극에 의해 조절되며, 많은 중추성 및 말초성 경로에 의해 자극을 받는다. 원인은 약물, 위염, 궤양, 변비, 소장폐쇄, 신부전, 고칼슘혈증, 감염, 기침, 두개강내압항진, 전정기능의 장애, 방사선치료, 불안, 스트레스, 뇌종양 등으로 다양하다(그림 4.2).

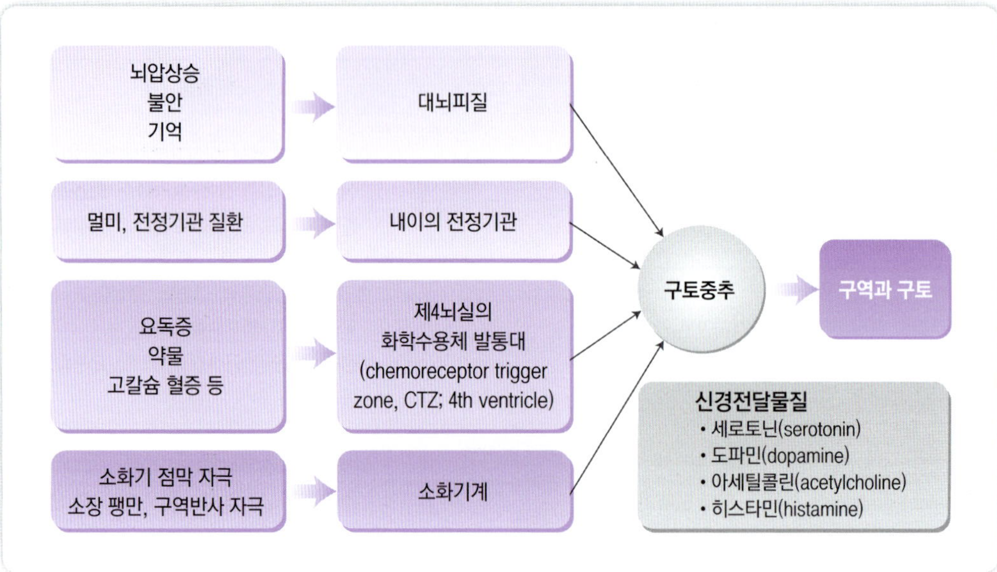

그림 4.2 구역과 구토의 발생기전

(2) 평가

구역과 구토가 있는 환자를 평가하여 개연성 있는 원인과 병태생리가 무엇인지를 파악한다. 평가를 통해 대상자의 구토가 대뇌피질, 전정기관, 화학수용체 발통대 혹은 소화기계 중 어디에 문제가 발생한 것인지를 가늠할 수 있다. 그리고 그 원인이 가역적인지 비가역적인지에 따라 적절한 치료 계획을 수립하고 중재를 선택한다. 평가방법에는 병력 청취, 신체검진 그리고 선별검사가 있다.

먼저, 병력 청취에서는 구역과 구토가 언제부터 있었는지, 급성인지 만성인지, 간헐적인지 지속적인지에 대해 물어본다. 또한 식사와 연관성이 있는지, 구토를 하고 나면 구역이 감소하는지, 변비나 설사가 있는지, 최근 투약 약물이 있는지, 있다면 무엇인지, 구토 직전에 순간적인 구역질이 있는지도 확인한다. 또한 최근 투약 약물이 변경된 이후라면 약물에 의한 구역일 수 있고, 메스꺼운 느낌 없이 갑작스럽게 분출되는 구토라면 대뇌피질의 문제를 의심할 수 있다. 구역과 구토의 원인을 이해하고자 하는 문진과 함께 탈수의 징후가 있는지 등으로 구역과 구토에 따른 합병증의 위험도 평가한다.

신체검진은 탈수, 장폐쇄, 변비, 간비대의 확인, 두개내압 상승 및 중추신경계 감염이 의심되는지를 확인하기 위한 장음청취, 복부팽만 검사 등의 복부검진, 안저검사, 자세나 머리 위치 바꾸기 검사 등을 시행한다. 그리고 선별검사로 전해질 검사, 혈당검사, 고칼슘혈증 검사 등의 혈액검사와 복부초음파, 두부 또는 복부 CT 촬영이 필요할 수 있다.

(3) 치료와 간호

구역과 구토의 치료는 원인에 따라 다르게 접근해야 한다. 표 4.2는 가능한 원인에 따라 관찰되는 증상과 징후 그리고 원인별 치료 선택을 보여준다.

구역과 구토가 있는 대상자를 위한 일반적인 관리원칙은 다음과 같다.

표 4.2 구역과 구토의 원인별 사정과 치료

	원인	사정	치료
대뇌피질	뇌척수종양	신경계 증상이나 의식수준	XRT
	뇌압의 상승	분출 구토(projectile vomiting)	Dexamethasone
	불안이나 다른 원인들	예기 구토	Benzodiazepines
	조절되지 않은 동통	예기 구토	마약성 진통제, 다른 보조진통제
전정기관	전정기관장애	현훈(vertigo)이나 머리를 움직인 후에 나타나는 구토	ENT consult, Meclizine
	중이장애	이통이나 고막이 불룩해짐	항생제
	Motion sickness	여행과 관련된 오심	Dimenhydrinate, Transderm Scop
화학수용체 발통대	약물-마약제, 항암요법 등	약을 먹기 시작하면서부터 혹은 증량한 후 악화된 경우	가능하면 약을 줄이거나 변경
	대사성 원인-신부전, 간부전, 암대사산물	BUN, Cr, Bilirubin	Haloperidol, Zofran (Ondansetron)
	전해질 불균형-Na, Ca	혼동, 섬망, 기면	Salt, Demeclocycline, Hydration and pamidronate
	약물에 의한 자극	NSAIDs, 철, 알코올, 항생제	가능하면 약을 중단, PPI/H2 blocker
소화기계	암과 그 치료의 위장계 영향	식도염, 대장염, 방사선치료 후	Haloperidol, hydroxyzine, Transderm Scop
	변비	배변습관, 복부팽만	Laxatives, 관장
	장폐색	변비, X-선	Metoclopromide(Reglan)
	기관영양	복부팽만, 설사	중단, 제거
	비구강출혈	객혈, 비강출혈(epistaxis)	패킹, Vit K
	진한 분비물	기침이 구토를 유발함	호흡반사 유: Nebulized saline expectorant 호흡반사 무: anticholinergics

- 구토 중에는 금식한다.
- 천천히 적은 양을 자주 먹도록 하고, 음식섭취 전·후에 휴식을 취하도록 한다.
- 기름진 음식, 향이나 양념이 강한 음식, 지나치게 단 음식은 제한하고, 상큼한 사탕이나 피클류, 탄산수처럼 구역을 줄이는 음식을 선택한다.
- 음료나 음식은 차게 먹도록 한다.
- 구토가 자주 있을 때는 4~8시간 동안 음식을 먹지 않도록 한다.
- 쇠약한 환자일 경우, 구토물이 흡인되지 않도록 옆으로 눕힌다.
- 환자에게 언제, 무엇을 먹고 싶은지 선택하도록 하고 강요하지 않는다.
- 구강위생(양치질, 가글)을 자주 실시한다.
- 탈수, 영양결핍, 전해질 불균형을 교정하기 위해 비경구영양공급을 고려한다.
- 필요하면 감압을 위한 비장관 튜브를 통한 배액을 고려한다.
- 환경을 관리한다. 불쾌한 자극 제거, 환기, 주변 정리, 쇠약감으로 인한 안전사고를 예방한다.
- 구토물의 양상과 양, 구토 정도의 변화, 흡인 위험과 탈수 등을 지속적으로 사정한다.

처방된 약물을 투여한다. 구역과 구토 환자에게 고려되는 약물은 표 4.3과 같다.

3) 변비

(1) 병태생리와 원인

변비(constipation)는 배변의 빈도가 줄어들고 배변하기 힘든 상태를 말한다. 일반인에게서 변비 발생률은 대략 10% 정도이지만, 말기 환자에서 50~70%로 흔히 발생한다. 변비는 Rome II 범주에 따라 5가지 증상, 즉 배변 시 힘주기, 단단한 변, 잔변감, 항문과 직장이 막힌 느낌 중 2가지 이상이 12주 동안 지속되면 진단한다. 그러나 말기환자의 경우, 12주까지 기다리지 않고 변비 증상이 있다면 적극적으로 중재할 필요가 있다.

변비의 원인은 노화, 약물, 운동능력 감소, 장마비, 기계적 폐쇄, 유착, 대사이상, 척수압박, 탈수, 활동 감소, 자율신경계 이상, 악성종양 등 매우 다양하다. 특히 마약성 진통제는 연동운동을 감소시키고 배변반사를 억제하기 때문에 마약성 진통제를 복용하는 환자의 90%에서 변비가 발생한다. 따라서 마약성 진통제를 복용하는 환자에게는 예방적으로 변비를 관리하는 것이 중요하다(표 4.4).

표 4.3 구역과 구토의 약물치료

분류	흔히 사용하는 약물과 용량	비고
위장운동 촉진제 (Prokinetic agents)	• Domperidone, 10~20mg PO q 6h(AC & HS) • Erythromycin, 250mg PO q 6h(AC & HS) • Metoclopramide, 10~20mg PO or IV q 6h(AC & HS)	• 초기약제로 가장 많이 사용: 위장관운동이 느려지거나 이상 운동성이 생겼을 때. 간 비대로 인한 위 눌림, 복수, 부분장폐색, 변비 시 사용함 • 중추성으로 CTZ, 말초성으로 위장관에 있는 도파민을 차단하여 위장관 운동을 항진시킴 • 완전장폐색 시 사용하지 않음
기타 도파민 길항제	• Haloperidol, 0.5~2.0mg PO, IV, SC q 6h • Metoclopramide, 10~20mg PO, IV, q 6h • Olanzapine, 5~10mg PO QD	• CTZ에 작용하는 도파민 길항제 • 마약성 진통제에 의한 구역에 효과적임 • 장의 완전 폐색에도 사용할 수 있음 • 부작용: 진정, 추체외로증상
항히스타민제	• Diphenhydramine, 25~50mg PO q 6h • Hydroxyzine, 25~50mg PO q 6h • Meclizine, 25~50mg PO q 6h • Cyclizine	• 구토중추의 H1 수용체 차단 • 멀미로 인한 구역과 구토에 효과적임 • 부작용: 진정
항콜린제	• Scopolamine, 0.1~0.4mg SC, IV q 4h 또는 1~3 transdermal patches q 72h 또는 10~80 • mcg/h by continuous IV 또는 SC infusion • Hyoscine butylbromide	• Scopolamine은 전정기관에서 중추신경계로 들어오는 콜린성 신경전달을 억제함 • Butylbromide는 중추신경계에는 작용하지 않고 장에만 작용하여 장운동과 소화액 분비를 감소: 장폐쇄로 인한 구토와 통증에 유용 • 마약성 진통제와 마취제는 전정기관에서 아세틸콜린 매개성 구역을 유발할 수 있음
세로토닌 길항제	• Dolasetron, 200mg PO 또는 50mg IV • Granisetron, 1mg PO daily 또는 bid • Ondansetron, 8mg PO tid • Palonosetron, 0.25mg IV	• CTZ, 구토중추, 장관 내 미주신경 말단에 위치하는 5-HT3 수용체를 차단하는 항구역효과가 있음 • 항암화학요법, 복부 방사선 요법, 수술 전 구역에 유용함
뉴로키닌 길항제	• Aprepitant, 125mg PO day 1, 이후 80mg days 2~3	• 지연성 오심과 구토의 가능성이 있는 고용량의 구토유발 화학요법 시 serotonin inhibitor, dexamethasone과 병용함
제산제	• Antacids, 1-2tablespoons PO q 2h PRN • H2 receptor antagonists, 예: cimetidine, 800mg PO q HS • Famotidine, 40mg PO q HS, 예: ranitidine, 150mg PO q HS • Proton pump inhibitors, 예: omeprazole, 20mg PO daily, lansoprazole, 30mg PO daily, 예: pantoprazole, 40mg PO daily	• 위식도 역류와 위산과다증이 있을 때
기타	• Dexamethasone, 6~20mg PO daily • Lorazepam, 0.5~2mg PO, Buccal, SC q 4~6h • Tetrahydrocannabinol, 2.5~5mg PO tid	• 스테로이드의 기전은 불확실하지만 GABA 신경전달물질을 제거하여 항구토 효과를 내거나 종양부위의 부종을 감소시켜 뇌압을 감소시킴으로써 항구토 효과를 내는 것으로 이해함 • 벤조다이아제핀계는 항불안 구토에 특이적 작용이 적으며, 만성 구토에는 제공하지 않음

표 4.4 변비의 다양한 원인

구분	원인
신경학적 질환	• 말초: 신경계질환, 자율신경계질환 • 중추: 척수병변, 파킨슨병
대사질환	• 당뇨, 요독증, 고칼륨혈증, 고칼슘혈증, 갑상선기능저하증
암성	• 직접적: 대뇌, 척수, 장폐색, 고칼슘혈증 • 간접적: 부적절한 섭취, 수분섭취감소, 활동감소, 장수술, 자율신경병증, 방사선치료, 진정, 의식저하
약물	• 마약성 진통제, NSAIDs, 항콜린성약물, 항경련제, 항우울제, 이뇨제, 제산제, 항고혈압제, 항파킨슨제

(2) 평가

변비의 원인은 무엇인지 그리고 그 원인이 가역적인지 비가역적인지를 파악하는 것이 필요하다. 원인 파악을 위한 구체적인 평가에는 평소 변의 형태, 경도, 빈도를 포함한 장 습관 확인이 포함된다. 그리고 변비와 관련된 증상으로 수분섭취, 식욕부진, 구역과 구토 등을 평가하고 복부검진을 실시하여 가스팽만, 압통, 장음, 타진 시 둔탁음이 있는지 확인한다. 직장검진에서는 분변 매복, 종양, 직장류를 확인할 수 있다. 또한 투약력을 조사하여 변비를 야기하는 약물이 투여되고 있는지 살펴보고, 혈액검사로 갑상선기능 저하, 당뇨, 탈수, 전해질불균형을 확인할 수 있다. 변비가 심할 때는 장폐색 여부를 확인하기 위해 복부 X-선이나 CT 촬영이 필요할 수도 있다.

(3) 치료와 간호

변비 완화를 위한 일반적인 관리원칙은 다음과 같다.

- 치료 계획을 세우기 전에 환자의 정상적인 배변습관과 배변양상을 확인한다.
- 주기적 배변을 유도한다.
- 수분과 섬유질이 많은 음식의 섭취를 권장한다. 다만, 기계적 또는 마비성 장폐색이 진행된 경우 고섬유식/수분섭취는 장폐색을 악화시킬 수 있으므로 주의가 필요하다.
- 신체활동은 변비를 개선시키는 데에 도움이 된다. 등장성 복근운동과 적정수준의 활동, 복부 마사지가 권유된다.
- 변비를 유발할 수 있는 약제를 사용할 때는 예방적인 완하제를 고려한다.
- 필요시 관장을 실시하고, 분변 매복이 있을 때에는 용수 관장으로 변을 제거한다.

약물치료의 전략은 변이 단단하다면 연화제를, 장 운동이 저하되어 있다면 자극제를 선택하는 것이다(표 4.5). 말기환자의 변비관리 방법은 일반적으로 1단계에서는 연화제(softener)와 완화제(laxatives)를 병용하고, 변비가 지속되면 2단계로 자극제(stimulants)를 추가한다. 호전이 없다면 3단계로 분변 매복을 확인하고 관장을 시행한다(Box 4.2).

표 4.5 변비에 사용하는 약물

종류	약물	작용/주의
Bulk forming laxatives	Psylium(Mutacil)	섬유질로 대변의 용적을 증가시켜 배변을 자극함
Stool softener (Detergent)	Sodium docusate, calcium docusate	대변의 지방질을 분해하여 쉽게 흡수되도록 하고, 장관 내 수분의 분비를 증가시켜 변을 촉촉하고 부드럽게 함. 연동운동에는 영향이 없음
Stimulants Laxatives	Prune juice, senna aloe, casanthranol, bisacodyl	장 연동운동 촉진, 산통유발 가능
Osmotic Laxatives	Lactulose, sorbitol, MgO, polyenthylene glycol	장내로 수분을 끌어당겨 분변의 용적 증가, MgO 과량 사용 시 마그네슘 중독 유발, lactulose나 sorbitol은 장내 박테리아 대사 작용으로 가스 생성과 복부 팽만감을 유발함
Lubricant Stimulants	Bisacodyl/Glycerin suppository oils(mineral, peanut)	변의 윤활과 장을 자극하여 연동운동을 증가시킴
Prokinetic agents	Metoclopramide, domperidone	Bowel myenteric plexus 자극하여 연동운동 증가
Opioids antagonist	Alvimopan, methylnaltrexone	Naltrexone 제제로 혈액-뇌장벽을 통과하지 않고 말초에만 작용하여 opioid 때문에 생긴 변비에 유용
Large volume enema	미온수, 비눗물 관장	장 연동 운동 증가

Box 4.2 마약성 진통제 복용 환자에게 시행하는 변비관리 교육

- 마약성 진통제를 사용할 때는 반드시 예방적 변비 치료가 필요하다.
- 배변의 목표는 1~2일마다 편안한 배변이 이루어지는 것이다.
- 식사량이 적어도 정기적으로 배변해야 한다.
- 배변의 양상과 횟수를 달력에 표시하고, 배변 양상이 변화하면 의료진에게 보고해야 한다.
- 배변을 촉진하기 위해 복부 마사지, 운동 및 아침에 물이나 커피로 장을 자극하는 것 등을 적극적으로 고려한다.

4) 설사

(1) 병태생리와 원인

설사(diarrhea)는 정상보다 묽고 빈도가 잦은 배변을 말한다. 설사는 묽은 무형의 변을 하루에 3회 이상 자주 배출하는 것으로 복부 산통, 불안, 무기력감, 쇠약, 탈수, 어지럼증, 전해질 손실, 피부 손상, 전해질 장애 등을 동반한다. 설사는 급성(14일 이내), 지속성(14일 이상), 만성(30일 이상)의 형태로 나타날 수 있다.

설사의 원인은 대장, 직장 등의 종양, 감염, 환자의 식습관, 흡수장애, 약물, 부분 장폐쇄, 방사선치료, 항암화학요법, 수술 등으로 다양하다(표 4.6).

표 4.6 설사의 원인과 접근

분류	내용
분비성 설사	• 위장관 출혈, 장폐쇄 혹은 대장 종양, 점액질 생성 증가로 인해 위장관 분비량이 증가하는 것 • 장 점막을 통과하는 수분과 전해질 운송장애가 원인, 통증은 없지만 금식해도 지속됨
삼투성 설사	• 설사제, 전해질 증가 등 삼투성 물질로 인해 수분의 흡수가 감소되어 발생, 금식 시 중단됨
항암제 관련 설사	• 장점막에 손상을 주어 상피세포의 소실, 항암제(5-FU, irinotecan) dose-related함 • 물, 염분, 수프, 육수와 같은 당과 염분이 함유된 수분을 충분히 섭취해야 함, loperamide 경구 사용됨
설사 유발 약물	• 항생제 • 배변완화제 과용 • 위장관운동 촉진제 • 제산제 • NSAIDs • 철분제
감염	• 병원 감염의 가장 흔한 원인 • *Clostridium difficile* 감염: Metronidazole 경구 투여 • 지역사회 획득 세균: 살모넬라, 시겔라, 캄필로박터 또는 독소 때문이라면 지사제를 사용하지 않음
기타 원인	• 위장관 출혈 • 췌장 기능장애로 인한 흡수성 설사: 전췌장절제술(total pancreatectomy) 후 소화불량 및 지방변에서의 저지방 식이와 췌장 효소 공급 • 장폐쇄로 인한 일출성 실금: 막힌 대변 주위로 물 같은 변이 나오는 것 • 스트레스 • 과민성장증후군 • 이식편대숙주병 • 복부 또는 골반에 방사선치료: 치료 개시 후 2~3주차에 호발함 내장점막 손상으로 프로스타글란딘 방출이 증가되면 담즙산염 흡수장애가 유발되고, 연동운동이 증가하여 설사를 유발함

(2) 평가

설사 환자 평가의 목적은 설사의 원인과 설사로 인한 합병증 여부를 파악하는 것이다. 먼저 대변의 양상을 확인한다. 설사가 언제 시작되었는지, 얼마나 자주 보는지, 지속적인지, 식사와 연관이 있는지, 참을 수 없이 긴급한지, 배변의 양상과 재질, 기름이나 혈액이 섞여 있는지 등을 확인한다. 일반적으로 다량의 수액성 설사는 소장 문제로 양이 상대적으로 적고, 자주 보는 설사는 대장 문제일 경우가 많다. 금식 중 나오는 설사는 주로 분비성 설사로 혈액이 섞이면 심한 염증을 유발하므로 식이력과 투약력, 가족력을 확인한다.

설사의 합병증을 파악하고, 돌봄계획을 수립하기 위해서 수분섭취, 체중감소, 열, 관절통, 구강점막 궤양, 출혈 등의 관련 증상과 HIV 감염과 같은 위험요소를 확인해야 한다. 신체검진을 통해 열, 피부 탄력성 감소, 점막 상태, 기립성 저혈압 등의 탈수 증상을 확인하고, 처방에 따라 대변검사와 영상검사를 시행한다.

(3) 치료와 간호

설사관리를 위한 일반적인 원칙은 다음과 같다.

- 설사의 원인을 확인하고, 그에 따른 치료를 이행한다.
- 금기가 아니라면 적절한 수분섭취를 격려한다. 다만, 치료적 금식 중이라면 정맥수액을 통해 수분을 공급한다.
- 가스를 생성하는 음식(예: 유제품, 요거트, 우유–lactose, 생야채, 팝콘 등)을 제한한다.
- 카페인 함유제품, 고탄수화물과 고당 주스, 섬유질, 튀긴 음식, 고지방 음식을 제한한다.
- 회음부 위생과 피부 간호를 시행한다.
- 충분히 휴식하도록 하고 불편감 완화를 위해 좌욕을 시행한다.
- 생균제(probiotics)는 염증성질환, 감염성질환, 과민성장증후군 등의 치료와 예방에 효과적이다.

설사의 약물치료는 연동운동을 느리게 하기 위해 사용한다. 일시적이고 가벼운 설사에는 장에서 젤을 형성하는 attapulgite 혹은 항염증 작용을 하는 bismuth subsalicylate를 사용할 수 있다. 설사의 원인에 따라 부피를 늘리는 psyllium, bran, pectin을,

담즙성 설사에서는 cholestyramine을 투여한다. Atropine이나 octreotide는 항콜린제제로 장 분비물을 줄이고 연동운동을 감소시킨다. 특히 octreotide는 지속적이고 심각한 분비성 설사에 사용한다. 급성 설사에는 뇌혈관장벽을 통과하지 않고 말초에만 선택적으로 작용하는 오피오이드(opioid)인 loperamide를 고려한다. Loperamide는 부작용이 적고, 위장관 분비와 수분흡수를 효과적으로 증가시키지만, 발열, 혈성 설사, 위막성 대장염에서는 사용하지 않는다.

3 호흡기계 증상관리

1) 호흡곤란

(1) 병태생리와 원인

호흡곤란(dyspnea)은 숨쉬기가 어렵거나 호흡할 때 통증을 느끼는 주관적 상태를 의미하며, 일반적으로 환자들은 "숨이 차다."거나 "숨 쉬는 것이 힘들다."고 표현한다.

말기환자에게서 호흡곤란의 원인은 매우 다양하다. 폐 관련 원인으로는 종양침습, 흡인, 늑막삼출액, 폐렴, 상대정맥증후군, 폐색전, 만성폐쇄성폐질환, 감염이나 탈수로 인한 진한 점액성 등이 있고, 심장 관련 원인으로는 울혈성 심부전, 심혈관질환, 심각한 빈혈 등이 있다. 신경근육 관련 원인에는 근위축성 축삭경화증, 근이영양증, 근무력, 뇌혈관질환 및 신체적 손상으로 인한 외상 등이 있다. 암 관련 원인으로는 악액질, 식욕부진, 전신쇠약, 수술, 방사선치료, 항암요법 등의 치료 부작용이 있다.

호흡곤란을 경험하는 환자들은 숨이 막혀 죽을 것 같은 공포와 두려움을 갖게 되고, 이러한 두려움과 공포는 호흡곤란을 악화시킬 수 있기 때문에 심리적 안정을 주는 것이 중요하다.

(2) 평가

호흡곤란은 호흡을 하지 못한다는 지각과 환자의 반응을 포함하기 때문에 효과적인 사정을 위해서도 호흡곤란에 관한 구체적인 질문과 주의 깊은 신체검진을 실시해야 한다.

호흡곤란 환자에 대한 평가는 호흡곤란과 관련된 병력과 약물 반응 등의 과거력, 흡연 및 환경적 자극 같은 사회력을 사정해야 한다. 또한 시간적 특성과 관련하여 만성 또는 급성, 일시적 또는 발작적, 발병 시기, 지속기간, 빈도, 계절이나 날씨 변화와의 연관성을 물어보고 호흡곤란의 강도, 악화요인과 완화요인을 확인한다. 호흡곤란이 미친 영향을 파악하기 위해 의식이나 정서장애 및 산소 부족의 증상과 징후를 관찰하고, 그 외 피부 긴장도, 구강 점막, 수분섭취량과 배설량을 사정한다. 또한 호흡곤란을 초래하는 근본적인 원인 파악을 위해 신체검진을 실시한다. 호흡수, 호흡깊이, 흉곽의 대칭적 팽창, 부속근의 사용 유무를 시진하고, 수포음(rhonchi), 악설음(crackles), 천명음(wheezing) 유무를 청진하고 관찰한다. 환자의 분비물이 관찰될 경우에 분비물의 색, 양, 경도(consistency), 냄새를 사정하고 객혈 유무를 확인한다.

진단적 검사로는 적혈구용적률, 동맥혈가스분석 검사, 흉부 방사선 검사, 심전도, 폐기능검사, 객담 세포검사, 심장초음파 등이 있다. 말기 환자 중 만성 호흡곤란이 있는 경우, 저산소혈증이 상당히 진행되어도 자각 증상을 호소하지 않을 수 있다. 반대로 동맥혈가스분석 소견이 정상이라도 호흡곤란을 호소하는 말기환자도 있으므로 진단검사 선택 시에는 환자의 질병단계, 예후 및 환자와 가족의 선호도 등을 고려해야 한다.

호흡곤란의 강도를 측정하는 표준화된 도구로 수정 Borg 척도(Modified Borg Scale, MBS)가 있다(표 4.7). 숫자통증등급(Numeric Rating Scale, NRS)이나 시각통증증급(Visual Analog Scale, VAS)을 사용하여 호흡곤란의 정도를 평가하기도 한다.

표 4.7 수정 Borg 척도

등급	증상
0	전혀 숨차지 않음
0.5	숨이 찰 듯 말 듯 함
1	아주 약간 숨이 참
2	약간 숨이 참
3	중증도로 숨이 참
4	약간 심하게 숨이 참
5	심하게 숨이 참
6	–
7	아주 심하게 숨이 참
8	–
9	아주 아주 심하게 숨이 참
10	극도로 심하게 숨이 참

출처: 이윤경 · 윤혜상(2005). 호흡곤란 환자에 대한 Modified Borg Scale의 유용성; 10(2), 173-185.

(3) 치료와 간호

호흡곤란을 가장 확실하게 관리하는 방법은 가역적인 원인을 제거하는 것이다. 예를 들어, 암성 흉수가 호흡곤란의 원인이거나 흉막천자를 실시하거나 만성폐쇄성폐질환이 악화된 경우라면, 폐쇄 부위를 완화하는 기관지확장제 투여가 효과적일 것이다. 그러나 말기환자는 원인 제거가 안 되는 경우가 많은데, 이 경우에는 증상 완화 자체에 초점을 둔다. 또한 대부분 한 가지 이상의 복합적인 요인으로 호흡곤란이 발생하기 때문에 약물치료와 비약물치료를 병행하는 것이 바람직하다.

약물치료는 마약성 진통제, 기관지확장제, 스테로이드, 벤조다이아제핀 등이 있다. 마약성 진통제 중 모르핀은 호흡중추에 직접 작용하는 약물로 가장 흔히 사용된다. 스

표 4.8 호흡곤란 치료약물

구분	약물의 예	비고
마약성 진통제	Morphine	• 호흡곤란의 첫 번째 치료약 • 치료 효과: 혈관 확장, 진정작용, 호흡곤란 완화, 안녕감 • 부작용: 졸음, 오심, 구토, 변비, 호르몬 불균형, 호흡억제 • 호흡중추에서의 호흡곤란 지각을 변화시키는 듯함 • 기존에 마약성 진통제를 사용하고 있다면 25%씩 증량
항불안제	Lorazepam	• 호흡곤란 환자는 불안을 동시에 호소하는 경우가 많음 • 부작용: 졸림, 어지러움, 피로, 입마름, 설사, 속쓰림, 식욕변화, 기립성 조절장애, 두통, 이명, 불면, 심계항진, 보행실조 • 마약성 진통제와 병용 사용 ※ 모든 치료에 반응하지 않는 불응성 호흡곤란 시 진정제 투여 고려 (윤리적 이슈)
신경이완제	Chlorpromazine Buspirone	• 부가효과
기관지확장제	Dexamethasone Albuterol	• 기관지 연축이 있을 때 사용. MDI 사용이 어려우면 nebulizer 사용함. Theophyline은 경련과 불안 유발 가능 • 부작용: 고혈압, 빈맥, 저칼륨혈증
거담제	Nebulized saline Guaifenesin	• 기관지폐쇄 또는 연축이 있는 환자에서 진한 분비물이 축적되었을 때. 습도를 유지하고 기침반사가 강하다면 객담을 희석시킬 목적으로 사용, 기침반사가 약하다면 객담을 건조시켜 줄일 목적으로 항콜린제제 투여
적혈구생성 촉진	Erythropoietine 수혈	• Erythropoietine은 효과가 나타나기까지 4주가량 소요되므로 고려 • Hb이 증가하고 호흡곤란이 호전되지 않는다면 수혈을 반복하지 않음
스테로이드	–	• 암이나 상대정맥증후군 같은 기관지폐쇄, 방사선치료나 약물에 의한 폐렴, 림프관성 폐암종증 등에서 효과적 • 부작용: 면역억제, 감염은닉, 고혈압, 근질환, 위장관장애, 피부위축, 뇌압상승, 전해질불균형, 근력감
항콜린성 약물	Scopolamine, glycopyrrolate	• 기도 분비물로 인해 호흡이 힘든 경우

테로이드와 기관지확장제는 기관지 확장뿐 아니라 폐 전이, 기관지폐쇄, 상대정맥증후군 등의 호흡곤란을 해소하고 벤조다이아제핀 등은 불안증상을 진정시키므로 호흡곤란 악화를 방지한다.

산소요법은 저산소혈증 말기환자에게 사용할 수 있고 저산소증이 없더라도 위약효과가 있어 호흡곤란 시 사용하면 도움이 된다. 비강 캐뉼라는 식사와 대화가 자유로워 장기간 사용에 적합하나 비점막 손상을 초래할 수 있다. 마스크 형태는 고압의 산소를 주기에는 유리하지만 환자가 답답함을 느끼고 심리적으로 불안감을 느낄 수 있다. 그러나 비강 캐뉼라를 싫어하는 환자에게는 적합하다. 환자를 안심시키면서 복식호흡이나 깊은 호흡을 하도록 격려하고, 진동을 이용해 가래를 제거해준다. 또한 창문을 열고 신선한 공기를 쏘이도록 하는 것이 삼차신경을 자극시킴으로써 호흡곤란이 호전될 수 있으므로 심리적인 안정에 도움이 된다. 특히 쇠약한 말기환자의 경우, 가래를 배출할 힘이 없으므로 가래배출법과 진동법 등을 사용한다. 또한 임종 시 호흡잡음은 흔하기 때문에 환자와 가족에게 이와 같은 과정을 설명하고 이해시키는 것이 중요하다.

호흡곤란을 완화시키기 위해 환자의 환경을 변화시키고, 간단한 운동요법이나 물리치료 및 보존요법을 적용할 수 있는데, 이들은 각각 진행하는 것보다 병행하는 것이 효과적이다(Box 4.3).

Box 4.3 일반적인 호흡곤란 완화 교육의 내용

- 호흡에 필요한 노력을 줄이기 위해 활동을 제한한다.
- 흉곽 확장을 최대화하고 지지하기 위해 베개를 사용한다.
- 코로 숨을 들이쉬고 입으로 내쉬는 심호흡을 반복하게 한다.
- 원하는 경우 얼굴에 차가운 수건을 얹도록 한다.
- 환자와 가족에게 지속적인 설명과 교육을 실시하여 불안감을 해소시킨다.
- 창문을 열거나 선풍기를 이용하여 시원한 공기를 쏘이도록 한다.
- 기침이나 구토가 있으면 객담의 양과 양상 및 냄새를 관찰한다.
- 침상머리를 올리고 환자가 앉을 수 있으면 똑바로 앉힌다.
- 적절한 온도와 습도를 유지하고 평온한 환경을 제공해준다.
- 불안 감소를 위해서 환자와 함께 있어준다.
- 이완과 전환의 방법으로서 치료적인 접촉방법, 음악요법, 심상요법 등을 적용한다.

2) 기침

(1) 병태생리와 원인

기침(cough)은 기관과 기관지의 자극에 대한 반사적인 반응으로 호흡기관에 생기는 분비물이나 자극을 외부로 보내는 생리적 방어기전이다.

기침의 원인은 호흡기계 감염, 기관지염, 식도반사, 약물, 천식, 만성폐쇄성폐질환, 울혈성 심부전 등 다양한 이유에 의해 유발된다. 계속 진행되는 기침은 변화하는 질병의 과정을 나타낼 수 있으며, 기관지염, 울혈성 심부전, 종양의 진전된 질병을 암시할 수도 있다.

기침은 진행성 질병에서 흔하게 나타나는 증상으로 만성적이거나 다른 질환이 동반될 경우에는 견디기 괴로운 증상이 된다. 기침이 8주 이상 지속되면 만성으로 분류되며, 객담 유무에 따라 마른기침과 객담성 기침으로 나뉜다. 마른기침은 지속적이고 자극적이면서 가래를 생산하지 않은 기침으로 관리하기가 힘들다. 또한 마른기침은 기관지 경련, 흉막 유출, 기관지 종양, 좌심부전의 초기 및 신경질적 성격에 의해서도 나타날 수 있다. 객담성 기침은 마른기침보다는 중재하기 수월하다. 지속적인 기침은 식욕부진, 오심, 구토, 피로, 불면증, 사회적 격리의 원인이 될 수 있고 삶의 질을 저하시키기 때문에, 기침의 원인을 찾아 해소해야 한다.

(2) 평가

기침 환자의 경우, 철저한 병력 청취와 신체검진을 시행하여 기침의 원인을 파악해야 한다. 우선 빈도, 정도, 가래 동반 유무 등의 기침 특성과 호흡기계 감염, 종양, 식도반사, 운동신경 질환으로 인한 타액의 흡인 등 기침을 유발하는 원인을 사정한다. 기침을 완화시키거나 악화시키는 요인, 동반된 증상, 객담 유무, 객담의 색과 농도, 혈액 유무를 사정한다. 진단검사는 흉부 방사선검사, 부비동 방사선검사, 기관지확장제 사용 전·후의 폐활량 측정 등을 시행할 수 있다. 기침은 미주신경이 분포되는 곳에서 발생하므로 만성기침을 하는 대상자는 호흡기계, 위장관계, 이비인후과계 등의 다학제적인 접근이 필요하다.

(3) 치료와 간호

기침의 관리 목표는 환자에게 편안함을 주고 기침을 감소시키는 것이다. 기침의 원인을 제거하는 방법으로 기도 내 이물 흡인이 필요할 수 있다. 감염성에는 항생제 치료, 만성폐쇄성폐질환에는 기관지확장제나 스테로이드, 종양에 의한 폐쇄에는 종양의 크기를 줄이는 치료 혹은 종양 주변의 부종을 감소시키는 스테로이드제, 늑막삼출이라면 흉막천자, 기흉이라면 산소와 흉관배액, 약물이나 자극에 의한 것이라면 자극 제거 방법을 선택한다. 즉, 무조건 기침을 억제하기보다는 기저질환이나 원인에 대한 치료가 우선시되어야 한다.

그러나 원인 제거가 어렵거나 원인이 불분명하다면 기침을 억제하는 전략이 유용하다. 마약성 진통제는 중추신경계 기침 반사에 직접 작용하여 기침을 억제하기 때문에 가장 효과적이다. Codeine은 기침에 가장 널리 사용되는 마약성 제제이다. 항콜린성 약물은 기관지 분비물을 감소시키는 것으로 주로 분비물이 많은 환자나 천식을 동반한 경우에 사용한다. 국소용 마취제는 주로 분무용 형태로 사용하며, 기관지에 작용하여 기침을 억제하는 약물로 조절하기 힘든 기침에도 효과가 있다. 마른기침의 경우, 점액용해제와 수분 섭취를 장려하지만 객담을 스스로 배출할 수 없는 환자에서는 적합하지 않다. 습성기침의 경우 흉부 물리요법, 산소 및 가습기 적용, 흡인이 도움이 되며, 점액제, 거담제, 마약성 진통제, 항히스타민제, 항콜린성 제제 등이 이용된다. 또한 기침과 함께 다량의 객혈이 동반되는 경우에는 환자와 가족을 안심시키고 기침을 멈출 수 있는 약물이나 지혈제 및 찬 식염수 세척, 전기소작 등을 고려할 수 있다. 그러나 환자가 출혈을 멈출 수 있는 중재를 원하지 않을 수 있으므로, 이 경우에는 환자의 안위가 가장 우선시되어야 한다(표 4.9).

비약물요법으로 기도 자극을 감소시키기 위해 방을 환기시키고, 필요에 따라 가습기를 제공한다. 마른 공기나 담배 연기와 같은 자극은 기침을 악화시키므로 흡연이나

표 4.9 기침 치료약물

약물	용량	효과	부작용
마약성 진통제 • Codeine	4시간 간격 10~30mg	기침 진정, 통증 완화	얕은 호흡, 혼동, 불면, 동공축소, 변비, 식욕부진
항콜린성 약제 • Scopolamine	4시간 간격 0.4mg sc	기침, 오심, 구토 완화	구강건조, 무수증, 빈맥, 서맥, 두드러기, 소양증, 부정맥
흡인성 국소마취제 • Bupivacaine	4~6시간마다 0.25% 5mg	국소마취제, 기침 완화	쇼크, 경련, 진전, 졸음, 어지러움, 저혈압, 서맥, 호흡억제
기관지 확장제 • Salbutamol	4시간 간격 최대 8mg	평활근 이완	기관지 경련, 두통, 진전, 빈맥, 심계항진, 인후 자극

간접흡연을 피하도록 한다. 사탕과 정제는 목 통증을 완화시키고 기침을 줄여줄 수 있다. 또한 기침으로 힘든 경우, 배 위에 베개를 놓고 호기 시 베개를 누르면서 기침을 하게 한다. 공기를 적절하게 습화 혹은 가습화시키고, 흉부물리요법을 실시하여 객담배출을 용이하게 해준다. 기침을 많이 하는 환자의 경우에는 체력 소모와 실신, 늑골 골절, 자연 기흉, 심부전의 합병증에 특히 주의한다. 기침의 원인과 치료계획에 대해 환자와 가족을 교육하고 치료계획 수립에 참여하도록 지지한다(Box 4.4).

Box 4.4 일반적인 기침 완화 교육

- 원인을 파악하여 제거한다.
- 너무 찬 공기, 담배 연기 등의 자극은 피한다.
- 방을 환기시키고 필요에 따라 가습기를 이용한다.
- 진동법과 타진법을 하루 2~3회 실시하여 가래를 배출하도록 한다.
- 질병의 진행과정 중에 분비물이 증가하는 원인을 가족에게 설명한다.
- 환자가 객혈을 할 수 있음을 가족에게 설명하고, 어두운 색깔의 타월이나 담요를 준비하여 환자와 가족의 시각적 충격을 감소시킨다.

4 신경계 증상관리

1) 수면장애

(1) 병태생리와 원인

수면장애(sleep disturbance)는 제대로 잠을 잘 수 없는 상태를 말한다. 정상적인 수면을 방해하는 증상으로 가장 흔한 것은 불면증(insomnia)이고, 이에 따른 임상 양상은 다양하다.

수면장애의 원인으로는 수면무호흡증, 하지불안증후군, 통증, 가려움증, 호흡곤란, 빈뇨 등의 신체적 요인과 우울, 불안, 긴장, 걱정, 영적 고통 등의 심리적 요인이 있다. 또한 카페인, 알코올, 이뇨제, 스테로이드, 교감신경제 등의 약물로 인한 수면장애도 있다. 이외에 밤과 낮이 바뀌는 수면각성장애, 낯선 환경, 소음과 조명 등의 과도한 자극 및 단순히 베개 등 침구의 불편에서도 수면장애가 나타날 수 있다.

불충분한 수면은 통증과 불편감의 증가, 대처능력 감소 등 삶의 질을 심각하게 저해할 수 있으므로 적절한 관리가 중요하다.

(2) 평가

수면장애는 수면양상과 증상의 유무, 영향을 미치는 요인으로 평가한다. 우선 환자의 수면양상을 조사한다. 먼저 잠이 드는 것이 어려운지, 유지하는 것이 어려운지, 이른 아침에 잠에서 깨는지, 밤낮이 바뀌는 증상이 있는지 확인한다. 그리고 수면장애의 시작과 빈도, 변화와 지속기간을 평가한다. 수면장애 영향요인을 파악하기 위해 밤 동안의 증상, 최근 발생한 사건과 스트레스, 음식, 약물 등의 신체적 · 심리사회적 요인과 관련한 수면장애 과거력을 포함하여 수면장애가 발생하는 상황을 포괄적으로 평가한다.

수면 평가의 표준화된 도구로 주관적인 수면의 질과 지속시간, 수면효율 등을 포괄적으로 평가하는 한국어판 피츠버그 수면의 질 지수(Pittsburgh Sleep Quality Index, PSQI-K)가 광범위하게 사용된다(그림 4.3). 하지만 말기환자에게는 지난 24시간 동안 수면장애에 대해 10점 척도로 측정하는 에드몬튼 증상척도지(Edmonton Sysptom Assessment Scle, ESAS)가 유용할 수 있다(그림 4.4).

한국어판 피츠버그 수면의 질 지수(PSGI-K)

다음은 지난 한 달(4주)동안 당신의 일상적인 수면습관에 관한 질문입니다.
지난 한 달 동안 대부분의 일상에서 가장 적합한 답변에 √표시 혹은 기록을 해주시기 바랍니다.

1. 지난 한 달 동안, 당신은 평소 몇 시에 잠자리에 들었습니까?	보통 오전/오후 ______시 ______분에 잠자리에 든다.
2. 지난 한 달 동안, 당신은 밤에 잠자리에 들어서 잠이 들기까지 보통 얼마나 오래 걸렸습니까?	______시 ______분에 잠자리에 든다.
3. 지난 한 달 동안, 당신은 평소 아침 몇 시에 일어났습니까?	보통 오전/오후 ______시 ______분에 일어난다.
4. 지난 한 달 동안, 당신이 밤에 실제로 잠잔 시간은 얼마나 됩니까?	하루 밤에 ______시 ______분

그림 4.3 한국어판 피츠버그 수면의 질 지수

출처: Sohn, S.I., Kim, D.H., Lee, M.Y., & Cho, Y.W.(2012). The reliability and validity of the Korean version of the Pittsburgh Sleep Quality Index. Sleep and Breathing, 16, 803-812.

다음 각 문항에서 가장 적합한 응답을 하나만 고르십시오. 모든 질문에 응답해주시기 바랍니다.

5. **지난 한 달 동안,** 당신은 아래의 이유로 잠자는데 얼마나 자주 문제가 있었습니까?	지난 한 달 동안 없었다. (없다)	한 주에 1번보다 적게 (주 1회 미만)	한 주에 1~2번 정도 (주 1~2회)	한 주에 3번 이상 (주 3회 이상)
a. 누운지 30분 이내에 잠들 수 없었다.	☐	☐	☐	☐
b. 한밤중이나 새벽에 깼다.	☐	☐	☐	☐
c. 화장실에 가려고 일어나야 했다.	☐	☐	☐	☐
d. 편안하게 숨 쉴 수가 없었다.	☐	☐	☐	☐
e. 기침을 하거나 시끄럽게 코를 골았다.	☐	☐	☐	☐
f. 너무 춥다고 느꼈다.	☐	☐	☐	☐
g. 너무 덥다고 느꼈다.	☐	☐	☐	☐
h. 나쁜 꿈을 꾸었다.	☐	☐	☐	☐
i. 통증이 있었다.	☐	☐	☐	☐
j. 그 외에 다른 이유가 있다면, 기입해 주세요. (이유는? ______________) 지난 한 달 동안, 당신은 위에 기입한 이유들 때문에 잠자는데 얼마나 자주 어려움이 있었습니까?	☐	☐	☐	☐

6. **지난 한 달 동안,** 당신은 전반적으로 수면의 질이 어느 정도라고 평가하십니까?
☐ 매우 좋음 ☐ 상당히 좋음 ☐ 상당히 나쁨 ☐ 매우 나쁨

7. **지난 한 달 동안,** 당신은 잠이 들기 위해 얼마나 자주 약을 복용했습니까?(처방약 또는 약국에서 구입한 약)
☐ 지난 한 달 동안 없었다 ☐ 한 주에 1번보다 적게 ☐ 한 주에 1~2번 정도 ☐ 한 주에 3번 이상

8. **지난 한 달 동안,** 당신은 운전하거나, 식사 때 혹은 사회활동을 하는 동안 얼마나 자주 졸음을 느꼈습니까?
☐ 지난 한 달 동안 없었다 ☐ 한 주에 1번보다 적게 ☐ 한 주에 1~2번 정도 ☐ 한 주에 3번 이상

9. **지난 한 달 동안,** 당신은 일에 열중하는데 얼마나 많은 문제가 있었습니까?
☐ 전혀 없었다 ☐ 매우 조금 있었다 ☐ 다소 있었다 ☐ 매우 많이 있었다

10. 당신은 다른 사람과 같은 잠자리에 자거나 집을 같이 쓴 사람이 있습니까?
☐ 같은 잠자리에 자거나 집을 같이 쓰는 사람이 없다 ☐ 집에 다른 방을 쓰는 사람이 있다
☐ 방을 같이 쓰지만 같은 잠자리에 들지 않는다 ☐ 같은 잠자리에 자는 사람이 있다

만일 같은 방을 쓰거나 잠자리에 드는 사람이 있다면, 그 사람에게 지난 한 달간, 당신이 다음과 같은 행동을 얼마나 자주 했는지 물어보십시오.

a) 심하게 코골기
☐ 지난 한 달 동안 없었다 ☐ 한 주에 1번보다 적게 ☐ 한 주에 1~2번 정도 ☐ 한 주에 3번 이상

b) 잠잘 때 숨을 한동안 멈추고 다시 숨쉬기
☐ 지난 한 달 동안 없었다 ☐ 한 주에 1번보다 적게 ☐ 한 주에 1~2번 정도 ☐ 한 주에 3번 이상

c) 잠잘 때 다리를 갑자기 떨거나 흔들기
☐ 지난 한 달 동안 없었다 ☐ 한 주에 1번보다 적게 ☐ 한 주에 1~2번 정도 ☐ 한 주에 3번 이상

d) 잠자다가 잠시 시간, 장소, 상황을 인식하지 못하거나 혼란스러워함
☐ 지난 한 달 동안 없었다 ☐ 한 주에 1번보다 적게 ☐ 한 주에 1~2번 정도 ☐ 한 주에 3번 이상

e) 잠자는 동안 다른 뒤척거리는 행동들이 있었으면 직접 기입해 주십시오. ______________________
☐ 지난 한 달 동안 없었다 ☐ 한 주에 1번보다 적게 ☐ 한 주에 1~2번 정도 ☐ 한 주에 3번 이상

그림 4.3 계속

에드몬튼 증상척도지(ESAS)

등록번호: ______________________ 이름: ______________

평가일시(년/월/일, 시): ___/___/___, ___ 나이(성별): (남, 여)

지난 24시간 동안 당신이 느낀 증상을 가장 잘 나타낸 숫자에 동그라미 하세요.

0 1 2 3 4 5 6 7 8 9 10
통증이 없음 — 상상할 수 없을 정도로 심한 통증

0 1 2 3 4 5 6 7 8 9 10
피곤하지 않음 — 상상할 수 없을 정도로 심한 피로

0 1 2 3 4 5 6 7 8 9 10
매스껍지 않음 — 상상할 수 없을 정도로 심한 매스꺼움

0 1 2 3 4 5 6 7 8 9 10
우울하지 않음 — 상상할 수 없을 정도로 심하게 우울함

0 1 2 3 4 5 6 7 8 9 10
불안하지 않음 — 상상할 수 없을 정도로 심하게 불안함

0 1 2 3 4 5 6 7 8 9 10
졸립지 않음 — 상상할 수 없을 정도로 심하게 졸림

0 1 2 3 4 5 6 7 8 9 10
숨차지 않음 — 상상할 수 없을 정도로 심하게 숨이 참

0 1 2 3 4 5 6 7 8 9 10
수면장애 없음 — 상상할 수 없을 정도로 심한 수면장애

0 1 2 3 4 5 6 7 8 9 10
입맛이 좋음 — 상상할 수 없을 정도로 입맛이 나쁨

0 1 2 3 4 5 6 7 8 9 10
심신이 매우 건강하고 평안함 — 심신이 전혀 건강하고 평안하지 않음

그림 4.4 에드몬튼 증상척도지

출처: Kwon JH, Nam SH, Koh S, Hong YS, Lee KH, Shin SW, Hui D, Park KW, Yoon SY, Won JY, Chisholm G & Bruera E(2013.12). Validation of the Edmonton Symptom Assessment System in Korean patients with cancer. J Pain Symptom Manage;46(6):947-56. doi: 10.1016/j.jpainsymman.2013.01.012.

(3) 치료와 간호

수면관리의 목적은 수면의 질과 양을 회복하는 것이다. 치료법은 수면위생과 인지행동 조절을 포함하는 비약물치료와 약물치료가 있다(Box 4.5).

Box 4.5 일반적인 수면 교육의 내용

- 잠드는 시간을 일정하게 유지하고, 시간이 되면 소등하여 규칙적인 수면습관을 유지한다.
- 깨어 있는 시간을 규칙적으로 하고, 평소보다 오래 자지 않도록 한다.
- 낮잠을 자지 않는다.
- 필요에 따라 총 수면시간을 조정한다.
- 규칙적인 운동을 시행하되, 취침 1시간 전 운동은 피한다.
- 소음과 빛은 최소화하고 온도는 적절하게 조절하는 등 편안한 수면환경을 유지한다.
- 과식이나 과도한 음료는 피하고, 가벼운 스낵이나 따뜻한 우유를 섭취한다.
- 침대에서 책을 읽거나 TV를 보지 않고 잠만 자도록 한다.
- 수면 전에 간단한 이완요법을 적용한다.
- 낮에 햇빛을 쬐고, 침대 밖에서 시간을 보내도록 한다.
- 따뜻한 목욕이나 등과 발을 마사지한다.

약물요법은 환자의 나이와 이전 약물치료의 효과 및 내과적·심리적 상태를 종합적으로 고려하여 시작하고 주기적으로 평가하여 약물의 용량을 조정하거나 중단해야 한다. 대표적인 치료약물로는 벤조다이아제핀과 항우울제가 있다. 신경안정제의 일종인 벤조다이아제핀은 변연계(lombic system)와 망상체(reticular formation)에 중점적으로 작용해 화, 적대감, 두려움, 각성과 같은 감정을 중재하는 진정작용이 있어 수면제로 사용된다. 불면증에 단기적인 효과는 좋지만 내성이 빨리 생기고 장기간 사용할 경우, 약물 의존성이 높으므로 주의해야 한다. 벤조다이아제핀 중 반감기가 짧은 초단기간 지속형은 수면유도제로 사용하고, 단기간 지속형은 수면유도와 유지를 목적으로 사용한다(표 4.10). 진정효과가 있는 항우울제는 임상적 우울증이 수면장애의 원인일 때 사용한다.

표 4.10 수면장애 치료약물

약물		용량	효과	부작용
벤조다이아제핀계	장기간 지속형 Diazepam(Valium®)	취침 전 5~10mg	• 가장 흔히 사용 • 진정 및 불안장애 개선 • 근육경련 감소	졸림, 어지러움, 두통, 요실금, 혈압저하, 구역, 구토, 변비, 입마름
	단기간 지속형 Lorazepam(Ativan®)	24시간 동안 4~6시간마다 1~4mg	• 수면유도 및 유지 • 항불안제 • 마취 전 투약	졸림, 어지러움, 피로, 입마름, 설사, 속쓰림, 식욕변화, 기립성 조절장애, 두통, 이명, 불면, 심계항진, 보행실조
	초단기간 지속형 Triazolam(Halcion®)	취침 전 0.125~0.25mg	• 수면유도 • 불안 감소	졸림, 피로, 혼돈, 기억력 저하, 경련, 우울, 시각이상, 두통, 신경과민, 과도진정, 운동실조, 어지러움 (노인에서 심함)
	기타 Temazepam	15~60mg	• 진정에 가장 효과적	다음날 아침 졸림, 기억력 감퇴, 불안정, 두통, 어지러움, 근육약화
항우울제	삼환계 약물(TCA) (Doxepine®)	취침 전 3~6mg	• 항우울제, 불면증	낮 동안 졸음, 입마름, 시야 흐림, 기립성 저혈압
	노르아드레날린 특정 세로토닌(NaSSA) (Mirtazapine®)	취침 전 25~50mg	• 수면유도 • 델타수면 증가	과도한 진정효과, 체중 및 식욕 증가, 입마름

2) 섬망

(1) 병태생리와 원인

섬망(delirium)은 인지기능과 의식수준이 급성으로 악화되는 상태를 말한다. 즉, 각성수준, 집중, 사고, 지각, 인지, 정신운동 행동, 감정, 수면-각성 주기의 장애 등이 나타나는 복합증후군이다. 섬망은 갑작스러운 발현, 증상의 규칙적인 반복, 의식변화가 특징이며, 불안, 우울, 치매와의 감별이 필요하다.

섬망을 일으키는 원인은 매우 다양하며, 주된 원인으로 급성질환, 대사장애, 약물, 물질중독 및 금단, 중추신경계 이상, 환경적 요인, 저산소혈증, 분변 매복, 신부전, 간부전, 요저류, 종양과 그 대사산물, 비타민 결핍, 환경의 변화 등이다(표 4.11).

섬망의 증상은 우울이나 치매와 혼돈되는 경우가 있으므로 감별이 필요하고, 가역적 원인을 찾아 제거하는 것이 어렵기 때문에 증상을 조절하고 고통을 최소화해야 한다.

표 4.11 섬망의 기저 원인 사정

분류	내용
D	Drugs(especially psychotropics)(약물)
E	Electrolyte or glucose abnormality(비정상적인 전해질 또는 혈당)
L	Liver faillure(간부전)
I	Ischemia or hypoxia(허혈 또는 저산소증)
R	Renal failure(신부전)
I	Impaction of stool(분변 매복)
U	Urinary tract(or other) infection(요로감염)
M	Metastases to the brain(뇌전이)

출처: Storey, P.(1994). Symptom control in advanced cancer, Seminars in Oncology, 21(6), 748-753. Permission granted by Elsevier/WB Saunders via Copyright Clearaned Center.

(2) 평가

섬망은 조기 발견과 적극적 치료를 통해 많은 경우 좋아질 수 있으므로 조기진단이 중요하다. 원인별 접근이 원칙이지만, 말기환자에서 원인이 불가역적이거나 복합적일 경우에는 원인을 찾는 것보다 섬망 자체를 치료하는 것이 더 효과적일 수 있다.

우선 문진과 신체검진을 통해 수면-각성주기의 변화, 초조, 안절부절못함, 신음 등의 징후와 잠재적인 원인을 사정하고, 불안이나 우울과 같은 관련 증상과 구별한다. 필요하다면, 의식상태 변화의 원인을 찾기 위해 진단검사를 시행한다. 감별진단을 위해서는 기질적 원인을 포함한 모든 가능성을 고려한다. 약물 복용력을 비롯한 혈액학적 검사와 뇌실질적 원인을 찾기 위한 영상검사를 실시한다. 어느 정도까지 정밀검사를 할 것인지는 환자 상태에 따른 고려가 필요하다.

평가도구로는 간이정신상태검사(Mini-Mental Status Examination, MMSE)를 인지기능손상과 구분하는데 이용할 수 있다. 간호섬망 선별도구(Nursing Delirium Screening Scale, Nu-DESC)로 평가하여 5가지 항목 중 2가지 이상에 해당하면 섬망으로 판단한다(그림 4.5).

(3) 치료와 간호

돌봄의 목적에 따라 얼마나 적극적으로 치료할지를 결정한다. 가능하다면 원인이 되는

한국어판 간호섬망 선별도구(Nu-DESC)

증상/징후	점수	
	0(No)	1(Yes)
1. 지남력 장애(disorientation) 시간, 장소, 사람에 대한 잘못된 인식으로 지남력(orientation)이 명확하지 않거나, 헷갈려하고, 못 알아본다.		
2. 부적절한 행동(inappropriate behavior) 튜브나 드레싱, 의료기구를 함부로 빼거나 제거하려 하고, 침대에서 막무가내로 내려가려고 하거나 폭력적인 행동(물어뜯고, 때리고, 꼬집는)을 한다.		
3. 부적절한 의사소통(inappropriate communication) 지리멸렬함, 상황에 맞지 않거나 엉뚱하고, 무의미하거나 뜻을 알 수 없는 말을 중얼거리거나 횡설수설한다. 욕을 하거나 소리를 지른다.		
4. 착각/환각(illusions/hallucinations) 현재 없는 무언가(사람, 사물, 생명체, 귀신 등)가 눈앞에 보이거나 환청이 들린다고 하며 이러한 것을 만지거나 잡으려고 허공에 손짓을 하는 등의 행동을 보인다. 누군가 자신을 해하려 하거나, 지켜보고 있다고 생각한다.		
5. 정신운동지연(psychomotor retardation) 질문에 응답하는 시간이 느려지고, 반응하지 않으려고 하며, 행동이나 말이 없거나 느려진다. 계속 잠을 자려고 하며 졸려한다.		

그림 4.5 한국어판 간호섬망 선별도구

출처: 김경남 · 김철호 · 김광일 · 유현정 · 박시영 · 박영환(2012). 한국어판 간호섬망 선별도구 개발 및 검증. 대한간호과학회지, 42(3), 414-423.

요소를 제거하는 것이 중요한데, 섬망의 원인으로 약물이 의심된다면 약물처방 목록을 검토한 후, 증상의 시작 시점에 개시 혹은 증량된 약물을 확인하고 의사에게 보고해 중단하거나 교체하는 것이 좋다.

환자가 꼭 병원에 입원해야 하는 경우, 보호자나 가족이 함께 있도록 하여 친숙한 환경을 조성하고 과도한 자극은 줄이면서 안전을 확보하도록 한다. 섬망이 진행되면 옆에서 지켜보기가 매우 힘들기 때문에 가족들이 환자를 이해할 수 있도록 돕는 것이 필요하다. 환자와 돌봄을 제공하는 가족과 협력관계를 만들고, 다학제 팀의 치료계획 수립에 가족을 적극적으로 동참시키도록 한다(Box 4.6).

말기섬망은 진행된 질병이 있는 환자가 임종에 가까웠을 때 흔히 나타나는 증상으로, 주로 낮밤이 바뀜으로 나타나고 평가와 치료가 어렵다. 죽어가는 환자가 동요하고 흥분,

끙끙거림, 신음을 보일 때 말기섬망으로 판단하는데, 대개 비가역적이다. 이 시기에는 증상 조절과 환자와 가족의 불안을 안심시켜주는 것에 치료의 초점을 맞추어야 한다. 벤조다이아제핀과 진정 작용이 있는 신경이완제가 증상 완화에 효과적이다(표 4.12).

Box 4.6 일반적인 섬망 간호의 내용

- 명확하고 간결하게 환자와 대화한다.
- 시간과 날짜를 자주 알려 준다.
- 중요한 사람들을 항상 알려 준다.
- 환자를 돌보는 사람의 수를 제한한다.
- 환자에게 지남력을 일깨워 주는 데 도움이 되는 도구들을 사용한다(예: 시계, 달력, 일상활동 계획표)
- 집에서 친숙한 물건들을 가져오도록 한다.
- 주변의 소란스러운 환경을 제거하되, 적절한 자극은 줄 수 있도록 한다(심하게 움직이는 섬망 환자는 1인실로 옮겨 주의 깊게 관찰한다).
- 심한 소음은 차단하고 환경적인 요인(예: 온도, 조명)을 조절한다.
- 신체보호구는 환자나 의료진을 해칠 위험이 높은 경우에 한해서만 사용한다.
- 이완요법, 전환요법, 마사지 등과 같은 비약물적 치료법을 실시한다.

표 4.12 섬망 치료약물

약물	용량	효과	부작용
Haloperidol	매 2~12시간마다 0.5~2mg	신경이완제 chlorpromazine보다 진정작용이 더 적음	추체외로 효과(좌불안석증, 급성 근긴장), 심전도에서 QT간격을 모니터해야 함
Chlorpromazine	매 4~6시간마다 12.5~50mg	정신안정제 제토제	Haloperidol과 비교했을 때 진정, 항콜린 작용이 심함, 저혈압
Olanzapine	매 12~24시간마다 2.5~5mg	신경이완제	고령, 치매 동반, 저활동성 섬망의 경우 반응이 낮음
Risperidone	매 12~24시간마다 0.25~1mg/최대 6mg	신경이완제	추체외로 효과, 기립성 저혈압
Quetiapine	매 12~24시간마다 12.5~100mg	진정효과가 수면-각성 주기가 비규칙적인 환자들에게 도움	진정, 기립성 저혈압
Arpiprazole	24시간마다 3~5mg	저활동성 섬망에서 효과가 있다는 보고가 있음	좌불안석증

5 기타 증상관리

1) 피로

(1) 병태생리와 원인

피로(fatigue)는 휴식으로 회복되지 않는 지속적으로 피곤한 상태를 말한다. 또한 피로는 활동력을 유지하기 위한 체력 감소와 전신 쇠약이나 기억력 감소 등을 동반한 정신적인 피로를 모두 총괄하는 개념이다. 환자가 통증보다 더 흔히 경험하는 증상이며, 삶의 질에 가장 큰 영향을 주어 일상생활의 중요한 장애가 되기도 한다.

피로의 병태생리학적 원인은 명확하지 않으나 관련 요인으로는 통증, 약물, 영양장애, 우울, 수면장애, 빈혈, 악액질과 근육소실, 감염, 호흡곤란, 종양의 급속한 성장, 신경근육장애 등이다. 또한 당뇨나 갑상선기능저하증, 전해질 이상과 같은 내분비 이상이 피로를 유발할 수도 있다.

피로는 종양의 지속적인 성장, 수술이나 방사선치료 및 그로 인한 심리적 부담, 불안, 우울에 영향을 줄 수 있으므로 피로의 원인을 찾아 해소해야 한다.

(2) 평가

피로의 유무와 정도를 평가한 후 통증, 우울, 수면 등의 동반 증상을 평가한다. 피로의 시작시점과 기간, 패턴, 완화 혹은 유발인자, 최근 약물변경, 질병과정 등을 종합적으로 평가하여야 한다. 이러한 평가를 통해 치료가 가능한 가역적 요인(예: 통증, 우울, 수면장애, 빈혈, 영양장애, 감염 등)을 찾아낼 수 있고, 이와 같은 근거로 이들 요인을 제거 혹은 완화시키는 돌봄 계획을 수립한다.

피로 측정도구는 다양하게 개발되어 있다. 전신적 기능수준을 의료진이 평가하는 Karnofsky Performance Status score(KPS)와 European Cooperative Oncology Group score(ECOG)를 사용하기도 하고, 환자가 직접 기입하는 한국어판 간이피로평가지(Brief Fatigue Inventory, BFI-K)를 사용할 수도 있다(그림 4.6). 가장 간결하고 임상에서 가장 흔히 사용되는 도구는 숫자 통증 등급(Numeric Rating Scale, NRS)이나 시각 통증 증급(Visual Analog Scale, VAS)이다. 이 도구는 지난 24시간 동안의 피로를 '0(피로가 없음)~10(극단적인 피로)'까지 쉽게 사정할 수 있다. 어떤 도구를 사용하든지 간에 피로의 심각도와 일상생활장애 정도와 함께 평가해야 한다.

한국어판 간이피로평가지(BFI-K)

조사번호: ______________ 병실번호: ______________

평가일시(년/월/일, 시): ___/___/___, ___ 성명: ______________

사람은 누구나 살아가면서 매우 지치거나 피로를 느낍니다. 당신은 지난 일주일 동안 평소와는 달리 지치거나 피로를 느낀 적이 있습니까? ☐ 예 ☐ 아니오

1. 지금 이 순간, 당신이 느끼는 피로함의 정도를 가장 잘 나타내는 숫자에 동그라미를 하십시오.

0	1	2	3	4	5	6	7	8	9	10
피로가 없음										상상할 수 없을 정도의 심한 피로

2. 지난 24시간 동안의 통상적인(평균) 피로 정도를 나타내는 숫자에 동그라미를 하십시오.

0	1	2	3	4	5	6	7	8	9	10
피로가 없음										상상할 수 없을 정도의 심한 피로

3. 지난 24시간 동안 당신이 가장 피곤함을 느꼈을 때, 그 정도를 가장 잘 나타내는 숫자에 동그라미를 하십시오.

0	1	2	3	4	5	6	7	8	9	10
피로가 없음										상상할 수 없을 정도의 심한 피로

4. 지난 24시간 동안 당신에게 얼마나 지장을 주었는지 가장 잘 나타내는 숫자에 동그라미를 하십시오.

가. 일반적인 행동

0	1	2	3	4	5	6	7	8	9	10
지장을 주지 않음										완전히 지장을 줌

나. 기분

0	1	2	3	4	5	6	7	8	9	10

다. 일(집안일을 포함)

0	1	2	3	4	5	6	7	8	9	10

라. 대인관계

0	1	2	3	4	5	6	7	8	9	10

마. 보행능력

0	1	2	3	4	5	6	7	8	9	10

바. 인생을 즐김

0	1	2	3	4	5	6	7	8	9	10

그림 4.6 한국어판 간이피로평가지

(3) 치료와 간호

피로의 관리는 환자와 가족의 바람, 환자의 나이와 발달 단계 및 정서적 상태 등을 고려하여 가역적 요인에 대한 교정, 즉 적절한 통증 관리와 증상 조절에서 시작한다. 유발요인에 대한 적극적 치료에도 불구하고 지속되는 피로는 약물요법과 비약물요법을 병행하여 관리한다. 활동과 휴식의 균형을 유지함으로써 이차적인 피로를 예방하는 방향으로 관리를 한다. 또한 치료 목표와 계획 수립 시 환자와 가족이 참여할 수 있도록 하는 것이 바람직하다(Box 4.7).

Box 4.7 일반적인 피로 교육의 내용

- 환자의 피로 원인에 대해 가족의 이해 정도를 사정한다.
- 가족이 환자의 일상생활 과제를 돕는 것의 필요성과 중요성을 교육한다.
- 피로는 영양공급만을 통해서는 개선되지 않는다는 것을 가족에게 교육한다.
- 조용한 환경을 조성하고 휴식을 취할 수 있도록 한다.
- 환자가 낮 동안에는 가능한 한 침상 밖에서 시간을 보내도록 격려한다.
- 시간표를 작성하여 꼭 해야 할 일을 한 번에 조금씩 하도록 한다.
- 환자의 전신상태와 기호에 맞는 식단을 구성하고, 금기가 아니면 수분 섭취를 권장한다.
- 감각적 · 지적 · 대인관계적 자극을 고취시킨다.
- 에너지 보존전략을 교육한다.
  - 자주 휴식을 취하거나 낮잠을 자도록 한다.
  - 일의 우선순위를 정해서 중요한 활동은 에너지 수준이 높을 때 한다.
  - 자신의 에너지 수준에 맞게 활동의 속도를 조절한다.
  - 특별한 일을 하기 전에 계획을 세운다.
  - 한 번에 한 가지 활동만 하고 과도한 활동은 줄인다.
  - 물건을 찾기 쉽도록 방을 정리해 둔다.
  - 이동 시 도움이 되는 보조장비를 활용한다.

약물적 관리로는 각성제, 항우울제, 저용량의 스테로이드가 이용될 수 있으나, 피로에 대한 약물치료 효과의 근거는 아직까지 정확하게 알려진 바는 없다. 그렇기 때문에 비약물적 요법을 우선 시도한 후 약물요법을 고려한다. 피로완화에 대한 유용성이 있는 비약물요법에는 에너지 보존전략, 전환요법, 적절한 활동, 심리사회적 중재, 영양상담, 주의회복요법(attention restoring therapy) 등이 있다(표 4.13).

표 4.13 피로 치료약물

약물	용량	효과	부작용
스테로이드 • Dexamethasone • Prednisone	• 4mg PO QD(morning) • 20mg PO QD(morning)	식욕촉진제, 안녕감	장기간 투여 시 골다공증, 근병증, 감염의 위험
황체호르몬 • Megasterol accetate (megace®)	• 10mL(400mg) PO bid	식욕촉진제, 식욕증진, 체중증가, 안녕감	심부정맥혈전의 위험
정신자극제 • Methylphenidate • Modafenil	• 5~30mg PO per a day • 100~400mg PO per a day	각성제, 집중력 향상	오후 투여 시 수면장애, 두통, 식욕부진

2) 림프부종

(1) 병태생리와 원인

림프부종(lymphedema)은 한쪽 또는 양쪽 사지에 부종이 발생하는 것으로, 림프계 이상으로 림프액의 이동이 원활하지 않아 생기는 조직의 팽창을 의미한다. 초기 증상으로 림프부종이 생긴 부위가 다른 부위에 비해 무겁고 붓는 느낌이며, 사람에 따라 말초신경에 이상이 와 바늘로 찌르거나 뜨거운 느낌을 호소하기도 한다.

림프부종은 일반적으로 림프액을 이동시킬 능력보다 더 많은 림프액이 생성된 경우에 나타난다. 암이나 암 치료 후에 생기는 대부분의 이차적인 림프부종은 림프절 손상으로 인한 이동의 장애로, 즉 암환자가 림프절제수술을 받았거나 방사선치료를 받은 경우가 위험요인에 해당한다.

림프부종은 일반적으로 조기진단과 함께 장기적 관리가 필요하며 피부변화, 체중증가, 통증, 피로, 활동 및 운동제한, 우울, 불안 등과 같은 합병증 예방이 중요하다.

(2) 평가

림프부종은 환자의 병력청취와 신체검진을 통해 간단히 진단 가능하다. 수술, 손상, 감염, 방사선치료 유무 등에 관해 물어보고, 초기증상으로 통증과 무거운 느낌이 있는지, 붓기 시작했는지, 발가락 등쪽의 피부가 꼬집어지지 않는지 등을 확인한다. 신체검진에는 피부통합성 상태, 크기 및 감염여부 시진, 맥박 촉진, 운동 및 감각기능 결정, 사지 시진 및 촉진이 포함된다.

림프부종은 4단계로 분류하는데, 잠복기에는 림프액을 이동하는 능력은 감소하지만 임상증상 없이 무거운 느낌만 드는 상태를 말한다. 1기는 가역적 단계로 손가락으로 부종부위를 눌렀을 때 함요부종(pitting edema)이 나타나지만 부종부위를 심장보다 높게 두면 정상으로 돌아오기도 하며, 림프관에 섬유화가 일어나지 않은 시기로 치료가 가능하다. 2기는 1기 상태를 치료하지 않으면 조직에 단백질이 축적되어 섬유경화증이 초래되며 피부가 눌러도 들어가지 않은 단계이다. 이때 사지를 단순히 올린다고 해서 호전되지 않으며, 감염될 위험도 매우 높다. 3기는 불가역적인 단계로 과다하게 부어 피부에 변화가 일어나고 기능의 상실이 동반되는 감염과 피부 표면이 울퉁불퉁해지며 림프액이 표면으로 누출된다. 적극적으로 치료하지 않으면 욕창이나 상처에 의한 감염으로 생명을 잃을 수도 있다.

(3) 치료와 간호

치료의 기본 원칙은 신체의 어느 부위든 림프액을 정상적인 부위로 이동시키는 것이다. 이를 위해서 림프마사지, 압박치료, 운동, 피부관리 등이 효과적이다.

특히 림프마사지는 부교감신경을 자극하여 이완작용을 유발한 후, 정상적인 부위를 먼저 마사지하고 비정상적인 부위를 마사지한다. 비정상적인 부위를 마사지할 때도 가슴이나 몸통과 가까운 부위부터 마사지를 시작하여 팔이나 다리 부위로 점차 내려간다.

압박(붕대)치료는 조직압력을 증가시켜 체액의 모세혈관 재흡수를 촉진시키고 초기 림프관에 림프액이 채워지는 것을 도와주며 근육 펌프기능을 호전시켜 섬유경화증 조직을 감소시킨다. 1단계에서는 저탄력성 붕대를 이용하고, 2단계에서는 낮 동안 슬립이나 스타킹을 착용하고 밤에 붕대를 적용한다. 단, 붕대는 감염, 순환계와 신경계의 문제, 동맥부전증, 통증이 있을 때는 시행하지 않는다.

운동은 림프배출운동, 스트레칭운동, 강화운동, 유산소운동이 모두 효과적이지만, 특히 림프배출운동이 가장 중요하다. 림프배출운동은 복식호흡, 목 스트레칭, 어깨 돌려주기의 준비운동을 시작으로 림프부종이 있는 부위에 따라 팔 또는 다리운동의 순으로 시행한다. 붕대나 슬립을 착용한 상태에서 운동을 하게 되면, 관절이나 근육의 림프역동학 효과를 극대화하여 근육을 잘 수축시켜 림프액의 이동을 촉진시킨다.

피부관리는 감염예방 및 피부 통합성을 유지하기 위해 반드시 필요하다. 감염이 자주 될수록 림프관 손상이 심해져 부종이 더 악화될 수 있다. 감염이 의심되면 감염치료가 우선시되어야 하며, 림프부종에 대한 다른 치료를 중단하고 가능한 휴식을 취하는 것이 좋다. 림프부종이 피부건조를 초래하므로 목욕 후 바디로션이나 크림을 발라주는 것이 좋다.

약물요법은 염증이 있을 시, 초기부터 항생제를 사용하고, 염증이나 암에 의해 림프관이 눌린 경우에는 스테로이드를 사용한다. 이뇨제는 증상을 더 악화시킬 수 있으므로 주의해서 사용한다(Box 4.8).

Box 4.8 일반적인 림프부종 완화 교육의 내용

- 감염이나 손상을 피한다.
- 너무 꼭 끼는 옷은 입지 않는다.
- 과다한 운동은 피한다.
- 한측의 팔로 무거운 물건을 들지 않도록 한다.
- 전기면도기를 이용한다.
- 가열은 피하고 피부를 보호한다.
- 양념이 강하거나 짠 음식을 먹지 않도록 한다.
- 상처가 생기지 않도록 주의하고 염증은 즉시 치료해야 한다.
- 뜨거운 물로 통목욕을 하지 않도록 한다.

3) 욕창

(1) 병태생리와 원인

욕창(pressure sore)은 주로 뼈 돌출부위에 지속적 압력이 가해진 결과로 발생하는 피부와 그 아래 조직의 손상을 의미한다.

욕창의 원인은 부동, 감각상실, 응전력, 마찰력, 습기, 실금, 영양불량, 의학적 나이, 정신적 · 환경적 요인 등이 있다. 지방이 없는 마르고 악액질 상태에 있는 환자는 압력에 대한 방어기전이 약하고, 마찰과 습기에 의한 피부손상에 취약하기 때문에 욕창이 쉽게 발생한다. 말기환자의 경우, 전신상태 악화와 영양결핍으로 인해 욕창이 한 번 발생하면 치유가 매우 어렵다. 또한 통증, 감염, 출혈의 문제뿐 아니라 악취와 신체적 손상으로 인해 환자와 가족에게 신체적 · 심리적 고통의 원인이 되기 때문에, 욕창의 원인 및 악화요인을 찾아 관리해야 한다.

(2) 평가

욕창의 평가에는 상처의 중증도나 상태와 함께 전반적인 환자 상태에 대한 병력청취, 신체검진, 진단검사 및 통증에 대한 사정이 포함된다.

우선 부종, 통증, 국소마취, 실금, 영양불량, 혼돈 등의 원인이 있는지 파악한다. 실제적이고 잠재적인 욕창이 있는지 사정한다. 순환상태, 통증 여부, 정도 및 특성, 실제적 · 잠재적인 욕창이 있는지 사정한다. 그리고 욕창사정도구를 이용하여 욕창의 단계 및 증상을 사정한다.

욕창은 손상 정도에 따라 1단계에서 4단계로 나눌 수 있다. 1단계는 피부는 정상이지만 연조직에 부종과 발적이 있는 상태이다. 2단계는 심부조직의 손상은 없으나 표피와 진피 손상으로 물집이 생기고 세포침윤으로 응집형성과 혈전 및 부종이 나타난다. 3단계는 피하조직을 침범하지 않은 정도의 피부손상을 의미하여, 장액혈액성 삼출액의 괴사 조직이 발견된다. 4단계는 궤양이 근육과 뼈까지 파급되며 화농성 분비물과 악취가 있는 감염을 의미한다.

욕창의 도구로는 마찰력과 전단력, 부동, 부적절한 영양, 대소변 실금, 의식수준 저하, 감각저하, 고열, 만성질환 등 국소허혈을 유발하는 위험요인 중 6개 항목을 점수화한 브레이든(Braden) 욕창 위험 사정도구가 광범위하게 사용되고 있다(표 4.14).

표 4.14 브레이든(Braden) 욕창 위험 사정도구

영역 \ 점수	1	2	3	4
감각지각 압력과 관련된 불편함에 대하여 반응하는 능력	**완전 제한** 의식수준의 저하나 진정제 투여 때문에 아픈 자극에 무반응(신음, 주춤하거나 쥐는 반응이 없음) 또는 대부분의 신체 표면에서 통증을 느끼는 능력이 제한됨	**매우 제한** 통증 있는 자극에만 반응. 신음, 불안정을 제외한 불편감에 대한 의사소통을 할 수 없음. 또는 신체의 1/2에서 통증이나 불편감을 느끼는 능력이 제한되는 감각장애	**약간 제한** 언어지시에는 반응하지만 체위변경에 대한 필요성이나 불편감에 대해 항상 의사소통이 가능하지는 않음. 또는 사지 중 한 두 부위에 불편감이나 통증을 느끼는 능력이 제한되는 부분적 감각장애	**제한 없음** 언어지시에 반응. 통증이나 불편감에 대해 느끼고 말하는 능력이 제한되는 감각장애는 없음
습기 피부가 습기에 노출된 정도	**항상 축축함** 발한, 소변 등에 의해 피부가 항상 습한 상태를 유지함. 환자를 움직일 때나 자세를 변경할 때마다 습기가 발견됨	**축축함** 피부가 자주 습하지만 항상 습하지는 않음. 린넨은 근무교대 시 최소한 번씩 교환해야 함	**가끔 축축함** 피부가 가끔 습하여 하루에 대략 한 번 정도 린넨 교환이 요구됨	**거의 축축하지 않음** 평소에 피부가 건조함. 린넨은 주기적으로 교환이 요구됨

표 4.14 브레이든(Braden) 욕창 위험 사정도구(계속)

영역 \ 점수	1	2	3	4
활동 신체활동 정도	**침대에만 있음** 활동이 침대로 제한됨	**주로 앉아 있음** 보행능력이 심하게 제한되거나 없는 상태. 자신의 체중을 견디지 못하거나 또는 의자나 휠체어가 필요함	**가끔 보행함** 도움을 받거나 하루 중 스스로 걷지만 매우 짧은 거리임. 대부분 침대나 의자에서 보냄	**자주 보행함** 방 밖으로 최소 하루에 2번 이상 걸어 다니고 방 안에서 깨어 있는 동안 최소 2시간에 한 번씩 걸어 다님
가동성 체위를 변경하고 조절하는 능력	**완전 부동** 도움 없이는 신체나 사지를 조금도 움직일 수 없음	**매우 제한** 제한적으로 체위를 변경할 수 있어 자주 변경할 수 없거나 자유롭게 큰 변경은 할 수 없음	**약간 제한** 스스로 신체나 사지를 조금 움직이기는 하지만 자주 움직일 수 있음	**제한 없음** 도움 없이 모든 자세 변경을 자주 할 수 있음
영양 일상적인 음식 섭취 양상	**매우 불량** 전혀 식사를 다하시 못함. 드물게는 제공한 음식의 1/3 이상 섭취함. 하루에 단백질(고기나 유제품)은 2단위 이하만 섭취함. 수분섭취도 부족함. 유동식을 추가하여 섭취하지 못함. 또는 5일 이상 금식, 정맥요법이나 맑은 유동식을 유지함	**불량함** 드물게 식사를 다하며, 일반적으로 제공된 음식의 1/2 정도를 섭취함. 하루에 고기나 유제품으로 3단위 섭취함. 가끔 식이보충제 섭취하고 최소량의 유동식이나 경관식을 공급받음	**적절함** 대부분 식사의 1/2 이상 섭취함. 매일 단백질(고기, 유제품)의 4단위를 섭취함. 가끔 식사를 거부하나, 만일 제공될 경우 식이보충제를 섭취함. 또는 경관식이나 완전비경구영양요법을 받아 대부분의 영양요구를 거의 충족함	**우수함** 대부분 매일 식사를 함. 결코 식사를 거절하지 않음. 대부분 고기와 유제품으로 4단위 이상을 섭취함. 가끔 간식도 섭취함. 보충제 필요 없음
마찰과 엇밀림 (전단)	**문제가 있음** 움직이는 데 중등도에서 최대의 도움이 필요함. 홑이불에서 미끄러지지 않아서 들어올리기가 불가능함. 종종 침대나 의자에서 미끄러져 전적인 도움이 필요함. 경련, 구축, 들썩거림 등은 대부분 지속적인 마찰을 일으킴	**잠재적 문제** 미약하게 움직이거나 약간의 도움이 필요함. 움직이는 동안 피부가 시트, 의자, 억제대, 다른 기구 등과 마찰하며, 약간 미끄러짐. 의자나 침대에서 비교적 좋은 자세를 유지하지만, 가끔 미끄러져 내려감	**문제 없음** 침대나 의자에서 스스로 움직이며, 움직이는 동안 완전하게 들어 올릴 수 있도록 충분한 근육의 힘을 가짐	

* 6가지 영역별로 1~4점까지 점수를 매기도록 되어 있으며(범위: 6~23점), 점수가 낮을수록 욕창 위험이 높음을 의미한다.
'성인': 16점 이하: 위험요인이 많음, 9점 이하: 욕창 고위험군
'노인': 17~18점일지라도 욕창발생 위험이 높은 것으로 해석함

(3) 치료와 간호

욕창관리는 환자에게 안위를 제공하고 상처의 영향이나 범위를 제한하는 것이 목표이다. 욕창은 예방이 중요하기 때문에 간호사는 환자의 피부를 마찰과 습기, 전단력으로부터 보호해야 한다(Box 4.9). 접촉면에서의 압력감소를 위해 환자의 자세를 자주 바꾸어 주고, 습기가 차지 않도록 배설물 관리에 주의를 기울어야 한다. 또한 환자의 영양상태와 섭취량을 사정하고 섭취에 영향을 미치는 신체적 · 정신사회적 장애요인을 규명하여 적절한 영양공급 방법을 선택해야 한다.

일단 욕창이 발생하였다면, 상처의 완전한 치유를 기대하기 어렵더라도 적절한 간호를 제공함으로써 욕창의 진행을 지연시키기 위해 최선을 다해야 한다.

욕창의 관리는 욕창단계에 따라 다르게 적용된다. 1단계는 압박을 줄이거나 받지 않도록 하며 청결하게 한다. 반투과성 막으로 드레싱하고 압박받고 있는 부위를 마사지하고, 발뒤꿈치와 팔꿈치에 보호대를 대준다. 2단계는 1단계와 동일하게 관리하고 수분교질 드레싱을 해준다. 3단계는 1단계와 동일하게 관리하여 압박을 받지 않도록 하고 괴사조직을 제거한다. 손상부위를 세척하고, 흡수 드레싱과 폼(form)제제를 이용하여 상

Box 4.9 일반적인 욕창예방 교육의 내용

- 환자와 가족에게 예방의 중요성에 대해 설명한다.
- 누워있는 경우에는 최소 2시간 이상 같은 자세를 취하지 않도록 한다.
- 침상과 환의는 부드럽고 깨끗하며 건조하게 유지하도록 한다.
- 로션을 사용하여 자세를 바꿀 때 압박받는 부위를 부드럽게 마사지한다.
- 상처주위는 마사지하지 않도록 한다.
- 도넛모양의 둥근 쿠션은 혈류를 차단하므로 사용하지 않도록 한다.
- 물침대나 공기 매트리스를 사용한다.
- 영양섭취를 격려한다.
- 손상부위를 압박하지 않도록 한다.
- 상처를 문질러서 깨끗이 하려고 하지 않는다.
- 다음의 경우 의료진에게 보고한다.
  - 물집이 생기거나 벗겨지거나 갈라진 피부를 발견한 경우
  - 상처가 커지거나 좋지 않은 냄새가 나는 경우
  - 녹색의 삼출물이 나오는 경우

처회복을 돕는다. 수분교질 드레싱을 하고 피부를 깨끗하게 하며 건조상태를 유지한다. 4단계는 3단계의 치료법을 적용한다. 피부상처의 치유를 촉진시키는 수분교질 드레싱을 하고 악취를 제거하기 위해 숯드레싱(charcoal dressing), 마르고 건조한 침구, 스프레이나 방향제를 사용한다.

4) 구강건조증

(1) 병태생리와 원인

구강건조증(dry mouth, xerostomia)은 타액의 분비와 흐름이 폐쇄되거나 타액 성분의 변화로 정상적으로 타액이 분비되지 않아 구강이 마르는 것을 의미한다.

구강건조증의 원인은 매우 다양하며 전신질환과 국소적 요인으로 구분할 수 있다. 전신질환은 자가면역질환, 내분비 질환, 감염성 질환, 육아종성 질환 등이 포함되며 국소적 인자에는 약물, 두경부의 방사선치료, 타액선 질환, 구강 및 인두의 염증, 생활 양식 등이 포함된다.

타액은 저작, 연하 및 발성에 도움을 주며 세균이나 곰팡이로부터 보호해주고, 영양분과 소화 효소의 수송, 구강내 윤활, 치아의 재석회화를 도와 구강 건강에 중요한 역할을 한다. 따라서 침분비기능의 감소와 지속적인 구강건조증은 충치, 잇몸, 혀, 구강점막 자극 및 병소, 구강감염, 미각변화, 연하장애, 언어문제 등을 초래할 수 있다.

구강건조증으로 인한 구강점막의 변형은 음식물 섭취 시 통증, 입맛의 변화, 연하장애 등을 유발하여 영양장애를 일으켜 환자의 삶의 질을 저하시키기 때문에, 구강건조증의 관련요인을 찾기 위해 주기적으로 점막을 관찰해야 한다.

(2) 평가

구강건조증과 관련된 문제를 확인하기 위해서는 주의 깊은 병력 사정이 필요하다. 먼저, 구강건조증을 유발하는 요인을 평가하고 구강내 점막의 변화 및 병변이 있는지 사정한다. 또한 저작기능, 연하기능, 구강간호 실행 여부 및 구강 안위 정도가 평가되어야 한다. 타액선 기능에 이상이 있는 환자는 음식을 먹는데 어려움을 느낄 수 있으므로 환자에게 연하, 저작, 발성의 어려움 및 미각의 변화가 있는지에 대해 조사한다. 구강 점막이 유리처럼 보이거나 잇몸이 위축되어 있거나, 혀 유두의 상실 및 타액에 거품이 많은지 그리고 타액 저류가 관찰되지 않는 구강저 등의 징후가 관찰되면, 구강건조증이나 타액선 기능저하를 평가하는데 도움이 된다. 구강건조증을 평가하기 위해 Xerostomia Inventory, Summated Xerostomia Inventory 등이 사용되며, 병력조사 이후에는 철저한 구강검사를 실시해야 한다. 구강건조증의 정도를 사정하고 기록하기 위해 구강건조증 측정도구를 이용할 수 있다(Box 4.10).

Box 4.10 구강건조증 측정도구

- **구강건조증 측정도구**(oncology nursing society documentation)
  0: 구강건조증이 없음
  1: 경미한 건조증, 침의 농도가 약간 진해짐, 경미한 미각의 변화
  2: 중정도의 건조함, 진하고 끈적한 침, 두드러진 미각의 변화
  3: 완전한 입마름
  4: 타액선의 괴사
- **타액선의 변화**(national cancer institute documentation of dry mouth)
  0: 구강건조증이 없음
  1: 약간 농도가 진해짐
  2: 농도가 진해지고 끈적한 침
  3: 급성 타액선 괴사
  4: 불능

(3) 치료와 간호

구강건조증에 대한 간호는 원인을 제거하기보다는 증상의 완화에 초점을 둔다. 따라서 간호의 목표는 심각한 문제가 될 수 있은 합병증으로부터 환자를 보호하는 것이다(Box 4.11).

환자와 가족들이 질병 치료의 결과로 구강건조증이 발생하게 된다는 것을 이해하는 것이 중요하다. 환자와 가족에게 구강건조증을 완화시키고 합병증을 최소화시키는 방법뿐만 아니라, 만성적인 문제가 될 수 있고 장기간 관리가 필요함을 설명한다. 환자와 가족에게 지속적이고 세심한 구강간호를 수행하도록 교육함으로써 구강건조증과 관련된 합병증을 예방할 수 있다. 예방이 구강건조증 관리의 핵심으로 환자들이 물을 충분히 섭취하도록 하여 체내 수분을 유지하도록 교육해야 한다.

구강건조증의 징후를 식별하고 예방하기 위해서는 구강간호가 필요하다. 구강간호

Box 4.11 일반적인 구강건조 완화 교육의 내용

- 가습기 또는 분무기를 사용한다.
- 부드러운 칫솔, 젖은 거즈, 구강용 청결 설압자를 사용하여 세심한 구강간호를 한다.
- 바셀린, 미네랄 오일을 도포하여 입술과 입안 점막을 부드럽게 한다.
- 수분섭취를 제한하지 않는다면 적어도 매일 2~3L의 음료를 마신다.
- 비타민을 보충한 고단백 음식을 먹는다.
- 부드럽고 양념이 적은 음식을 소량씩 자주 먹는다.
- 환자의 구강건조 정도에 알맞은 음식이나 제품을 제공한다.
- 오렌지, 레몬 같은 감귤류의 과일이나 탄산음료는 피한다.
- 많이 씹어야 되는 질긴 고기, 생야채, 씹는 캔디 등은 구강건조증을 악화시킬 수 있으므로 주의한다.
- 입술을 핥는 것은 입술건조를 악화시킬 수 있으므로 피한다.
- 산소를 투여받고 있는 상태라면 입술에 바셀린을 바르지 않도록 한다.

는 매 식사 전후 그리로 취침 전에 실시되어야 한다. 가능하다면 부드러운 칫솔과 치실로 양치질을 하면, 치아와 치주 표면을 깨끗하게 하고 구강간호 그 자체만으로도 타액 분비를 자극할 수 있다. 필요시마다 식염수로 구강을 헹구면 구강조직에 수분을 공급하는데 도움이 되고, 끈적한 구강 분비물을 희석해준다. 알코올이 포함된 구강청결제, 세정제 혹은 구취제거제는 구강을 더욱 건조하게 하거나 자극할 수 있으므로 피해야 한다. 저녁에 습도를 높이고 맵거나 신 음식 또는 딱딱한 음식은 피한다. 환자에게 안전하지만 구강건조를 유발할 경우, 약물치료를 중단하거나 약물의 용량이나 복용 횟수를 감소시키고, 구강건조증을 일으키지 않는 대체 약제로 전환하는 것이 좋다.

약물요법은 pilocarpine(cholinergic agonist)을 1% pilocarpine HCI 점안액 5방울과 물 120mL를 혼합하거나 2.5~5mg을 3회 경구투여하면 구강건조증에 효과적이다. 단, 부작용으로 발한, 비염, 두통, 오심, 빈뇨가 있을 수 있고 장폐색, 천식, 만성폐쇄성폐질환 환자에서는 사용을 금한다.

6 요약

- 말기환자의 신체적 증상을 조절하기 위해서는 질병의 병태생리, 약물요법, 의사소통 기술과 임상적 판단력을 통합해야 한다.
- 말기환자는 다양한 신체 증상을 경험한다. 적극적이고 효과적인 신체 증상 조절은 말기환자의 고통을 줄이고 삶의 질을 향상하는데 중요한 간호이다.
- 대상자가 호소하는 증상에 대해 인정하며, 기저 질환의 상태와 상관없이 환자의 상태를 호전시키기 위해 충분한 노력을 기울일 필요가 있다.
- 신체 증상을 포괄적으로 평가하고, 원인별로 접근한다.
- 여러 증상이 함께 있을 때, 한 가지 이상의 증상을 동시에 조절할 수 있는 약물을 우선적으로 고려한다.
- 비약물적 치료도 증상 완화에 상당히 도움이 될 수 있다.
- 증상은 치료하는 것보다 예방하는 것이 더 효과적이다.
- 환자와 돌봄을 제공하는 가족과 협력관계를 만들고, 다학제 팀의 치료계획 수립에 가족을 적극적으로 동참시키도록 한다.
- 삶의 마지막 순간에 이를 때까지 적절한 증상 조절을 지속함으로써 환자에게 개인적인 목표를 실현하게 하고, 편안한 임종을 맞는 기회를 제공할 수 있도록 한다.

토론 1

사례 이○○ 씨는 56세 남성으로 4년 전 전립선암으로 전립선 절제술을 받았다. 1년 전 CT상 다발성 뼈 전이 소견을 보였고, 항암치료를 다시 시작했지만 효과가 없었으며, 구토 증상을 동반한 부작용이 심하여 5개월 전 항암화학요법을 중단한 후 퇴원하였다. 3개월 전 왼쪽 허리에서 왼쪽 허벅지의 앞으로 뻗치는 칼로 베는 듯한 통증이 있어 외래에서 골반과 요추 MRI를 촬영하였고, L2 척수압박이 관찰되어 이 부위에 방사선치료를 받았으며, 이후 증상이 호전되었다. 2주 전 다시 허리와 다리의 통증이 시작되어 호스피스 병동에 입원하였고, oxycodone SR, gabapentine, dexamethasone을 투여하면서 견딜만한 수준으로 조절되었다. 3일 전부터 밤에 잠을 잘 자지 못한다고 하여 lorazepam을 수면제로 투여하였지만, 여전히 잠을 자지 못하였다. 낮에 잠깐씩 조는 정도이고, 밤에는 안절부절못하고 혼란스러워하며, 소리를 지르고 불안정한 걸음으로 침대 밖으로 나가려고 하였다. 부인과 가족들은 환자와 대화가 전혀 안 되는 상태여서 힘들어 하고 있다.

이 사례에서

Q1: 이○○ 씨와 가족에게 추가로 평가해야 할 것은 무엇일까요?

토론 1

Q2: 이○○ 씨와 가족의 간호문제는 무엇일까요?

Q3: 이○○ 씨와 가족의 간호문제를 해결하기 위해 필요한 간호는 무엇일까요?

참고문헌

- 국립암센터 중앙호스피스센터(2020). 호스피스 · 완화의료 표준교육자료(개정판). 국립암센터.
- 국민건강보험공단(2017). 말기환자 호스피스완화의료 진료권고안.
- 일차진료의를 위한 호스피스 · 완화의료 진료 매뉴얼(증상편).
- 김분한(2015). 호스피스 총론. 포널스.
- 김현숙 · 유수정 · 김분한 · 정복례 · 홍영선 · 정연 · 최성은 · 권소희 · 고수진 · 임승희 · 박진노 역(2012). EL-NEC projet. 노인호스피스완화돌봄 교육자 매뉴얼.
- 노유자 외(2018). 호스피스 · 완화의료. 현문사.
- 한국호스피스완화간호사회(2021). 호스피스완화간호. 현문사.
- 염창환, 임호섭, 양규환(2009). 완화의학. 한솔의학서적.
- 이혜란(2013) 말기환자에서 통증 외 증상의 관리: 최신 NCCN(National Comprehensive Cancer Netweork) 권고안을 중심으로. 한국호스피스 · 완화의료학회지, 16(4), 205−215.
- 곽정임 · 서상연(2009). 완화 의학에서의 평가도구. 한국호스피스 · 완화의료학회지, 12(4), 177−193.

CHAPTER

5

말기환자의 심리사회적 간호

학습목표

1. 말기환자의 심리적 변화를 확인한다.
2. 말기환자의 심리사회적 기능을 사정한다.
3. 말기환자의 정신적 증상을 파악한다.
4. 말기환자의 정신적 증상을 열거한다.
5. 말기환자에게 심리사회적 측면을 고려한 중재방법을 설명한다.
6. 말기환자에게 의사소통 중재로 나쁜 소식 전하기(SPIKES 모형)를 사용한다.

개요

암으로 진단받은 환자는 진단과 동시에 신체적뿐만 아니라 정서적 · 사회적 · 경제적 측면에 걸친 전반적인 삶의 질에 영향을 받는다. 특히 말기진단을 받으면 환자는 충격과 상실감, 두려움을 느끼고, 이로 인해 심리사회적 요구를 경험하게 된다. 또한 호스피스의 목적은 말기환자의 신체적 증상을 적극적으로 조절하고, 심리사회적 · 영적 어려움을 돕기 위해 완화의료 전문가가 팀을 이루어 환자와 가족의 고통을 경감시켜 삶의 질을 향상시키는 데에 있다. 이러한 말기환자의 심리사회적 기능을 이해하고, 사정하며, 심리사회적 중재 방법을 학습함으로써 말기환자의 정신사회적 간호실무를 위한 지침을 제시할 수 있다. 따라서 본 장에서는 말기환자의 심리적 변화, 심리사회적 기능 사정, 말기환자의 심리적 증상 및 간호중재 등을 다루고자 한다.

1 말기환자의 심리적 변화

1) 임종과정에서 나타나는 두려움

① 죽음의 미지에 대한 두려움

죽음을 경험하지 못한 인간은 자기라는 존재가 말살된다는 것이 무엇인지 모르는 데서 공포를 느낀다. 다른 것은 직접 경험해 보거나 경험담을 들어 알 수 있지만, 죽음에 관한 것만은 예외이기 때문이다.

② 고독에 대한 두려움

인간은 질병에 걸리면 외로움을 느끼기 마련이며, 죽음 앞에서 더욱 고독감과 고립감을 느끼게 된다. 실제로 가족, 친지, 의사, 간호사까지도 환자가 죽어갈 때는 피하는 경향이 있어서 당사자의 외로움은 이루 말할 수가 없다.

③ 가족과 친지를 잃는다는 두려움

죽음의 과정에서 가족과 친지를 잃는 것이 현실이다. 자신이 아끼는 한 사람을 잃어도 슬픈데 온 세상을 다 잃게 된다는 데서 큰 두려움을 느낀다. 따라서 때로는 문병 온 사람들과 마지막 인사를 나누게 하는 것이 좋은 경우도 있다.

④ 신체적 상실에 대한 두려움

신체는 우리 자신의 자아상의 한 부분이므로, 병으로 인해 신체 일부가 변형될 때 그 변형으로 인해 기능상실뿐만 아니라 자기애적 상실(narcissistic loss)도 함께 온다. 인간은 눈에 보이는 외견상 뚜렷한 신체질환, 변형, 상실이 온 경우보다 눈에 보이지 않는 속병을 두려워한다. 따라서 심장병이나 내부 장기의 암과 같은 질환은 한층 더 공포감을 높여 준다.

⑤ 자제력 상실에 대한 두려움

장기간의 투병과정은 자신에 대한 지배능력을 감소시킨다. 특히 정신기능이 침체되었거나 뇌손상 환자인 경우에는 더욱 감소한다. 실제의 기능상실보다 그로 인한 자기 지배능력 상실에 대한 일종의 예기 불안이 문제가 되는 경우가 많다. 환자는 대소변 조절기능의 상실, 맑은 의식의 상실 등을 두려워한다. 자신이 자기 운명을 지배할 수 없다는 느낌을 받기 때문이다.

⑥ 주체성 상실에 대한 두려움

타인과의 접촉이 단절되고 가족과의 접촉도 줄어들면서 '내가 누구인지?', '내가 누구의 형제로 왔는지?', '내가 무슨 존재인지?'도 모르는 상태에 이르게 된다. 말기환자는 자신의 주체성이 말살되는 위험을 곳곳에서 직면하며, 자신의 신분을 자식, 사업, 제자에게서 찾으려 하기 때문에 인생에서의 업적을 상기시켜 주고 위로하며 격려해 준다.

⑦ 통증에 대한 두려움

통증에 대한 공포는 신체적인 아픔 외에 정신적 고통, 불쾌, 참지 못하는 것, 불청객이라는 것 등의 이유에서 생길 수 있다. 인간은 통증 그 자체는 견딜 수 있으나 정신적 고통은 오래 견디지 못한다. 따라서 환자에게 진통제를 주어 고통을 완화시키거나 통증이 단순히 자신의 의지가 약해서 오는 것이 아님을 의학적으로 설명해 주면 좋다.

⑧ 퇴행에 대한 두려움

환자는 정신적 · 신체적 고통으로 인해 어린아이 같이 되어 남에게 의존하여 연명하지 않을까 하는 두려움을 갖기 때문에 고집스러워진다.

2) 퀴블로 로스의 임종환자가 겪는 심리적 단계

(1) 부정의 단계

"No, not me(아니야, 나는 아니야)!"의 단계로서 위중하다는 의학적 근거를 믿지 않으려 한다. 환자는 진단을 내리는데 어떤 실수가 있다는 생각과 좀 더 나은 진단을 위해 여러 병원을 전전하며 검사결과가 다른 환자와 바뀐 것이 아닌가 하고 말하기도 한다. 환자는 미래에 관한 계획을 세우기도 하고 증상이 곧 없어질 것이라고 느끼기 때문에 치료를 거부하고 만류를 뿌리치며, 직장에 나가 아무 일도 없는 듯 근무를 하기도 한다.

무의식적 심리과정에서 일어나는 이러한 부정은 갑작스런 충격에 대한 하나의 완충장치로서 작용하며, 죽음의 현실에 대한 고통을 덜 느끼도록 하는 역할을 하므로 때로는 효과적인 대응기전일 수도 있다.

(2) 분노의 단계

"Why me(하필이면 내가)?"라고 말하면서 자기 자신, 사랑하는 대상, 가족, 병원 직원에게 또는 신에게 분노를 표현한다. 그러나 그가 분노하고 있는 것은 그 대상 개인이 아닌 자기가 지금 잃고 있는 모든 것, 예를 들면 생명, 건강기능, 에너지에 대한 것이다.

분노의 단계는 가족이나 병원 직원이 극복하기 힘들다. 왜냐하면 환자의 분노는 어디서나 불만스러운 것을 억지로 찾아내려고 애쓰는 것 같이 보이기 때문이다. 간호사 역시 이 시기에는 무엇을 하든지 간에 자주 환자의 분노의 대상이 된다. 그래서 환자의 요구를 맞출 수가 없는 것처럼 보인다. 따라서 간호사는 환자가 왜 그런 행동을 하고 있는지 이해하려고 노력하는 것이 중요하다.

(3) 타협의 단계

"Yes, but(그래, 인정한다. 하지만)…."의 단계이다. 내가 이렇게 훌륭하게 최선을 다해 노력을 한다면 하늘도 무심하지 않으리라는 심정에서 환자는 의사, 간호사, 가족 또는 신과 운명, 하늘에 타협을 구하는 시기이다. 예를 들어, 자신의 생명을 연장시켜 준다면 환자는 자신의 몸 전체를 과학적인 실험목적으로 사용할 수 있도록 약속한다든지, 진실한 신자가 되어 교회를 위해 봉사하겠다고 약속한다. 그리하여 환자는 자신이 협상하고자 하는 것을 얻을 수도 있다.

병원 직원은 환자의 소망을 심각하게 받아들이지 않아도 된다. 그리고 환자가 협상하고자 하는 행동을 피하거나 거절하는 경우도 많다. 그 이유는 환자의 행동이 미성숙하고 어린아이 같이 환상에 젖어 있어 성인으로서 적절한 행동이 아니기에 환자의 소망을 이룰 수 있도록 도와줄 수 없기 때문이다. 그러나 환자의 이러한 행동은 정상적인 반응으로서 다음 단계를 위한 준비라고 생각해야 한다.

(4) 우울의 단계

"Yes, me(그래, 내 차례다)."라는 단계이다. 환자는 이 시기에 비로소 자기가 상실한 것에 대해 애도를 하고, 자신의 실제 상태를 알게 되며, 자신의 상태가 어떤지에 대한 질문을 하기 시작하면서 그로 인해 우울증에 빠지게 된다.

임종환자의 우울은 흔히 2가지로, 반응적(reactive) 우울과 예견적(preparatory) 우울로 나눌 수 있다.

반응적 우울이란 질병으로 인한 무력감, 통제력 상실감, 자긍심 저하에 대한 반응이다. 가족과 주위 사람들에게 버림받은 느낌에 대한 반응으로, 의료인의 무성의한 태도나 현실적인 경제적 문제 등과 같은 것에 대한 반응으로 나타난다. 이러한 반응적 우울은 과거나 현재의 상실과 관계되기도 하는데, 수술로 인한 신체부분의 상실, 실직, 자신의 능력의 상실 등이 있다. 이때 환자는 남은 가족에 대한 걱정을 많이 하게 된다.

예견적 우울이란, 환자가 임박한 장래의 상실과 관련되었을 때 발생될 수 있는 일로, 즉 환자가 사랑했던 모든 사람들, 물건 그리고 자신에게 가장 중요한 모든 것의 상실과 관련되어 일어난다. 예견적 우울은 무서운 꿈, 불안, 슬픔, 식욕부진, 무감동 등의 형태로 나타난다. 때로 자살에 대한 집착이나 자긍심, 개인적인 관계, 신체적인 힘 등에 대한 임종환자의 슬픔으로서 표현된다. 환자는 의외로 침착하고 조용하기도 하며 울기도 한다.

이 시기에 간호사는 억지로 환자에게 밝은 면을 강요하기보다는 환자를 슬픔에 젖어 있도록 그냥 두는 것이 좋고, 자기의 감정을 표현할 기회를 주어야 한다. 그리하여 다음 단계인 수용의 단계로 촉진하는 데 도움을 주어야 한다. 환자는 슬퍼하며 그의 슬픔을 같이 느끼고 자기 옆에 있어 줄 사람이 필요하다. 따라서 이때는 그냥 옆에 가만히 앉아 있거나 이야기를 하며 조용히 귀담아 들어주고 부드럽게 대하는 것이 좋다.

(5) 수용의 단계

"What's the use(이제 더 무슨 소용이 있나)?"의 단계이다. 싸우기도 이제 지쳤다는 패배를 자인하는 체념의 단계이다. 이 시기는 다른 관점에서 보면 승리와 내적 평화의 시기이기도 하다. 따라서 환자는 침착하고 평화로우며 뚜렷한 감정을 갖고 있어 삶을 포기한 사람과는 아주 쉽게 구별된다. 삶을 포기한 사람은 자주 화를 내기 때문이다.

수용의 단계에 있는 사람은 그전보다 흥미를 잃고 혼자 있기를 원하거나, 적어도 뉴스나 외부 문제에 대해 잘 들으려 하지 않는다. 이 단계는 비록 의식은 맑지만 대화를 통한 인간관계를 그리 좋아하지 않으며, 그저 편안히 기대앉아 죽을 때가 되었다라고 하면서 상대의 손을 가만히 잡고 있기를 원한다. 이때는 말없이 뜻을 전한다. 느낌이나 감정을 표현할 단계를 이미 초월했다고 할 수 있다. 간호사는 환자를 피하지 말아야 하며 말을 많이 하지 않아도 그와 같이 있음으로 도울 수 있다.

2 말기환자의 심리사회적 기능 사정

말기환자의 심리사회적 기능을 측정할 수 있으며 신뢰할 만한 타당한 도구는 디스트레스 측정 온도계(Distress Thermometer), 역학연구센터 우울 측정도구(Center for Epidemiological Studies Depression Scale, CES-D), 백의 우울척도(Beck Depression Inventory, BDI), 간편 증상 검사지(Brief Symptom Inventory, BSI), 간이 정신진단 검사(Symptoms Checklist Revised 90 item, SCR-90-R), 기분상태 검사(Profile of Mood State, POMS), 기질상태불안 측정도구(State-Trait Anxiety Inventory, STAI), 단축 맥길 통증 설문지(Short Form McGill Pain Questionnaire, SF-MPQ), 병원입원 불안우울 측정도구(Hospital Anxiety & Depression Scale, HADS)를 사용하고 있다(표 5.1).

표 5.1 심리사회적 기능 측정도구

도구	설명
디스트레스 측정 온도계	환자의 고통을 0~10점으로 측정한다.
역학연구센터 우울 측정도구(CES-D)	단축형 자가보고식 도구로 우울을 측정한다.
백의 우울척도(BDI)	자가보고식 도구로 우울을 측정한다.
간편 증상 검사지(BSI)	우울, 불안, 신체화, 대인관계 민감도, 적대감, 강박감, 공포감, 정신질환 성향, 편집증적 생각(paranoid ideation) 등의 증상을 측정하고, 국제 중증도 지수(Global Severity Index) 등은 전체 심도 수준을 측정한다.
간이 정신진단검사(SCR-90-R)	간이 정신진단검사는 자가보고식 도구이며, 현재의 정신심리 증상을 측정하도록 개발되었다. "지난 한 주간 문제가 될 만한 증상이 있었습니까?"하는 내용을 자가보고하며, 9가지 차원의 심리정신적 기능장애를 측정한다.
기분상태 검사(POMS)	정서 상태를 측정한다.
기질상태불안 측정도구(STAI)	상태불안은 특정 순간에 어떻게 느끼는지를 응답하게 하는 것으로 구성되며, 기질불안은 일반적으로 어떻게 느끼는가 하는 것으로 구성된다.
단축 맥길 통증 설문지(SF-MPQ)	축약판 SF-MPQ로 통증 경험에 대한 감각 영역과 정서적 영역으로 구성된다.
병원입원 불안우울 측정도구(HADS)	불안증과 우울증을 간단하게 측정할 수 있다. 무감동성 우울증을 잘 평가할 수 있는데, 지난 주 동안의 정서 상태를 평가하며, 임상 경험에 바탕을 두고, 높은 점수는 문제가 있음을 의미한다.

3 말기환자의 심리적 증상 및 중재

1) 우울

(1) 정의

주요 우울장애의 핵심 증상은 체중 변화와 자살 사고를 제외하고는 환자에게 거의 매일 존재해야 한다. 또한 우울한 기분이 하루 중 대부분, 거의 매일 존재해야 한다. 흔히 불면이나 피로를 자주 호소하는 경우에는 동반되는 우울증상을 놓치기 쉽다. 초반에는 슬픈 기분에 대해 부인할 수 있으나, 면담 과정에서 드러나거나 표정과 태도를 통해 추측할 수 있다. 신체적 증상을 주로 호소하는 환자를 대할 때 간호사는 신체 증상이 우울과 관련이 있는지 파악해야 한다. 특히 수면장애나 피로는 우울한 환자에게서 흔히 나타난다. 흔하지 않지만, 망상적 혹은 망상에 가까운 죄책감이 우울과 연관되기도 한다.

(2) 원인

암 환자의 우울증상 빈도는 외래 통원 치료를 받는 환자보다 입원 환자에게서 더 자주 발생하며, 질병이 진행될수록 심해진다. 특히 가벼운 일상생활이 가능한 환자보다 일상생활활동이 거의 불가능한 환자의 우울은 3배 정도 흔하다. 말기환자의 우울은 신체적 · 정신적 · 사회적 요인들과 약물에 의한 우울 등이 복합적으로 작용하여 발생한다.

- 신체적: 통증, 질병, 약물, 감각손상
- 정신적: 슬픔(grief), 기억력 문제, 가족력
- 사회적: 고립, 갈등관계
- 약물: 항고혈압제, 진통제, 스테로이드, 화학요법제, 호르몬, 항균제, 알코올, 항정신성 약물 등

(3) 증상

- 거의 매일같이 하루의 대부분 동안 우울한 기분이 주관적으로 표현되거나 객관적으로 관찰된다. 소아와 청소년의 경우는 과민한 기분으로 나타나기도 한다.
- 거의 모든 일상생활활동에서 흥미나 즐거움이 현저하게 저하된다.
- 체중조절을 하고 있지 않은 상태에서 심한 체중 감소나 증가가 나타난다.
- 거의 매일 불면증이나 수면과다를 보인다.
- 거의 매일 지속되는 정신 운동성 초조 혹은 지연이 나타난다.
- 거의 매일 피로나 활력상실을 호소한다.
- 무가치감이 계속되고 과도하게 죄책감을 가진다.
- 사고력 또는 집중력의 저하나 우유부단함이 거의 매일 나타난다.
- 죽음에 대한 생각이 반복되고 자살기도를 계획한다.

(4) 치료와 간호

① 약물적 중재

말기환자의 우울에 사용되는 약물의 범주는 매우 넓다. 또한 항우울제는 신체적 중독이나 심리적 의존성 또는 마약 같은 도취감을 유발하지 않으므로 남용 가능성은

없다. 항우울제에서는 삼환계 항우울제(tricyclic antidepressant, TCA), 선택적 세로토닌 재흡수 억제제(selective serotonin reuptake inhibitor, SSRI), 모노아민 산화효소 억제제(monoamine oxidase inhibitor, MAOI) 등 다양한 약물이 있다(표 5.2).

② 비약물적 중재

- 환자와 가족의 치료 참여를 권장하여 조절감을 강화하고 무력감을 감소시킨다. 또한 환자와 가족에게 우울의 원인이 되는 것 중 조절이 가능한 요소에 대해 교육하여 우울 발생을 예방하거나 감소시킨다.
- 말기환자에게 회상요법과 인생회고는 환자가 인생 성과에 집중할 수 있도록 도와주고, 환자와 가족을 위해 인생의 사건을 종결하고 해결하는 것을 촉진한다.
- 비통과 관련된 상담은 환자와 가족이 과거와 현재 및 미래의 상실을 다루는 것을 도와줄 수 있다.
- 우울과 불안 증상을 악화시킬 수 있는 신체적인 스트레스를 감소시키기 위해 신체 증상 관리를 최대로 한다.
- 의학적 질병에 적절히 대처하지 못하는 환자와 가족을 위해서는 정신과 상담이 필요하다. 개별상담, 집단상담 모두 우울증상을 감소시킬 수 있다.

지지적 상담의 목적은 여러 가지가 있다. 환자와 호스피스완화의료팀원의 상호작용 자체가 치료에 효과적이다. 의논을 하는 동안 환자에게 질병의 예후, 가능한 치료와 결과를 쉽게 이해할 수 있도록 돕는다. 이것은 환자가 자신의 병과 죽음에 대한 지각, 기대, 필요한 것, 두려움, 환상을 다른 측면에서 볼 수 있도록 할 수 있다. 짧은 기간 내 상담의 목표는 이전 경험을 미루어 이미 증명된 환자의 강점과 상황에 대한 성공적인 대응방법을 살피고 강화하는 것이다. 이것은 환자가 자신의 가치나 자신이 가지는 의미를 재정립할 수 있도록 도와준다.

- 환자가 신앙이나 다른 신념체계와 같은 이전의 힘의 원천을 이끌어내도록 돕는다.
- 인지적 행위기술을 이용하여 환자가 부정적인 생각을 긍정적인 생각으로 재구성하도록 돕는다. 또한 이완요법, 즐거운 상상을 하게 하는 기분전환, 자기최면, 명상, 보완대체요법 등을 활용하여 우울증상을 감소시킨다.

표 5.2 우울에 사용되는 약물(항우울제의 종류)

분류	일반명(성분명)	상품명	성인 상용량	투약경로
삼환계 항우울제	Amitriptyline	Amitriptyline	30~150mg/day	PO
		Enafon		
		Etravil		
	Imipramine	Imipramine	25~300mg/day	PO
	Clomipramine	Gromin	30~150mg/day	PO
		Clomipramine HCL		
선택적 세로토닌 재흡수억제제	Fluoxetine	Prozac	20~80mg/day	PO
		Foxetin		
		Proren		
		Fluneurin		
		Fluox		
		Norzac		
		Selectine		
		Zerozac 등		
	Paroxetine	Paxil	25~75mg/day	PO
		Paroxetine	20~60mg/day	PO
		A-XAT		
		Parosenin		
		Parox		
		Paxetil		
		Seroxat 등		
	Sertraline	Zoloft	50~200mg/day	PO
		Sertraline		
		Seltra		
		Traline		
	Citalopram	Neupram	10~20mg/day	PO
		Lexacure		
		Lexatin		
		Lexapam		
		Serocover		
		Citalo 등		
단가아민 산화효소 억제제	Moclobemide	Aurolix	300~600mg/day	PO
새로운 약물	Venlafaxine	Efexor	75~225mg/day	PO
		Lavensa		
		Venexor		
		Venlafact		
		Cofexor 등		
	Mirtazapine	Remeron	15~45mg/day	PO
		Remixil		
		Mirtax		
	Bupropion	Wellbutrin	150~400mg/day	PO
		Well		
		Nicopion		
	Duoloxetine	Cymbalta	30~120mg/day	PO
기타	Trazodone	Trittico	150~600mg/day	PO
		Trazodone		

2) 불안

(1) 정의

불안장애 범주에는 극도의 공포, 불안 및 관련된 행동장애의 특징을 지닌 질환이 포함된다. 공포란, 실제로 있거나 혹은 지각된, 즉각적인 위협에 대한 감정적 반응이지만, 불안이란 미래의 위협에 대한 예측에서 발생하는 현상이다. 분명히 두 상태는 중복되는 부분이 있지만, 공포가 싸움-도피 행동을 위해 필요한 자율신경계의 각성, 즉각적인 위험에 대한 생각, 도피 행동과 관련이 깊고, 불안은 미래의 위험에 대한 준비 및 조심 혹은 회피 행동과 관련된 과잉각성 및 근육의 긴장과 관련이 더 깊다는 점에서 다르다. 때때로 공포나 불안의 수준은 전반적인 회피 행동을 통해 감소한다. 공황발작은 공포 반응의 특유한 형태로서 불안장애 중에서도 두드러진 특징을 가진다. 또한 공황발작은 불안장애에만 한정되는 것은 아니며, 다른 정신질환에서도 나타날 수 있다.

불안장애에 포함되는 질환은 공포, 불안 혹은 회피 행동을 일으키는 대상이나 상황, 그리고 이와 관련된 인지적 관념에 따라 구분된다. 그러므로 불안장애에 속하는 장애는 함께 병발하는 경향이 높음에도 불구하고, 환자가 두려워하거나 회피하는 상황 또는 이와 관련된 생각이나 믿음의 내용에 대해 자세히 관찰함으로써 서로 구분할 수 있다.

(2) 원인

말기환자의 불안은 신체적, 정신적, 사회적, 영적, 그밖에 실제적인 문제와 관련이 되어 있거나 다른 질환과 조합되어 나타날 수 있다.

- 질병, 불확실성, 임종 과정에 대한 반응
- 일차적 불안장애
- 다른 장애의 증상
- 약물

(3) 증상

질환을 위협으로 인지할 때에는 불안수준이 증가하면서 신체적 · 정서적 변화를 일으킨다. 불안에 대한 정상적 정서반응은 생리적 각성, 인지적 과정 및 대응전략으로 이루어진다. 생리적 각성이나 저항 도피반응은 개인이 위협에 직면하고 있다는 신호이다. 인지적 과정은 그 상황을 해석하여 인지된 위협에 다가갈 것인가, 아니면 피할 것인가를 결정한다. 대응전략은 위협을 해결하기 위해 사용한다. 표 5.3은 불안수준에 따른 신체적 · 정서적 · 인지적 · 행동적 증상을 요약하고 있다.

표 5.3 불안수준

정도	지각영역과 주의집중력에 미치는 영향	관찰할 수 있는 행동
경증	• 지각영역이 약간 넓어진다. • 이전보다 더 잘 관찰할 수 있고 관련성을 이해한다. • 학습이 가능하다.	• 이전보다 더 잘 인식하고 기민하며, 보고 듣고 파악한다.
중증도	• 지각영역이 다소 좁아진다. • 선택적 부주의: 즉각적인 관심의 초점이 아닌 일에는 무엇이 진행되는지 알지 못하나, 또 다른 관찰자가 관심을 유도하면 집중할 수 있다.	• 이전보다 보고 듣고 파악하는 것이 조금 떨어진다. 그렇게 하도록 지시를 받으면 더 잘 주목할 수 있다.
중증	• 지각영역이 상당히 좁아진다. • 해리 경향: 현재의 감소된 관심의 초점으로 인해, 외부에서 무엇이 이루어지는지 알지 못하고, 다른 관찰자가 그것을 제시할 때에도 집중할 수 없다.	• 이전보다 보고 듣고 파악하는 능력이 상당히 감소한다. • 주어진 사건의 작은 영역에는 관심을 집중할 수 있으나, 자료 관찰이 부적합해서 왜곡된 추론을 보인다.
공황	• 지각영역은 세부적인 것으로 감소되고, 이는 왜곡에 의해 과장되기도 한다. 또한 초점을 산재해 있는 세부적인 것에 두며 산만해지는 속도가 증가한다. 특히 자기 체계의 내용에 대한 해리가 광범위하게 일어난다. • 생존에 대한 상당한 위협을 느낀다.	• “나는 많은 조각으로 분리되고 있으며 내가 없다. 나에게 무슨 일이 일어나고 있는가?” 라고 말하며 당황, 자기소모, 비현실감, 사고 비약이나 혼돈, 공포를 경험한다. • 세부적인 일을 반복하고 자동적인 완화 행동이 많이 사용된다.

불안이 정신질환의 증상인지 아닌지를 결정하는 요소에는 그 상황과 관련되는 불안의 강도, 불안 유발요인과 불안을 나타내는 특별한 증후군이 포함된다.

불안장애는 건강관리제공자가 치료하는 정신질환 중 가장 흔하며, 여성이 남성보다 더 자주 경험하는 편이다. 또한 불안장애는 심장질환, 호흡질환, 기분장애와 관련되어 있다. 특히, 우울증과 불안장애의 공존 사이에는 강한 관계가 있다. 한 명의 환자가 한 개 이상의 불안장애나 다른 정신질환을 동반하기도 한다.

불안장애는 만성적이며 지속적인 질환이 되는 경향이 있고, 다른 정신질환이나 신체질환이 없는 사람에게서 거의 회복이 가능하기도 하다. 불안장애 환자의 경우, 4명 중 3명에게서 21.5세에 처음 발병한다.

(4) 치료와 간호

① 약물적 중재

불안에서의 약물적 중재는 주로 벤조다이아제핀 계열이 많이 사용된다. 벤조다이아제핀 계열의 약물은 의존 및 남용 가능성이 있으므로 주의해야 하며, 감량 시에는 점차적으로 해야 한다. 그 외 신경이완제, 비벤조다이아제핀계 약물을 사용할 수 있다(표 5.4).

② 비약물적 중재

암과 같은 질환 자체에 대한 불안감은 정신적인 요법으로 단기간의 치료만으로도 충분한 효과를 기대할 수 있다. 그러나 섬망, 치매 등 인지장애가 있는 환자인 경우에는 정신적 요법을 시행할 수가 없다. 대부분의 환자는 불안을 일으키는 특별한 문제에 대해 동정적인 태도로 해결해 주려고 하는 것에 수용적이다. 경제적 문제에 대한 걱정, 가족 갈등, 무능력함, 의존, 존재론적 갈등은 약제로 해결될 수가 없다. 대신, 상담과 지지적 치료를 통해 도움을 받을 수 있다.

슬픔과 상실의 문제는 환자를 이해하는 데 중요하며, 특히 불안과 심리학적인 문제를 사정하는 데 중요하다. 이 문제는 환자와 가족구성원 모두를 질병의 진행경과에 따라 돌보는 데에도 적용될 수 있다.

비약물적 중재는 다음과 같다.

- 환자 및 돌봄을 제공하는 가족과 협력 관계를 형성하고, 다학제 간 팀에 이들을 참여시켜 치료 계획 수립에 적극적으로 참여하도록 한다.
- 환자의 불안을 인식하고 개방형 질문, 반영, 명료화 및 공감적 경청, 주의 등을 이용하면 환자가 과거에 사용해왔던 효과적인 대처전략을 규명하고, 새로운 대처 기술을 학습하는 데 도움이 된다.
- 분노를 말로 표현하게 하고 적절한 안심과 지지를 제공한다.
- 원인이 확실하지 않은 두려움을 제거하기 위해 구체적인 정보를 제공하고 적절한 상황에서 스트레스 사건에 대해 주의를 기울인다.

표 5.4 불안에 사용되는 약물(항불안제 및 수면제의 종류)

분류	일반명(성분명)	상품명	성인 상용량	투약경로
벤조다이아제핀계	Alprazolam	Xanax	0.25~6mg/day	PO
		Xanapam		
		Alpranax		
		Alpram		
		Alzax 등		
	Bromazepam	Lectopam	1.5~12mg/day	PO
		Bromazepam		
	Clobazam	Sentil	10~20mg/day	PO
	Clonazepam	Rivotril	1.5~6mg/day	PO
	Clorazepate	Trancene	5~30mg/day	PO
	Clotiazepam	Rize	15~30mg/day	PO
		Cromil		
	Diazepam	Valium	4~40mg/day	PO
		Melode	4~40mg/day	PO, IM, IV
		Diazepam	(주사) 2~10mg/회	
	Etizolam	Depas	1.5~3mg/day	PO
	Flunitrazepam	Razepam	0.5~2mg/day	PO
		Lunapam		
	Flurazepam	Dalmadorm	15~30mg/day	PO
	Lorazepam	Ativan	1~20mg/day (주사) 0.025~0.03mg/kg/회	PO, IM, IV
		Loravan	1~20mg/day	PO
		Slivan		
	Mexazolam	Melium	1.5~3mg/day	PO
	Midazolam	Dormicum	7.5~15mg/day (주사) 0.03~0.3mg/kg/회	PO, IM, IV
		Midacum	(주사)0.03~0.3mg/kg/회	IM, IV
		Mizolam		
		Vascam		
		Midazolam		
	Triazolam	Halcion	0.125~0.25mg/day	PO
		Zolmin		
		Triram		
비벤조다이아제핀계	Buspirone	Buspar	5~60mg/day	PO
		Busron		
		Beparon		
		Seron		
		Buspirone		
		Sburol 등		
	Zolpidem	Stilnox	5~12.5mg/day	PO
		Zolpid		
		Zolpiram		
		Zanilo 등		

- 스트레스 일지 사용을 권장하며, 이는 환자가 상황, 생각, 감정 사이의 관계를 인식하는 데 도움이 된다.
- '위기일발' 사건에 대한 환자의 경험을 파악한다. 이 사건은 환자 또는 가족구성원이 과거에 질병이나 치료과정에서 경험했던 상처를 떠올리게 해 스트레스를 유발할 수도 있으며, 이는 잠재적으로 대처기술에 영향을 미친다. 이 경험은 사랑했던 사람의 죽음 또는 자신이 거의 죽을 뻔한 경험 등이 포함된다.
- 우울과 불안 증상을 악화시킬 수 있는 신체적 스트레스를 감소시키는 증상관리를 최대로 한다.
- 청각자료를 이용한 이완요법, 심상요법 및 점진적 근육이완법을 이용한다.
- 필요시 보완대체요법을 이용한다.
- 정신과 상담은 질병에 적절히 대처하지 못할 경우에 필요하다.

3) 절망 및 무력감

(1) 정의

절망이란, 무능감, 실망, 포기가 순환적으로 작용하는 연속적인 상태이다. 무능감은 자아가치 소멸, 조절의 상실, 의사결정 능력 감소 시에 발생하고, 실망은 미래가 침울하게 상상되고 무익하고 불가능하고 무의미하다고 느낄 때, 그리고 포기는 더 이상 대처할 수 없다고 인지할 때 나타나는 반응이다.

절망은 종종 우울을 동반하고 걱정스런 모습을 나타낸다. 또한 무감동하고 다른 사람과 분리되어 빈약한 자아개념과 자기비하를 보이며, 종종 자신이 고립되거나 소외된다고 느낀다.

무력감은 자기간호 능력 소멸, 좌절된 의존감, 자원이 고갈될 경우에 생기며, 또한 받아들일 수 없는 진단에 대해 공격과 도피로 나타날 수 있는 방어기제가 효과적이지 못했다면 일어날 수 있고, 외적으로 제시되는 모든 행동이 중단될 수 있다. 침묵과 무력감의 반응은 다가오는 죽음으로 인해 자신의 몸과 주위환경을 조절할 수 없다는 인식을 갖는 말기환자에게서 흔히 관찰된다. 무력감은 개인의 삶에서 중요한 사건이나 상황을 통제할 수 없음을 인식하는 것으로 정의된다. 즉, 과거 경험과 현 상황의 적응 사이에서 일어나는 복잡한 상호작용의 결과이다. 무력감의 특성은 원치 않는 상황으로부터 도피하고자 함에 대한 실패이다. 이는 걱정에 대한 반응을 확대시키고 고통에 대한 인내력을 감소시키며 식욕부진과 섭취한 영양분의 흡수 및 신진대사를 감소시키는 등 기대치

않던 생리적 기능부전과 빠른 죽음을 초래하는 요소가 된다. 무력감은 질병으로 인한 독립심을 악화시킬 때, 생리적 기능을 통제할 수 없을 때, 자가간호의 능력이 없을 때 더해진다.

(2) 치료와 간호

- 실제적이고 수용 가능한 현실적인 단기목표를 세우도록 돕는다.
- 목적을 달성할 수 있도록 이용·활용 가능한 지역사회자원을 확인해 준다. 즉, 친구나 의료인 자원봉사자 등의 도움을 받을 수 있도록 매개 역할을 한다.
- 작은 성공을 인정해주고 같이 기뻐해 주며 계속 노력하도록 격려한다.
- 내적 대처자원이 고갈될 때 외적 지지체계를 확대시켜 준다.
- 환자가 선택 가능한 방법을 모색하도록 돕는다.

4 말기환자 및 가족과의 의사소통

의사소통은 말기환자와 가족을 간호하는 간호사의 필수 역량이다. 간호사는 좋지 않은 소식을 전하거나, 죽음에 대한 이야기를 나누려고 할 때 어떻게 시작해야 할지 막연하고 불편한 마음이 들 수 있으며, 죽음에 대해 이야기하는 것이 간호사 자신의 두려움이나 불안감을 자극할 수도 있다. 그러나 우리 중 대부분은 자신의 상태에 대해 정확한 정보를 듣고 싶어 한다. 문화적·개인적 차이는 있으나 정확한 사실 전달과 솔직한 대화는 환자와 가족의 어려운 시기에서 대처능력을 향상시키고, 현실적 목표의 달성을 용이하게 한다.

1) 나쁜 소식 전하기

나쁜 소식 전하기에서 가장 일반적으로 통용되고 있는 방법은 SPIKES 모형을 이용하는 것이다. 이 모형은 로버트 버크만(Robert Buckman)이 제시한 6단계 지침으로 나쁜 소식을 전할 때 사용하는 체계적인 안내이지만, 일반적으로 중요한 정보를 전달할 때에도 사용할 수 있다.

(1) 1단계: 시작하기 Setting

나쁜 소식을 전하기 전에 여러 가지 준비가 필요하다. 먼저 의학적 사실을 확인하고 무엇을 말할지 계획한다. 필요한 정보나 자료가 있다면 준비해 두고, 이런 상황에 익숙하지 않다면 미리 연습을 해보는 것도 좋다. 말해야 할 내용을 정리했다면, 의사소통이 원활하게 이루어질 수 있는 환경을 조성해야 한다. 병실에서 할지, 별도의 상담실에서 할지 결정하되, 가능한 한 사생활이 보장되는 공간이 좋다. 앉을 자리를 마련하고 필요하다면 물이나 화장지도 비치한다. 그리고 언제 이야기를 나눌지 결정한다. 면담시간은 다른 업무로 인해 방해받지 않는 시간대로 하되, 환자나 가족의 일정을 고려해서 모두가 시간에 쫓기거나 다른 방해요소가 없도록 조정한다. 환자에게 면담에 참여하기를 희망하는 사람이 누군지 결정하도록 한다. 예를 들어, 가족 중 특정인이나 친지, 의사결정 대리인, 다학제 간 팀원 중 누군가가 동석할 수도 있다.

(2) 2단계: 환자가 알고 있는 것을 파악하기 Perception

가능한 편안한 분위기를 만들도록 노력해야 한다. 대화의 시작을 내가 전하고 싶은 말을 하는 것에서부터 시작하지 말고, 환자나 가족이 질병과 현재 질병상태에 대해 알고 있는 것이 무엇인지부터 파악해야 한다. 이 과정에서 환자와 가족이 새로 듣게 될 나쁜 소식을 이해할 수 있을지를 평가할 수 있다. 어떤 환자는 아무런 말을 하지 않고 대화를 거부할 수도 있다. 만약 환자와 가족이 이야기를 듣고 이해할 준비가 되어 있지 않다면, 일정을 다시 조정하는 편이 나을 수 있다. 환자와 가족이 알고 있는 것을 파악하기 위한 질문의 예는 다음과 같다.

- 지금 선생님의 질병에 대해 어떻게 알고 계십니까?
- 의사로부터 질병상태와 경과에 대해 어떻게 들으셨습니까?
- 선생님은 현재 질병상태가 어느 정도이고, 앞으로 어떻게 될 것이라고 생각하십니까?

(3) 3단계: 환자가 얼마나 알고 싶어 하는지 평가하기 Invitation

환자가 무엇을 얼마나 알고 싶어 하는지를 확인한다. 알고 싶어 하는 정보의 범위와 깊이는 문화적 배경이나 개인적 성향에 따라 다를 수 있다. 자신의 질병상태에 대해 자세한 이야기를 듣고 싶다고 요청했던 환자도 면담시간이 다가오면 듣고 싶지 않다고 거부하기도 한다. 문화적 배경이 환자의 반응을 예상하는데 도움이 될 수는 있으나, 개인마다 다르며 한 사람이라도 시점에 따라 마음이 바뀔 수 있기 때문에 대화 전에 환자의 마음을 확인할 필요가 있다. 만약 환자가 듣고 싶어 하지 않는다면 누구와 이야기를 나누면 좋을지 환자에게 물어본다. 환자가 자신의 상태를 얼마나 알고 싶어 하는지를 평가할 수 있는 질문의 예는 다음과 같다.

- 만일 선생님의 상태가 심각한 것이라면, 그것에 대해 직접 듣기를 원하십니까?
- 어떤 분은 검사결과나 예후를 직접 듣기보다는 가족에게 알려주기를 원하시기도 합니다. 선생님은 어떠십니까?
- 선생님의 상태를 상세하게 알고 싶으십니까? 아니라면 선생님을 대신해 누구에게 알려주기를 원하십니까?

가족은 환자가 비관적 태도를 가지거나 희망을 잃어버릴 것을 염려하여 환자에게 나쁜 소식을 알리지 않도록 요청할 수도 있다. 이런 경우에는 가족의 뜻에 반하여 환자에게 나쁜 소식을 전하기보다는 가족이 환자에게 환자 자신이 얼마나 알기를 원하는지 물어보도록 제안하는 것이 좋다. 또한 가족과 환자가 원하는 바가 다를 수 있음과 우리나라 사람의 대부분이 자신의 질병상태를 알기 원한다는 사실을 알려준다. 자신의 상태를 아는 것은 앞으로의 치료 방향을 정하고, 삶을 마무리하고 잘 정리하기 위해 필요한 일임을 설명한다.

(4) 4단계: 소식 전달하기 Knowledge

정보를 전달할 때는 서둘러 말하기보다 솔직하고 명확하게 사실을 말하는 것이 좋다. 말하고 잠시 멈추어 가족과 환자가 반응할 수 있는 시간을 준다. 모든 것을 한꺼번에 전달하지 않도록 주의한다. 나쁜 소식을 전하기에 앞서 "어떻게 말씀드려야 할지 모르겠습니다만….", 혹은 "이런 말씀을 드리게 되어 너무 안타깝습니다만…."과 같이 다음에 이어지는 본론이 좋지 않은 소식임을 시사하는 말로 운을 먼저 띄우는 것이 좋다. 이 말을 들으면, 잠시라도 마음의 준비를 할 수 있다. 이해하기 쉬운 일상 단어를 사용하고 전문용어나 비유법은 피한다. 의료진이 무슨 말을 하고 있는지 그 내용과 의미를 환자가 이해할 수 있도록 전달하는 것이 중요하다.

(5) 5단계: 환자와 가족의 감정에 반응하기 Emotion

소식을 들은 환자나 가족은 울거나, 화를 내거나, 멍하거나, 안도하는 등 다양한 방식으로 반응한다. 슬픔, 분노, 충격, 불안, 사랑, 안도, 비난, 죄책감, 불신, 상실감, 수치심 등 다양한 감정이 일어나게 되고, 또 대처 방식에 따라 감정적으로 반응하거나 합리적으로 분석하려는 시도를 하기도 한다. 감당하기 어려운 현실에 대해 정면 대응하기도 하지만, 많은 경우 회피하고자 할 수도 있다. 환자나 가족의 지나친 감정 표현은 때로 간호사를 당황시키기도 한다. 간호사는 이러한 다양한 감정적인 반응에 적절히 대처할 수 있어야 한다. 우선 환자나 가족이 자신의 감정을 표현할 수 있도록 지지하고, 차분하고 주의 깊게 들으며 그들의 감정을 인정하여 이러한 반응이 정상적인 것이며 공감받고 있음을 알려주어야 한다. 이때 비언어적 의사소통, 예를 들어 손을 잡아주거나 가볍게 어깨를 어루만지는 행동, 물 한 잔을 권하거나 티슈를 전하는 행동이 도움이 될 수도 있다. 그러나 감정을 자제하도록 유도하거나 진정하도록 재촉하는 것처럼 비치지 않아야 한다. 환자나 가족의 감정에 반응하는 표현의 예는 다음과 같다.

- 많이 놀라셨지요?
- 화가 나신 것 같네요. 어떻게 느끼시는지 제게 말해 주실 수 있을까요?
- 걱정되는 것이 무엇인지 좀 더 구체적으로 말씀해 주시겠어요?
- 더 좋은 소식을 전해드릴 수 있었으면 정말 좋았을 텐데요.
- 지금 들으신 이야기가 선생님께 어떤 의미인지요?
- 지금 들으신 이야기에 대해 어떻게 생각하세요?
- 이 말씀을 전해야 할 다른 분들이 계실까요?

(6) 6단계: 계획과 후속 관리 Subsequence

면담을 마무리하면서 다음 단계를 위한 계획을 세운다. 예를 들어, 추가적인 정보 수집이나 검사 계획, 현재의 증상조절 계획, 협진 계획, 더 자세한 내용을 논의할 다음 면담 일정 등 이제부터 무엇을 할지에 대한 계획을 환자, 가족과 함께 수립한다. 가족이나 환자에게 중요한 지지자원에 대해 논의한다. 충격적인 정보를 들은 후에는 바로 그 정보의 내용과 의미가 다 이해되지 않을 뿐 아니라, 면담 중에 하지 못했던 질문이 나중에 생각나기도 한다. 그러므로 나쁜 소식 전하기는 한 번의 면담으로 완료되지 않는다. 면담을 마무리하면서 궁금한 것이 있는지, 이해되지 않는 부분이 있는지 물어보고, 혹시 지금은 생각나지 않더라도 생각이 나면 언제든 면담을 요청하도록 안내한다. 또한 간호사는 환자와 가족이 주어진 정보를 이해하고 대응할 수 있도록 지속적으로 지지하고 필요한 정보를 제공해야 한다. 그뿐만 아니라 의료진이 결코 환자를 포기하거나 방치하지 않고 언제라도 함께하고 최선을 다해 도울 것임을 알려 안심시키도록 한다.

2) 예후에 대한 의사소통

환자는 자신의 예후에 대해 알고 싶어 한다. 환자가 "내가 얼마나 더 살까요?"라고 물을 때, 어떤 가족은 "왜 그런 것을 물어요? 살 생각을 해야지 왜 죽을 생각을 하나요?"라며 타박을 하기도 하고, "사람은 다 죽는 건데 우리가 어떻게 알아요."라며 답을 피하기도 한다. 간호사도 이런 질문을 불편해 하는 경향이 있다. 환자가 예후를 알고 싶어 하는 동기는 다양하다. 어떤 사람은 여생을 어떻게 보낼지 구체적인 계획을 세우기 위해서 물어보기도 하고, 별일 아니라는 말을 듣고 싶어서 물어볼 수도 있다. 예후에 대해 구체적으로 답을 하기 전에 반드시 왜 물어보는지 그 이유에 대해 진지한 태도로 물어보아야 한다. 환자 자신이 어느 정도 답을 가지고 있는 상태에서 의료진의 의견을 구하는 경우도 많다. 환자의 생각과 염려가 무엇인지 알기 위한 질문의 예는 다음과 같다.

- 오늘 그것이 궁금한 이유가 있을 듯합니다. 혹시 여쭤 봐도 될까요?
- 누구도 정확히 알기는 어렵지요. 선생님은 어떻게 생각하세요?
- 앞으로 어떤 일이 일어날 것이라고 생각하세요?
- 앞으로의 시간에 대해 염려되는 것이 있으세요?

만약 환자가 예후를 알아서 여생을 계획하고자 한다면, 구체적인 정보를 원할 수도 있다. 그러므로 '3개월' 혹은 '6개월'과 같이 너무 단정적이고 제한적인 답변은 피하는 것이 좋다. 왜냐하면 누구도 정확히 알기는 어려울 뿐 아니라 남은 생애를 축소해서 말한 경우 환자나 가족에게 좌절과 실망을 주기도 하기 때문이다. 한편 "잘 모릅니다.", "그것은 신만이 아는 일이지요."라는 식의 답변도 도움이 되지 않는다. 그렇게 되면 환자와 가족은 남은 시간을 어떻게 보낼지, 외국에 있는 자녀를 부를지 등의 구체적인 계획을 세울 수 없기 때문이다. 그 대신 평균적인 기대여명을 포함하는 시간의 범위를 제시하는 것이 바람직하다. 예를 들어, 몇 시간에서 며칠, 며칠에서 몇 주, 몇 주에서 몇 달과 같이 시간의 범위를 제시하면서, 이것은 어디까지나 예측이고 우리의 예측은 언제나 빗나갈 수 있다는 점을 설명하는 것이 좋다. 또한 항상 최선을 다하고 바라지만, 최악의 경우가 일어날 수 있으므로 이를 대비하고 오늘 하루하루에 집중할 필요가 있다는 점 그리고 예측치 못한 일이 일어나더라도 의료진이 함께 있을 것임을 강조하는 것도 잊지 말아야 한다.

5 요약

- 말기환자는 우울, 불안과 같은 정서적 문제를 비롯해 다양한 심리적 증상을 경험한다.
- 말기환자의 심리사회적 기능을 사정하기 위한 도구로는 디스트레스 측정 온도계, 역학연구센터 우울 측정도구, 백의 우울척도, 기질상태불안 측정도구, 병원입원 불안우울 측정도구 등이 있다.
- 말기환자 및 돌봄을 제공하는 가족과 협력 관계를 형성하고, 다학제 팀에 이들을 참여시켜 치료 계획 수립에 적극적으로 참여하도록 한다.
- 말기환자의 우울에 사용되는 약물은 삼환계 항우울제, 선택적 세로토닌 재흡수억제제, 단기아민 산화효소 억제제, 기타 다양한 약물이 있다.
- 말기환자의 불안에 사용되는 약물은 주로 벤조다이아제핀 계열을 많이 사용한다.
- 말기환자의 우울과 불안 증상을 악화시킬 수 있는 신체적 스트레스를 감소시키는 증상관리를 최대로 한다.
- 말기환자의 비약물적 중재로 이완요법, 심상요법 및 점진적 근육이완법, 보완대체요법을 사용한다.
- 말기환자의 심리사회적 증상에 따른 의사소통 중재로 나쁜 소식 전하기(SPIKES 모형)를 사용할 수 있다.

토론 1

사례 최OO 씨는 56세 여성으로 매년 건강검진을 받았으나, 특이소견이 없다가 3년 전 건강검진 결과, 오른쪽 폐에 2cm 크기의 종양이 발견되어 폐암 확진 후 수술을 받았다. 항암치료와 방사선치료 후 한 달 전에 재발되어 입원하였다. 지인들이 방문 시 "건강은 괜찮으세요?"라고 질문하기에 방문객을 거절하고 있으며, "암이 재발했다는데 나을 수 있을까요? 재발이라 힘들겠죠?"라며 간호사를 바라보며 눈물을 흘리고 있다. 며칠 전부터는 밤에 잠을 잘 못 자겠다면서 수면제 처방을 요구하고 있으며, 암이 전이될까 봐 두렵다고 하였다.

이 사례에서

Q1: 발견된 간호문제는 무엇일까요?

Q2: 발견된 간호문제를 해결하기 위해 필요한 간호지식에는 무엇이 있을까요?

Q3: 발견된 간호문제를 해결하기 위해 필요한 간호중재에는 무엇이 있을까요?

Q4: 문제해결을 위한 구체적인 학습활동계획을 작성해 보세요.

토론 2

사례 오○○ 씨는 50세 여성으로 전이성 유방암을 진단받았다. 말기 진단 후에는 '사소한 것'에 대한 걱정이 늘어 침대에 누워 있을 때 외에는 무슨 일을 하든지 걱정을 하며, 특히 담당 전문의에게 진료를 받으러 갈 때면 오심, 발한, 호흡곤란 등의 증상을 경험한다. 남편은 그녀가 종종 안절부절못하고 잠들기가 어렵다고 한다. 최근 남편에게 "죽고 싶다."고 하고, "먼 나라로 갈 것이다."라고 말하면서 힘든 모습을 보였다.

이 사례에서

Q1: 발견된 간호문제는 무엇일까요?

Q2: 발견된 간호문제를 해결하기 위해 필요한 간호지식에는 무엇이 있을까요?

Q3: 발견된 간호문제를 해결하기 위해 필요한 간호중재에는 무엇이 있을까요?

Q4: 문제해결을 위한 구체적인 학습활동계획을 작성해 보세요.

토론 3

사례 박○○ 씨는 76세 남성으로 오랫동안 지속된 폐부종을 동반한 울혈성 심부전과 말기 심질환을 앓고 있다. 55세에 첫 심근경색을 경험하였고, 62세에 관상동맥우회술을 받았으며, 그는 최근에 증상이 심해지고 말기 진단을 받아 호스피스 병동에 입원하였다. 이전에는 활달한 성격을 지니고 있었으나 건강상태가 악화되면서 참여하기 힘들어 하였고, 심각한 피로를 경험하고 있다. 그는 종종 "나는 아무런 힘이 없는 것처럼 느껴져요.", "나는 더 이상 아무것도 할 수 없어요, 나는 쓸모가 없어요."라고 말하였다. 지난 몇 주 동안 호흡이 점점 가빠지고 있으며, 불안해하며, 거의 잠을 못 이루는 모습이 관찰되었다.

이 사례에서

Q1: 발견된 간호문제는 무엇일까요?

Q2: 발견된 간호문제를 해결하기 위해 필요한 간호지식에는 무엇이 있을까요?

Q3: 발견된 간호문제를 해결하기 위해 필요한 간호중재에는 무엇이 있을까요?

Q4: 문제해결을 위한 구체적인 학습활동계획을 작성해 보세요.

참고문헌

- 국가암정보센터(2016). 국가암관리사업안내: 호스피스완화의료사업. http://www.cancer.go.kr/mbs/cancer/
- 권준수 역(2015). 정신질환의 진단 및 통계편람 제5판(American Psychiatric Association(2013). Diagnostic and statistical manual of mental disorders: DSM-5™). 학지사.
- 김선아 외(2023). 정신간호학총론. 수문사.
- 김연자 · 김남정 · 김미혜 · 김선영 · 김정림 · 오경미 · 이은주(2017). PBL을 활용한 사례기반 호스피스 간호. 수문사.
- 도복늠 외(2015). 최신 정신건강간호학 각론 3판. 학지사메디컬.
- 박현숙 외(2016). 실무중심의 정신건강간호학. 현문사.
- 이명선 · 이원희 · 김금순 · 태영숙 · 서순림 · 소향숙 · 오복자 · 전명희 · 최은옥(2007). 암환자의 심리사회적 간호와 연구. 수문사.
- 정선희(2012). 노인 암환자의 영적안녕, 가족지지 및 삶의 질과의 관계. 대구 가톨릭대학교 보건의료과학대학원 석사학위논문.
- 호스피스완화간호사회(2021). 호스피스완화간호. 현문사.
- Baile, W.F., Buckman, R., Lenzi, R., Glober, G., Beale, E.A. & Kudelka, A.P.(2000), SPIKES-A Six Step Protocol for Delivering Bad News: Applicatim to the patient with cancer. The Oncologi st, 5:302-311.
- Cella, D. F.(1992). Quality of life: The concept. Journal of Palliative care, 8(3), 8-13.

CHAPTER 6

말기환자의 영적 간호

학습목표

1. 영적 간호의 배경을 이해하고 설명한다.
2. 영적 간호의 실무모형을 이해하고 설명한다.
3. 영적 안녕과 영적 건강의 의미를 이해하고 도구를 이용하여 사정한다.
4. 영적 간호계획을 수립하고 중재, 평가한다.
5. 영적 간호기법을 이해하고 적용한다.

개요

인간은 신체적 · 정서적 · 심리사회적 요소와 함께 영적인 요소가 통합되어 유기적으로 작용하는 총체적 존재로 이해되고 있다. WHO에서 발표한 건강의 정의에 영적인 요소가 포함된 이후 간호전문직에서도 영적 간호를 전인간호의 중요한 요소로 받아들이고 수행해야 한다는 공감대가 이루어지고 있다.

특히 말기환자의 간호에서 영적 간호는 매우 중요한 역할을 차지하고 있다. 영(spirit, 靈)은 인간을 구성하는 핵심적인 부분으로, 종교 유무를 떠나 모든 인간에게는 영성이 존재한다. 죽음이 임박했다고 느낄수록 "나는 누구인가? 왜 사는가? 죽음 이후에는 무엇이 있나?"와 같은 궁극적인 질문에 대한 답을 추구하게 된다. 말기환자가 경험하는 영적 고통과 영적 요구가 영적 돌봄을 통해 충족될 때, 영적 안녕 또는 영적 건강 상태가 된다.

영적 돌봄은 호스피스팀의 모든 구성원이 함께 해 나가는 것이다. 호스피스 팀의 일원인 간호사는 영적 간호의 실무모형을 근거로 영적 간호를 제공하고, 팀원들과 협력하여 대상자의 영적 건강에 기여하게 된다.

1 영적 간호의 배경

1) 인간이해

인간은 총체적(holistic) 존재이며, 전인으로 기능하기 때문에 신체적 · 심리사회적 · 영적 간호로 나누는 것은 별 의미가 없다. 즉, 전인으로서 기능하는 인간을 대상으로 하는 간호 역시 전인적으로 제공되어야 하기 때문이다. 그러나 학생들에게 쉽게 설명하기 위해 편의상 나누어서 설명하여 가르치는 점에 유념하기 바란다.

말기환자가 경험하는 어려움은 다양한 측면에서 발생하며 상호작용을 통해 더 나빠질 수도, 좋아질 수도 있다. 신체적으로는 암과 같은 질환으로 인한 통증, 치료의 부작용으로 오는 불편감 등이 있고, 심리사회적으로는 가족이나 이웃과의 관계, 생이 얼마 남지 않았다는 사실을 받아들이기 어려운 내면의 고통, 경제적 어려움과 가족에게 짐이 된다는 부담감 등이 환자를 힘들게 한다. 영적으로는 영적 요구가 충족되지 않거나 영적 고통이 있을 경우, 이상의 모든 어려움과 함께 커다란 고통을 느끼게 된다. 근대 호스피스의 어머니라 불리는 영국간호사이자 의사인 시슬리 손더스(Cicely Saunders)는 이를 총체적 고통이라 명명하고, 다양한 전공을 가진(다학제) 호스피스 팀이 협력하여 전인적인 돌봄(간호)을 제공해야 함을 역설하였다.

2) 영성의 이해

영(spirit)이란 말은 히브리어 רוּחַ(루아흐, Ruah), 헬라어 πνεμϋα(프뉴마, Pneuma)에 어원을 두고 있다. 공기의 움직임, 미풍, 바람, 호흡, 생명의 본질이라는 의미로도 사용되어 왔다. 靈은 한문으로 신령, 신령하다, 영혼, 죽은 사람의 혼백, 목숨, 명수, 영으로 풀이되고 있고, 민중국어사전에는 신령의 준말, 영혼의 준말로 기재되어 있다. 靈은 절대자인 하나님의 존재를 나타내는 본질이며, 인간 속에도 내재되어 있다.

영성(spirituality)의 사전적 의미는 '신령한 품성 또는 성질'로 나타나 있다(국립국어원, 2023). 영성에 대한 심리학적 이해는 삶에 대한 보다 뛰어난 인식에 바탕을 두고 있다. 브릴(Brill)은 영성을 신체적 조직에 생명을 주는 활력소 또는 생기의 근원이라고 설명하면서 인간은 생활 속에서 단순한 요구가 충족되는 것을 뛰어넘어 전체적 경험의 목적과 방향을 제시하는 영적 자극과 기회를 필요로 한다고 하였다.

영성의 종교적 의미는 사람의 영이 하나님의 영과 만나는 경험이며, 그러한 경험 가운데서 일상을 살아가는 것을 말한다. 또한 영성은 신의 은혜를 향한 의존성이며, 신의 은혜를 경험하고 의존하는 사람이 가지는 사랑, 믿음, 겸손 등과 같은 보다 차원 높은 품성이나 태도로 이해되고 있다.

미국의 NCP(National Consensus Project for Quality Palliative Care, 2009)에서는 호스피스완화의료를 위한 영성의 정의를 다음과 같이 제시하였다. "영성은 인간됨의 본질로서 개인이 의미와 목적을 추구하고 표현하는 방법이며 개인이 자신, 타인, 자연 또는 신성한 존재와의 연결성을 경험하는 방식이다. 또한 영성은 영적 돌봄을 위한 활력징후(vital sign) 중 하나로 고려해야 한다."

카르페니토(Carpenito, 1983)는 영성에는 종교적 측면 외에도 삶과 죽음의 의미, 고통의 의미, 자신의 존재 의미와 관련된 실존적 측면과 영적 도움, 질병과 죽음에 대한 갈등, 하나님 혹은 최고의 가치에 대한 의문과 관련된 문화적인 측면이 포함된다고 하였다. 영성은 종교보다 포괄적이고 넓은 개념이다. 종교와 영성은 매우 깊은 관련이 있지만, 영성이 넓은 의미에서 '삶의 의미와 목적을 추구하는 것'이라고 한다면, 종교는 그러한 영성을 표현하는 방법을 제시한다는 점에서 차이가 있다고 할 수 있다.

간호학적 측면에서 영성의 주요 속성은 절대자이신 하나님과, 이웃과, 자기 자신과의 조화로운 상호관계를 의미하며, 영적 차원을 인간의 육체, 마음, 정신을 통합하여 하나가 되게 하는 통합적 에너지로 보고 있다. 또한 영성은 모든 인간이 가지고 있는 부분으로 절대자이신 하나님 대신 다른 것으로 대체하고 있는 경우도 있다.

위에서 설명한 영성의 기본적인 의미를 통합해서 살펴볼 때, 영성이란 인간의 영이 하나님의 영과 나누는 인격적이고 초월적인 소통과 외부를 향한 개방적 관계, 고난을 극복하는 힘의 원천, 직관적인 통찰과 인식, 차원 높은 품성이나 태도, 신비적인 경험이나 능력을 의미하는 것으로 볼 수 있다.

3) 영적 요구

영적 요구란 인간이 절대자이신 하나님과의 역동적이고 개인적인 관계를 확립하고 유지하는데 필요한 요인이다. 인간은 이러한 관계와 소통을 통해 용서, 사랑, 희망, 신뢰를 경험하며 왜 사는지, 어떻게 살아야 되는지에 대한 답을 얻게 된다(Stallwood & Stoll, 1975; 최화숙, 2023). 말기질환은 인간의 신체적 · 심리사회적 · 영적 측면 간에 부조화 및 불균형을 초래하는 불안정한 상태이므로 영적 요구를 초래하게 된다.

피쉬와 셸리(Fish & Shelly, 1980)는 인간이 경험하는 영적 요구를 다음의 4가지로 요약하였는데, 이는 말기환자에게도 적용할 수 있다.

(1) 삶의 의미에 대한 요구

자신의 삶을 되돌아보면서 현재 경험하는 고통과 다가오는 죽음에 대한 의미와 목적이 무엇인지를 알고자 한다. 죽음에 대한 두려움을 줄이기를 원하고, 평안을 누리기를 원한다.

죽음 이후에 이어질 미지의 세계에 대해 올바로 알고 싶어 하며 "왜?", "무엇 때문에"라는 질문을 자주 하게 된다. 어느 50대의 자궁경부암 말기환자가 하루 종일 혼잣말로 "우야꼬, 우야꼬"를 반복하고 있었는데, 그 의미가 "죽어서 땅에 묻히면 깜깜하고 추울텐데 우야꼬?"하는 것이었다. 영적 간호를 통해 이러한 걱정이 해결되면서 평안해진 모습을 볼 수 있었다.

(2) 용서에 대한 요구

누구나 지나간 세월을 돌이켜 보면 후회와 아쉬움이 있기 마련이다. 말기환자들도 점차 쇠약해지는 상황 속에서 지난 날 혹은 최근의 잘못을 용서받고 싶어 하고, 타인이 자신에게 잘못한 것에 대해서도 용서하려는 마음을 갖게 된다. 인간은 관계 속에서 살아가는 존재이며, 절대자이신 하나님과의 관계, 가족이나 이웃과 같은 타인과의 관계, 자기 자신과의 관계에서 용서받고, 용서하고자 하는 요구를 가지게 된다. 이때 절대자나 의미 있는 타인이 자신을 용서해준다는 것을 느끼거나 확인하게 되면, 좀 더 평화롭게 죽음을 맞이할 수 있다.

(3) 사랑과 관심에 대한 요구

사랑과 관심은 어린 아이부터 어른에 이르기까지 모두가 좋아하고 관심을 보이는 주제이다. 특히 말기환자는 생의 남은 기간 동안 절대자의 사랑뿐 아니라 모든 대인관계에서도 사랑과 관심을 경험하고자 한다. 과거에 사랑을 나누었던 사람을 기억하며 지속적으로 좋은 관계를 맺고자 하는 것이다. 특히 임종이 가까워지면 가족, 친지 등 사랑하는 이와 만나서 인사를 나누고 싶어 한다.

(4) 희망에 대한 요구

거의 모든 호스피스 환자들은 말기 상태임에도 불구하고 '혹시나'하는 희망을 품는다. "혹시 새로운 약이 개발되어, 기적이 일어나서 살아날 수 있지 않을까?"하는 희망을 표현하기도 한다. 이러한 희망을 꺾을 필요는 없지만 부추기는 것도 바람직하지 않다. 이때 호스피스 팀이 줄 수 있는 희망은 "끝까지 최선을 다 하겠다", "당신이 필요로 할 때는 옆에서 도움이 되어 주겠다", "정기적으로 방문하겠다"하는 것이다. 또한 죽음 이후의 내세에 대한 긍정적인 소망을 갖기 원한다는 연구 결과도 있는데, 혹시 환자가 영원한 세계에 대한 소망을 간직하게 된다면, 그것이야말로 더없이 좋은 희망이 될 것이다.

피쉬와 셸리뿐만 아니라 웨스트버그(Westberg, 1955), 헤스(Hess, 1969), 클라인벨(Clinebell, 1983) 등의 연구에서도 위와 같은 내용의 영적 요구가 있음을 보고하였다. 국내에서는 이미형(1983), 김강미자(1985), 김태희(1986), 최화숙(1987) 등의 연구와 한국호스피스협회에서 발간한『호스피스완화의료에서 영적 돌봄을 위한 임상지침서(2019)』에서도 확인된 바 있다.

4) 영적 고통

고통의 사전적 의미는 '몸이나 마음의 괴로움과 아픔'으로, 신체 조직의 파손에 의해 인간이 겪는 불쾌한 감각적 · 정서적 경험이다. 이와 같이 고통이란, "몸이나 마음의 괴로움이나 아픔"을 일컫는다. 특히 만성질환이나 불치병을 앓는 사람은 그들이 겪는 신체적 고통뿐만이 아니라 삶의 의미를 잃어버릴 수 있는 정신적 · 영적 고통도 함께 겪는다. 이렇듯 고통은 신체적 · 정신적 · 영적으로 나타난다고 할 수 있다.

영적 요구가 충족되지 못할 때, 말기환자는 영적 고통을 느끼게 된다. 남편과 함께 가수로 활동하던 간호사가 콘서트를 준비하던 중 교통사고를 당했다. 다리를 다쳐 입원 중인 그녀는 다리의 통증이 너무 심해 morphine을 맞았다고 한다. 주사를 맞아도 얼마 가지 않아 심한 통증을 견딜 수 없어 소리를 지르며 주사를 더 놔달라고 울부짖곤 했는데, 어느 날은 "내가 이렇게 소리치며 울 정도로 진짜로 아픈가?"하고 자신에게 물어보았다고 한다. 스스로를 성찰한 결과, 실제 아픈 것은 다리가 아니라 "하나님께서 나를 버리신 것인가?"하는 영적 고통이 다리가 아픈 것처럼 표현된 것을 깨닫게 되었고, 이후 다리는 그렇게 아프지 않았다고 고백한 바 있다.

영적 고통은 힘과 희망의 근원이 되는 믿음이나 가치체계의 붕괴를 경험하는 위험한 상태(Carpenito, 1983)로 종교적 · 문화적 결속으로부터의 분리와 믿음과 같은 가치체계에 대한 도전에 의한 것이라 할 수 있다. 영적 고통을 경험하는 말기환자들에게서 나타나는 특징은 다음과 같다.

- 삶과 죽음의 의미, 믿음에 대한 관심의 표현
- 하나님(신, 절대자, 초월자)에 대한 분노 혹은 관심의 표현
- 고통의 의미에 대한 질문
- 믿음에 대한 내적 갈등의 표현
- 자신의 존재 의미에 대한 의문
- 일상적인 종교의식의 참여가 불가능함
- 영적 도움을 구함
- 치료와 관련된 도덕적 · 윤리적 의미에 대한 질문
- 종교지도자에 대한 분노의 표현
- 행동과 기분(분노, 울음, 위축, 선입견, 불안, 적대감, 무감동과 같은)의 변화

- 질병과 죽음을 자신에 대한 벌로 생각함
- 하나님의 용서에 대한 불신
- 자신을 비난하고 수용하기를 거부함
- 자신의 문제에 대한 책임 회피

영적 고통의 특성은 하나님(초월자), 가치, 믿음과 관련된 수직적 차원과 자신의 존재 의미, 대인관계, 환경과 같은 수평적 차원을 포함한다. 인간은 영적 돌봄을 통해 영적 고통이 해소되고, 필요한 영적 요구가 충족되면 영적 안녕상태에 있게 된다. 영적인 안녕감을 가지게 되면 생이 얼마 남지 않았다는 어렵고 힘든 처지와 환경에도 불구하고 자신의 생에 대해 긍정적인 태도를 보이게 된다. 영적 고통이 해소되고 영적 안녕상태에 도달한 환자들의 경우, 통증을 비롯한 신체적인 증상도 덜 느끼게 되어 심신이 평안한 상태를 경험하게 된다.

5) 희망의 이해

(1) 희망의 정의

희망은 나이팅게일(Nightingale)을 비롯하여 많은 간호학자들이 간호의 본질적인 요소로 언급해 왔다. 죽음이라는 극한 상황에 처한 말기환자의 삶의 질을 강조하는 과정에서 희망의 중요성이 제기되고 있다. 희망은 영적 간호의 일부이자, 전인간호의 중요한 요소로 부각되고 있다.

희망은 인간의 중요한 요구와 문제에 대해 해결책이 있다는 기본신념에 바탕을 두고 있다. 또한 희망은 인간으로 하여금 새롭게 존재할 수 있는 영감을 주고, 자기 존재를 끊임없이 개선할 수 있다는 가능성을 갖게 하여 가치 있는 삶을 지속시켜 준다. 그뿐만 아니라 현세 너머의 세계를 내다보게 함으로써 두려움 없는 죽음을 맞이하게 해주는 근원적인 힘으로 해석된다. 또한 희망은 에너지를 일으켜 건강행위를 유지하는 원동력이 된다. 그러므로 희망은 신체적 · 정서적 위기에 대처하고 견디는 능력을 증진시킨다. 희망은 인생의 위기상황에서 개인의 대처능력을 활성화시킴으로써 자살을 예방하고 면역체계를 강화시켜 건강회복과 생명연장에 영향을 준다. 비록 말기상태에 있을지라도, 희망의 결과는 자유, 평화, 안심, 행복, 위로, 확신, 신뢰를 바탕으로 죽을 때까지 평화롭게 살 수 있도록 도와준다.

(2) 희망 증진 전략

인생의 위기로 인해 무력감, 절망, 우울상태에 있는 대상자로 하여금 희망을 보존, 강화, 양성하도록 하는 것은 간호의 중요한 요소가 되고 있다. 여러 학자가 제시한 희망을 증진시키는 전략은 표 6.1과 같다.

표 6.1 희망 증진 전략

이론가	증진 전략
듀폴트(Dufault)와 마르토키오(Martocchio)	• 감정을 표현할 수 있는 기회를 제공한다. • 감정이입을 통해 환자의 표현에 반응한다. • 감정에 대처할 수 있도록 정보를 제공하여 도움을 준다. • 독립적 · 상호의존적 행위를 적절하게 행하도록 이끌어 준다. • 자존감을 증진시켜 무기력한 느낌을 감소시킨다. • 도움이 되는 인간관계를 지지한다. • 낙관적이고 희망적인 환경을 조성한다.
밀러(Miler)	• 위협적인 것을 덜 위협적으로 지각하도록 돕는다. • 긍정적인 미래를 기대하고 확신하게 한다. • 삶이 의미 있을 것이라는 기대를 갖게 한다. • 신과의 관계를 통해 위기를 초월하도록 이끌어 준다. • 제공되는 간호에 대한 긍정적인 기대를 갖도록 돕는다. • 간호제공자와의 좋은 인간관계를 형성한다. • 어려움을 함께 나누는 가족과 친지의 결속을 격려한다. • 행동으로 기대하는 결과를 성취할 수 있다는 지각을 갖게 한다. • 위협적인 감정이나 공포를 이겨낼 수 있도록 지지한다.
힉키(Hickey)	• 유머를 즐기게 한다. • 스스로 단 · 장기적 목표를 설정하도록 한다.
톰슨(Tompson)	• 목표를 설정하여 희망을 느끼도록 한다. • 의미 있는 인간관계를 확장시킨다. • 영적인 믿음을 갖게 한다. • 자연, 예술 및 삶에서 작은 기쁨을 찾게 한다.

2 영적 간호의 실제

1) 영적 간호의 정의

영적 간호는 인간이 가지고 있는 영적 요소에 반응하는 적극적인 돌봄이나 보살핌의 행위라고 볼 수 있다. 다시 말하면 "개인 혹은 집단의 영적 인식에 부정적인 영향을 미치는 스트레스에 대응하여 인간의 통합적 건강을 증진시키기 위한 중요한 간호행위"로 정의할 수 있다. 영적 간호의 궁극적인 목적은 인간이 특수한 임상상황에 처했을 때 발생하는 영적 요구를 충족시켜 영적 갈등을 해소하고, 영적 안녕을 획득하는 것이다.

영적 간호의 목표는 말기환자의 불안, 두려움, 외로움, 우울, 죄책감 대신 대상자가 영적 안녕상태에 도달하도록 도와줌으로써 삶의 질을 높여 주는 것이다. 영적 간호에는 수직적 요소와 수평적 요소의 균형이 중요하다.

영적 안녕이란, 절대자, 자신, 이웃, 환경과의 관계에서의 조화로운 삶 속에서 영적 고통이나 갈등이 감소되고 영적 요구가 충족된 평안한 상태를 말한다. 영적 간호를 종교적인 측면으로 한정하지 않고, 실존적인 측면과 문화적인 측면을 포함할 경우, 보편적이고 우주적인 관점으로 확장할 수 있다.

2) 영적 간호의 실무모형

임상현장에서 수행되고 있는 영적 간호의 현상과 관련 문헌을 고찰해 볼 때, 영적 간호 실무모형의 기본적인 구조는 영적 간호의 선행요소, 영적 간호과정, 영적 간호결과로 구성된다. 여기서 선행요소는 영적 간호에 대한 요구를 발생시키는 어떤 특정한 사건과 거기서 수반되는 영적 간호요구를 의미한다. 즉, 한 개인이 경험하는 영적 위기 혹은 영적 충돌, 영적 갈등 상황과 여기에서 파생하는 다양한 형태의 영적 요구를 말한다.

영적 간호과정은 영적 간호제공자가 영적 간호대상자에게 필요한 영적 간호를 계획하고 수행하며, 그 효과성을 평가하는 과정적인 요소이다. 여기에는 '3차원적 관계성'과 '3단계의 과정'이 상호작용으로 연계되어 이루어지고 있다. 3차원적 관계성은 초월관계성, 타인관계성, 내적관계성으로서, 이는 한 개인이 형성하는 초월적 존재와의 관계, 타인과의 관계, 내면적 관계를 나타내는 것으로 볼 수 있다. 3단계의 과정은 영적 사정, 중재, 평가의 과정을 거침으로써 특정상황에서 유발되는 영적 요구를 해소하여 영적 안녕을 획득하는 전인적인 간호활동을 의미한다.

영적 간호결과는 제공된 영적 간호를 통해 획득되는 긍정적인 상태를 의미하는 것으로 궁극적으로 내적 위기, 충돌, 갈등, 혼란과 같은 영적 고통이 해소되고, 영적 요구가 충족되어 영적 안녕에 도달하는 것을 말한다. 여기에 덧붙여 영적 간호제공자의 특성이 작용하게 되는데, 영적 간호제공자가 처한 환경과 겸비하고 있는 지식 그리고 영적 간호에 대해 가지고 있는 인식이 어떠한지에 따라 영적 간호의 질이 달라질 수 있다.

호스피스에서의 영적 간호는 간호사가 혼자 수행하는 것이 아니라, 호스피스 팀의 일원으로, 팀과 함께 협력하여 제공하는 전인적이고 통합적인 영적 돌봄의 한 부분임을 이해하여야 한다.

지금까지 살펴 본 바와 같이 영적 간호의 실무모형은 3차원적 관계성 안에서 3단계의 과정을 거치게 되는데, 이때 영적 간호제공자의 특성이 반영된다(그림 6.1).

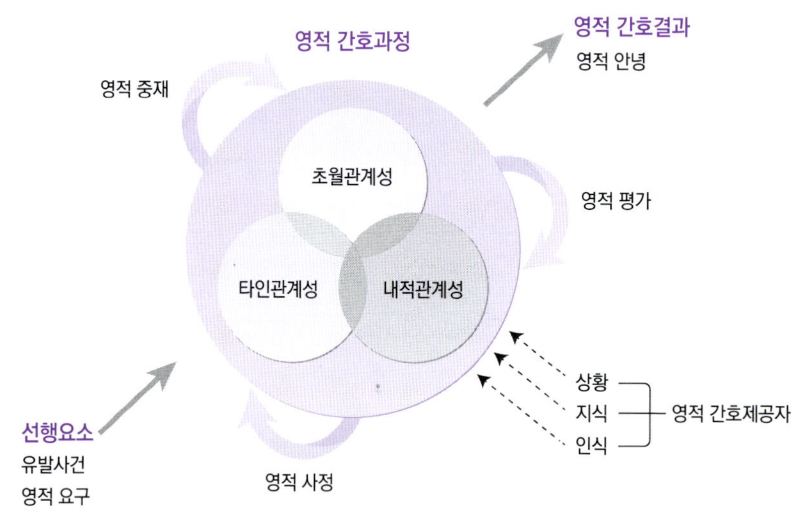

그림 6.1 영적 간호의 실무모형

- 3단계의 과정: 영적 사정, 영적 중재, 영적 평가의 요소가 포함된다.
- 3차원적 관계성: 초월관계성, 타인관계성, 내적관계성의 3가지 관계성이 포함된다.
- 간호제공자의 특성: 영적 간호에 영향을 미치는 요소로서 간호사가 갖추고 있는 조건과 간호 상황의 2가지 요소가 포함된다.

3) 영적 간호의 실무 요소

(1) 선행요소

일반적으로 영적 요구는 인간이 생명을 위협받는 위기 상황에 처했을 때, 내면에 트라우마가 될 정도로 깊은 상처를 입게 될 때, 딜레마를 야기하는 상황이나 내면의 갈등이 있을 때 더욱 두드러지게 나타난다(표 6.2). 간호 상황에서는 암 진단을 받았을 때, 수술 전날 밤, 말기 통고를 받았을 때 등이 이에 해당된다. 연구에 참여한 사람들에게 암이라는 이야기를 들었을 때 가장 먼저 떠오르는 단어 3가지를 말해 달라는 질문에 모든 사람이 공통적으로 언급한 단어가 '죽음'이었다고 보고한 연구 결과도 있었다. 그만큼 말기환자의 상황은 본인이나 가족 모두가 위기감을 느끼게 되고, 영적 요구를 유발시키게 되는 것이다.

표 6.2 영적 간호요구를 유발하는 사건

상황	내용
인간의 생명을 위협하는 사건	임종, 위험을 동반한 수술, 불치병, 생명을 위협하는 심각한 질병
인간의 내면에 깊은 상처를 남기는 사건	성폭행, 다양한 형태의 학대 경험, 알코올 및 약물 중독, 자살기도, 가족 혹은 의미 있는 타인의 죽음, 이별, 이혼, 별거
내면의 부조화	타인과의 갈등, 죄책감, 수치감, 분노, 격리감, 허약감, 부정적 감정
딜레마를 야기하는 상황	정체감 상실, 삶의 의미에 대한 의문, 윤리적 혼란

피쉬와 셸리(1980), 웨스트버그(1955), 헤스(1969), 클라인벨(1983), 이미형(1983), 김강미자(1985), 김태희(1986), 최화숙(1987), 김도봉(2019) 등의 연구에서 영적 요구를 면밀하게 분석한 결과, 3가지의 관계적 차원, 즉 초월적 존재와의 관계, 타인과의 관계, 내면적인 관계에서 영적 요구가 파생됨이 보고되었다. 이러한 3가지 관계적 차원에 따라 영적 간호 요구를 분류하면 표 6.3과 같다.

표 6.3 영적 간호요구

차원	간호요구
초월관계성	신 혹은 절대자와의 연결성, 면죄, 종교적 행위 혹은 신념에 대한 원의, 하나님의 능력을 통한 치유의 갈망, 하나님으로부터 용서를 바람 등
타인관계성	타인과의 신뢰적 관계를 희망함, 타인과의 연결, 타인의 용서, 타인으로부터의 자유로움 등
내적관계성	삶의 목적과 의미 찾기, 희망 혹은 사랑과 같은 긍정적 감정의 회복 갈망, 내적 자유 갈망, 내적 평화와 확신 찾기 등

(2) 영적 간호과정

영적 간호의 실무모형에서 가장 중심이 되는 부분은 영적 간호과정이다. 영적 간호과정은 사정, 중재, 평가로 이루어져 있으며, 이는 초월관계성, 타인관계성, 내적관계성의 3가지 영적 차원을 고려하여 수행된다. 영적 간호과정은 표 6.4와 같이 요약된다.

① 사정

사정은 대상자가 가지고 있는 영적 요구 및 영적 상태를 측정하는 것이다. 대상자가 가지고 있는 영적 요구를 과연 어떻게 측정할 것인가? 하는 문제는 영적 간호과정의 시발점이며, 그 자체로도 주요 관건이라고 볼 수 있다. 하이펠드(Highfield)는 자신의 종설논문을 통해서 대상자의 영적 요구를 어떻게 사정할 것인가? 하는 방법론을 다루었는데, 여기에서는 영적 요구의 사정 방법에 대해 질문법, 관찰법, 심층면담, 도구사용, 간호사 자가사정법으로 제시하였다. 특별한 것은 간호사가 대상자의 영적 요구를 사정하기 전에 자신의 종교 및 신념체계, 영적 상태를 스스로 평가함으로써 대상자의 영적 요구 사정에 있어서 보다 객관적인 입장을 견지할 수 있음을 제시하였다. 사정은 주관적인 자료와 객관적인 자료를 통해 진행되는데, 적어도 호스피스에 등록한지 3일 이내에 하는 것이 바람직하다.

사정 단계에서는 다음과 같은 사항을 탐색할 수 있다.

- 초월관계성: 하나님에 대한 분노와 냉담에 대한 죄의식
- 타인관계성: 타인에 대한 분노와 애착, 치료에 비협조적인 태도
- 내적관계성: 포기, 절망감, 욕구 상실, 외로움, 미래에 대한 두려움

현장에서 활용 가능한 영적 사정 도구들을 소개하면 다음과 같다.

표 6.4 영적 간호과정

영적 차원	사정	중재	평가
초월관계성	• 초월적 존재에 대한 개념 • 초월자와의 연결성 정도 • 초월자에 대한 믿음 정도 • 초월자로부터 느끼는 소명감 정도 • 현재 참여하는 종교 단체 및 종교 행위에 대상자가 부여하는 중요성 정도 • 영적 여정에 대한 총체적인 회상	• 대상자의 종교적 · 영적 신념 및 종교 활동 지지하기 • 함께 기도하기 • 종교의식 참여 지원하기 • 영적 상담하기 • 종교적 의식 안내하기 • 종교적 상징 이용하기 • 성경 혹은 경전 읽어주기 • 종교음악 및 명상음악 감상하기 • 신앙적 여정을 회상하도록 인도하기	• 하나님의 용서 체험 • 내세에 대한 확신 • 신과의 인격적 유대감 증진 • 초월적 힘에 의한 치유경험(특수상황) • 신에 대한 신뢰감 회복
타인관계성	• 타인과의 연결성 정도 • 타인에 대한 신뢰감 정도 • 지지그룹 및 신앙 공동체의 특성과 참여 여부 • 타인과의 관계에서 해결하지 못한 문제	• 지지그룹 안내하기 • 다학제적 영적 간호팀(간호사, 의사, 종교인, 음악인 등) 구성하기 • 시간 내어주기 • 함께 머무르기 • 경청하기 • 존중하기 • 공감적 반응 보이기	• 타인과의 유대감 향상 • 타인과 용서를 주고 받음 • 타인에 대한 동정심을 보임 • 타인에게 협조함 • 타인에 대한 사랑과 신뢰감 증진 • 치료에 대한 순응
내적관계성	• 희망 혹은 삶의 의미 • 용서 등에 대한 개인적 사고 • 희망 혹은 살아가는 힘의 원천 • 중요시하는 가치 • 삶의 목적 • 추종하는 문화적 신념 및 민간치료요법 • 중요시하는 금기사항	• 희망주입하기 • 자기 삶을 반추하도록 돕기 • 치료적 독서 권유하기 • 쇼핑하기 • 향기요법 제공하기 • 명상법 안내하기 • 의식을 집중하도록 인도하기 • 치료적 마사지 및 접촉해주기 • 유쾌한 이미지를 상상하도록 이끌어 주기	• 내적 평화 • 희망을 되찾음 • 유머 사용 • 우울완화 • 고립감 감소 • 자기인식 증가 • 자기수용 증가 • 자신의 고통과 질병에 대한 깊은 의미 발견 • 삶의 목적을 가짐 • 생명에 대한 경외감 • 신체적 이완 • 통증완화

의사인 고수진과 황승주(2019)는 호스피스 팀의 일원으로 활동하면서 대상자들의 영적 상태를 사정하는 '영적 고통 측정 간이도구'를 개발하였는데, 사용안내서와 함께 활용할 수 있도록 제시하였다(Box 6.1). 셸리는 21문항의 '영적 요구도 사정 질

Box 6.1 영적 고통 측정 간이도구

영적 고통 측정 간이도구 사용안내서

고수진, 황승주

목적: 본 영적 고통 측정 간이도구는 말기 암 환자의 영적 고통을 접촉 초기에 측정하여 영적 돌봄과 더 상세한 영적 사정의 기초자료로 사용하고자 개발된 것입니다.

사용 방법:

1. 대상: 말기 암 환자 중 의식이 뚜렷하고, 기본적인 관계형성이 이루어져 영적 의사소통이 가능한 분들(입원 혹은 가정)
2. 사용 시기: 호스피스완화돌봄의 초기(접촉 3일 이내가 바람직함)
   환자의 상태가 비교적 좋으며 편안하게 대화할 수 있는 시간과 분위기를 선택합니다.
3. 환자에게 설명: 환자가 잘 이해하고 응답하도록 설명합니다.
   예: "○○님을 도와드리고자 한 가지 말씀드리고 싶은 것이 있습니다. 몸이 얼마나 아프신지 말씀해 주시는 것을 저희가 듣고 통증조절을 해 드리듯이, ○○님의 영혼(마음 깊은 곳)의 고통이나 문제도 말씀해 주시면 잘 해결되도록 도와드리려고 합니다. 그래서 몇 가지 여쭈어 보고 싶은데, 괜찮으시겠어요?"
4. 자가 기입 혹은 면담방식의 선택:
   - 생각이 깊고 스스로 정리를 잘 하며 글을 쓸 수 있는 여건의 분들은 자가기입식을 권합니다.
   - 그 외의 분들은 면담방식으로 진행합니다.

   환자에게 적절한 용어로 문항을 설명하여 의미를 명확히 알고 응답하도록 돕습니다. 문항의 순서를 바꾸어 환자가 부담을 느끼지 않고 편하게 대답할 수 있는 것부터 시작하셔도 좋습니다(예: 신, 하나님, 하느님, 조물주, 초월자 등 환자가 편안하게 여기는 단어 사용).
5. 추가적인 말이나 질문: 문항 이외에 더 하고 싶은 말이 있는지 물어보고, 듣는 시간을 가지는 것이 필요합니다.

   환자의 상태를 살펴보고 영적 주제에 관해 더 질문하고 싶은 것이 있으면 보충질문을 합니다.

   예: - 혹시 '이것만은 꼭 하고 싶다'는 일(이루고 싶은 소원)이 있습니까?
   - 지금 가장 걱정(염려)되는 것은 무엇입니까?
   - 혹시 누구에게 '잘못하여 미안하다고 사과하고 싶다'고 느끼는 사람이 있습니까?
     반대로 밉거나 원망스러운, 가능하면 사과를 받고 싶은 사람이 있습니까?
   - 지금까지의 삶에서 가장 가치 있었던 일은 무엇이었습니까? 가장 사랑했던 사람은?
   - 지금 (어렵지만 그래도 희망을 가지고 계시다면) 어떤 희망을 가지고 계십니까?
6. 결과의 평가와 적용:
   점수계산(*역산주의): 10~20(1단계: 영적 고통이 적다)
   21~30(2단계: 영적 고통이 중등도이다)
   31~40(3단계: 영적 고통이 크다)

   영적 고통의 순위: (1) 제일 고통이 심한 것, (2) 두 번째로 심한 것 등을 파악하여 다른 고통의 항목들과의 관계를 이해하고, 영적 고통이 심한 항목부터 영적 돌봄을 시작하도록 계획을 세웁니다(미진한 항목에 대한 상세한 영적 사정을 지속하면서). 영적 돌봄을 진행하는 일정으로 영적 고통 측정을 반복하여 영적 돌봄의 효과를 측정해 봅니다.

Box 6.1 영적 고통 측정 간이도구(계속)

성명(연령/성별): ____________________ 등록번호: ____________________

영적 고통 측정 간이도구

◎ 다음은 현재의 영적 상태(영적 괴로움 등)를 묻는 내용입니다.

NO	문항	전혀 그렇지 않다	거의 그렇지 않다	대체로 그렇다	매우 그렇다
1	내가 믿는 신(절대자)은 나를 돌봐주고 계신다.				
2	내 인생이 허무하다고 느낀다.				
3*	신(절대자)은 나의 죄와 잘못을 모두 용서해 주실 것이다.				
4	나는 가치 없는 사람이라고 생각된다.				
5*	나에게는 내세(다음 세상)에 대한 희망이 있다.				
6	나는 신(절대자)이 원망스럽다.				
7*	내가 도움을 필요로 할 때 언제나 도와주는 사람들이 있다.				
8	나는 죽음에 대한 두려움이 있다.				
9*	나는 신앙에 의지하여 힘을 얻고 있다.				
10	고통스러운 내 현재의 삶에도 의미는 있다.				

*역산문항 (그 외의 하고 싶은 말씀들)

점수계산(*역산주의): 1단계(10~20), 2단계(21~30), 3단계(31~40)
영적 고통순위: 1. 2. 3.

해당하는 번호에 √표 해 주시기 바랍니다.

일시: ____________________ 입원 후 ____________ 일 경과

면담자: ____________________

적 도구'를 제시하였다(Box 6.2). 킴, 한, 푸할스키(Kim, Han & Puchalski, 2008)는 한국 환자들을 위한 26문항의 '영적 요구 사정도구(Spiritual Needs Scale, SNS)'를 개발한 바 있다(Box 6.3). 또한 현장에서 필요시 개발하여 사용하기도 하는데, 한국호스피스협회에서 호스피스 실무를 하는 팀들이 모여 개발한 '영적 사정 기록지'와 '영적 간호계획표'를 소개한다(Box 6.4, Box 6.5).

Box 6.2 셸리의 영적 요구도 사정 질적 도구(자아사정) 21문항(영적 모듈 105~106)

1. 당신의 어린 시절을 간략하게 표현해 보세요.
2. 성장기와 지금, 가족과의 관계는 어떤 모습인지 설명해 보세요.
3. 당신의 인생에서 가장 의미 있는 사람에 대해 그리고 그 관계가 어떻게 발전해 왔는지를 설명해 보세요.
4. 어린 시절에 가장 긍정적인 사건들은 무엇이었나요? 지금은 어떻게 생각하고 있습니까?
5. 어린 시절에 가장 부정적인 사건들은 무엇이었나요? 지금은 어떻게 생각하고 있습니까?
6. 신(하나님)에 대해 어떻게 배웠습니까?
7. 자라나면서 신을 어떤 식으로 경험하였습니까?
8. 신을 어떻게 설명하겠습니까?
9. 지금까지 살면서 신과의 관계가 위기에 처했던 순간들은 언제입니까? 어떤 문제와 관련이 있었습니까? 신과의 관계가 어떻게 바뀌었습니까?
10. 어린 시절, 당신의 믿음이 발전하는데 가장 중요한 역할을 한 사람은 누구입니까? 성인이 되어서는 어떻습니까?
11. 가장 친한 친구가 당신의 믿음에 어떤 영향을 주었습니까?
12. 당신이 속한 믿음의 공동체(교회나 그 밖의 다른 교제 그룹)에 대해 설명해 보세요. 그 공동체는 어떤 식으로 당신의 믿음에 영향을 주었나요(긍정적 혹은 부정적)?
13. 당신이 믿음을 갖는데 어떤 행동(의식, 훈련, 종교적 실천)들이 특별히 도움이 되거나 의미가 있었습니까(성례, 예배, 경건, 기도 등)?
14. 신과의 관계에서 가장 큰 도움을 얻는 곳은 어디입니까?
15. 인생의 현재 시점에서 당신에게는 어떤 종류의 영적 지지가 필요합니까? 지금 그런 지지를 받고 있습니까?
16. 신께 화가 났던 때는 언제입니까? 그 기간을 어떻게 극복했나요?
17. 신은 지금 당신의 삶 속에서 어떻게 실재하고 계십니까?
18. 어떤 면에서 당신의 믿음은 일상생활에 도움이 됩니까?
19. 당신의 믿음은 인생의 중요한 결정을 할 때, 어떤 영향을 주었나요?
20. 신과의 관계가 다른 사람들을 돌보는 일에 어떤 영향을 주었나요?
21. 짓눌리는 느낌이 들 때, 당신은 어떤 영적 자원을 사용합니까?

* 종교가 없는 사람은 연관된 부분들 혹은 구체적이진 않지만 신에 대한 개념을 통해 답변하면 됩니다.

Box 6.3 영적 요구 사정도구(SNS) 26문항(영적 모듈 108~109)

다음 각 항목의 요구는 어느 정도인지 귀하의 의견과 가장 일치되는 란에 √로 표기하여 주십시오.

번호	문항	전혀 원하지 않는다	원하지 않는다	보통으로 원한다	자주 원한다	아주 많이 원한다	항상 그렇다
1	나의 이야기에 귀 기울여 들어주기를 원한다.						
2	슬프고 괴로울 때, 누군가 내 옆에 있어 따뜻하게 대해 주기를 원한다.						
3	다른 사람을 용서하고 나도 용서받기를 원한다.						
4	환자로서 있는 그대로의 모습으로 받아주었으면 좋겠다.						
5	현재 나에게 고통이 있더라도 희망을 갖기를 원한다.						
6	내세에 대해 알고 희망을 갖기를 원한다.						
7	치료과정에서 겪는 고통을 극복함으로써 마음의 평안을 얻고 싶다.						
8	나에게 주어진 삶에 감사하며 좋았던 일들을 다른 사람과 나누고 싶다.						
9	마음의 고통을 덜어 몸의 고통도 덜고 싶다.						
10	남은 시간을 타인을 돕는 일에 쓰고 싶다.						
11	나의 삶을 되돌아보고 고통 속에서도 삶의 의미와 목적을 찾고 싶다.						
12	현재 나의 한계 상황에서도 의미 있는 생활을 하기 원한다.						
13	내가 왜 이런 병고를 겪어야 하는지 이해하고 싶다.						
14	남은 시간 동안이라도 나의 삶을 가치 있게 만들고 싶다.						
15	나와 같은 종교를 가진 성직자(목사, 스님, 신부 및 수녀)와 가족이 방문하여 기도해 주길 원한다.						
16	종교적인 음악(찬송가 찬불가)이나 경전(성경, 불경)을 듣고 싶다.						
17	종교의식(예배/미사/예불)과 종교모임에 참여하길 원한다.						
18	투병기간 동안 신(하나님)이 나와 함께함을 느끼기를 원한다.						
19	내가 미처 깨닫지 못한 잘못이나 전생의 업보가 있다면 용서받고 싶다.						
20	나의 고통이 가족(조상)이나 친지들의 잘못으로 인한 것이라면, 대신 감당하고 싶다.						
21	나의 삶을 되돌아보고 미처 못다한 일을 마무리하고 싶다.						
22	죽음과 임종에 대한 걱정과 두려움을 표현하고 이해받기를 원한다.						
23	나의 삶의 의미가 죽음 이후에도 영원히 이어지기를 원한다.						
24	언제 죽음이 찾아오더라도 담담하게 받아들이고 싶다.						
25	죽음 앞에서도 나는 내 삶의 주인이고 싶다.						
26	치료와 간호과정에 적극적으로 참여하여 나의 삶을 주도하고 싶다.						

출처: Yong 1S., Kim JH, Han S.S., & Puchalski CM.(2008). Development and Validation of a Scale Assessing Spiritual Needs for Korean Patients with Cancer. Journal of Palliative Care, 24(4), 240-246.

Box 6.4 영적 사정 기록지

영적 사정 기록지

이름: (성별/나이:)	No.
진단명(주요증상):	

<table>
<tr><td rowspan="1">개인력
(life story)</td><td colspan="6">• 살아온 과정:
• 주요사건과 의미:
• 성격적 특성:</td></tr>
<tr><td>종교력</td><td colspan="6">• 종류: (소속:), 신앙심: 거의 무관심, 초보적, 중등도, 성숙한 신앙
• 종교력:</td></tr>
<tr><td>가족관계 및
영적 배경</td><td colspan="6">• 가족과의 관계:
• 가족의 영적 배경:</td></tr>
<tr><td rowspan="7">영적 고통</td><td colspan="2">질문</td><td>전혀
그렇지
않다</td><td>거의
그렇지
않다</td><td>대체로
그렇다</td><td>매우
그렇다</td></tr>
<tr><td colspan="2">1. 지금 자신의 인생이 허무하다고 느끼십니까?</td><td></td><td></td><td></td><td></td></tr>
<tr><td colspan="2">2. 현재 가지고 있는 희망이 있습니까?</td><td></td><td></td><td></td><td></td></tr>
<tr><td colspan="2">3. 주위에 언제나 도와주는 사람들이 있어 만족합니까?</td><td></td><td></td><td></td><td></td></tr>
<tr><td colspan="2">4. 지금 힘이 되고 있는 신앙(종교, 영적 신념)이 있습니까?</td><td></td><td></td><td></td><td></td></tr>
<tr><td colspan="2">5. 꼭 하고 싶은 일(소원)이 있습니까?</td><td></td><td></td><td></td><td></td></tr>
<tr><td>영적 고통의 정도: 경함, 중증도, 심함</td><td colspan="5">주요 영적 고통: 1. 2.</td></tr>
<tr><td>주요
영적 요구</td><td colspan="6">1. 2. 3.</td></tr>
<tr><td rowspan="2">도움이 될
영적 돌봄과
영적 지지자</td><td colspan="6">영적 돌봄의 종류:</td></tr>
<tr><td colspan="6">영적 지지자:</td></tr>
<tr><td>기타 참고사항</td><td colspan="6"></td></tr>
</table>

기록일: ______________________ 기록자: ______________________

Box 6.5 영적 간호계획표

영적 간호계획표

이름: (성별/나이:)	No.
진단명(주요증상):	

주요 영적 고통	1. 2.	**주요 영적 요구**	1. 2.
영성단계	4□ 3□ 2□ 1□ 0□ −1□ −2□ −3□	**주요 특성 (장 · 단점 등)**	1. 2.
단계적 목표			
담당자 및 지원자			
주요 돌봄 방법			
시간 계획			

경과 기록

시행일	환자의 상황과 주요 고통	돌봄 포인트	평가 및 수정사항

기록일: ______________________ 기록자: ______________________

② 중재

영적 간호중재는 다음의 4가지를 목적으로 이루어진다(Burkhart & Hogan, 2008).

① 영적 지지: 절대자와의 연합과 균형감을 느끼도록 대상자를 돌봄

② 영적 성장촉진: 삶의 의미, 목적, 안녕, 힘 그리고 희망의 원천에 대한 부르심, 연합, 자기인식을 할 수 있는 역량을 강화하는 돌봄

③ 종교적 중독의 예방: 스스로 과한 종교적 의존감을 조절하도록 도움

④ 종교적 의식 강화: 종교적 수행의 참여를 촉진시켜 절대자와의 관계성 증진, 가족이나 이웃과의 관계성 증진, 환자 자신에 대한 성찰을 증진하도록 도움

중재는 사정을 통해서 측정된 대상자의 영적 요구에 대한 적절한 반응으로서 영적 간호계획을 세우고, 계획표(Box 6.5)를 작성하여 중재하는 것이 바람직하다. 중재 노구는 성경, 기도, 찬송과 음악, 간호사 자신, 의미요법, 킴의 사랑이 있는 대인관계 기법 등이 있으며, 3차원적 관계성을 고려하여 계획하고 수행 · 측정된 영적 간호중재는 다음과 같다.

- 초월관계성: 성경 읽어주기, 함께 기도하기, 목회자 상담 주선하기, 찬송가 부르기, 음악 감상하기
- 타인관계성: 중요한 의미를 주는 타인과의 면담 주선하기, 자조모임 안내하기, 고민하고 있는 문제에 대한 무료 법률상담 주선하기, 치료 과정에 대한 설명과 협조 요청하기
- 내적관계성: 힘 북돋우기, 명상하기, 음악듣기, 희망적 미래 상상하기, 성경 말씀을 읽고 묵상하기

③ 평가

평가는 영적 간호를 통해서 나타나는 결과의 경험적 준거를 측정하고, 적합성을 평가하는 것으로서 영적 간호의 결과를 측정하고 그 적합성을 평가하는 것이라고 볼 수 있다. 3차원적 관계성을 고려한 영적 간호의 효과를 평가할 수 있는 기준은 다음과 같다.

- 초월관계성: 교회에 다시 나감, 하나님께 감사하고 의지함, 하나님의 용서를 체험함
- 타인관계성: 타인을 이해함, 치료에 순응함, 사람들과 친구가 됨, 자원봉사에 참여함

- 내적관계성: 삶을 스스로 관리하고 돌보겠다는 확신, 사고의 희망적 전환, 안정된 태도, 편안한 표정

(3) 영적 간호결과

영적 간호를 통해서 획득하고자 하는 특정한 상태는 영적 안녕이다. 이는 시간과 공간을 초월하여 존재하는 절대자, 이웃, 자신 그리고 환경과의 관계에서 조화된 삶을 영위함으로써 내적 자원이 총체적으로 건강한 상태를 의미한다. 엘리슨(Ellison, 1983)은 영적 안녕을 수직적 차원과 수평적 차원으로 설명하였는데, 수직적 차원은 신과의 관계에서 평온을 느끼는 종교적 안녕으로 보았고, 수평적 차원은 인간의 삶에 대한 만족감과 의미 그리고 목적이 충만한 상태, 즉 실존적 영적 안녕으로 보았다. 엘리슨이 제시한 영적 안녕상태의 지표는 다음과 같다.

- 나는 하나님이 나를 사랑하시고 돌보아 주심을 믿는다.
- 나는 하나님과 개인적으로 의미 있는 관계를 맺고 있다.
- 나는 하나님과 관계를 맺음으로써 고독감을 느끼지 않는다.
- 나는 삶이 긍정적인 경험이라고 느낀다.
- 나는 삶이 충만되고 만족하다고 느낀다.
- 나는 삶의 궁극적 목적이 있음을 믿는다.

페리(Peri)는 초월적 존재에 대한 믿음, 의미 있는 타인과의 관계회복, 내적 조화, 주체적 결정권을 확보했을 때 비로소 영적 안녕에 도달할 수 있다고 하였으며, 멕웬(McEwen)은 영적 안녕의 중요한 지표로 지지체계 확보, 이웃과 우주에 대한 건강한 인식과 사고 등을 제시하였다.

4) 영향변수: 간호제공자의 특성

다수의 연구자들은 간호제공자의 특성이 영적 간호의 효과성에 미치는 결과에 큰 관심을 가지고 연구를 수행하였다. 멕웬은 간호사가 영적 간호에 대해서 가지는 인식의 중요성을 강조하였는데, 간호사가 영적 간호에 대한 중요성을 깊이 인식하지 못하거나 죽음, 고통, 비탄과 같은 인간의 조건에 대한 불편을 느끼거나 또는 자신의 영적 상태에 대한 인식이 모호할 때 영적 간호를 제대로 수행하기 어렵다고 하였다. 하이펠드는 많은 간호사가 영적 · 종교적인 주제에 대한 지식이 부족하거나, 심리사회적 요구와 영적

인 요구를 혼동하는 경우가 많음을 지적하고, 영적 간호에 대한 교육 부족, 영적 간호와 관련된 이론 개발 부족을 그 원인으로 보았다. 이와 관련하여 던(Don)은 간호사의 과도한 업무와 시간 부족, 병원관리자의 영적 간호에 대한 인식 부족, 부적합한 환경 등이 영적 간호의 장애물이라고 주장하였다. 이러한 사실을 고려할 때, 영적 간호의 효과에 영향을 미치는 간호제공자의 특성은 간호사의 조건과 상황적 요소로 구분할 수 있다.

■ 간호사의 조건: 영적 간호를 수행하는 간호사의 조건은 다양하다.

영적 간호를 제공하는 간호사가 다음을 파악하고 있는지에 따라 영적 사정과 중재에 많은 차이가 발생하게 된다.

- 영적 간호의 중요성을 잘 인식하고 있는지?
- 영적 간호에 대한 경험과 지식이 어느 정도 있는지?
- 정서적 · 영적으로 성숙하고 영적 안녕상태에 있는지?
- 삶과 죽음, 내세에 대한 믿음과 철학이 있으며, 타인의 영적 고통을 이해하고 영적 요구를 알아 볼 수 있는 통찰력이 있는지?
- 지 · 정 · 의가 조화를 이룬 인격으로 타인의 종교도 존중할 줄 알고 숙련된 의사소통 기술로 대화를 나눌 수 있는지?

더불어 다음과 같은 장애요소가 있는지에 대해 성찰해 보아야 한다.

- 영성에 대한 이해와 중요성에 대한 인식 부족
- 자신의 영성 생활이나 영적 안녕상태 부족
- 영적 요구를 충족시키는 방법에 대한 교육 및 노력 부족
- 자신의 가치관이나 종교를 강요하고자 하는 마음이나 태도
- 자신의 경험을 주장하거나 '좋아지고 있습니다'와 같은 거짓 희망 사용
- 무언가 해주어야 한다는 강박관념이나 동료들과 경쟁심을 갖는 태도
- 가족들의 태도와 반응을 충분히 고려하지 못함

영적 간호제공자는 환자들이 그들의 영적 요구를 의논할 수 있는 치료적이고 안전한 환경 제공, 환자나 가족의 종교나 문화에 상관없이 수용하는 태도, 환자 중심적인 지지를 제공할 수 있어야 한다.

영적 간호에서 간호사는 자신을 치료의 도구로 사용하는 바 자신에 대한 꾸준한 성찰을 통해 조건을 상향 조정하고자 하는 노력이 필요하다. 한편, 영적 간호요구를 간호사가 충족시키기 어렵다고 판단될 때는 환자의 상태를 파악한 후, 호스피스 팀 내의 다

른 전문가에게 의뢰하고 결과를 관찰 및 확인하는 것도 한 방법이다.

- 상황적 요소: 영적 간호를 제공하는 데 필요한 환경 및 지원을 의미한다.
  - 환경적 지원: 간호 상담실, 정원, 산책로
  - 교육적 지원: 정기적인 영적 간호실무 교육
  - 제도적 지원: 영적 요구 사정도구와 영적 간호 임상 프로토콜 비치, 병원 목회자 및 자원봉사자의 지원

3 영적 간호 기법

영적 간호를 위해 활용할 수 있는 다양한 중재 방법 중 의미요법과 킴의 사랑이 있는 대인관계 기법에 대해 설명하고자 한다.

1) 의미요법

의미요법을 의미하는 'logotherapy'라는 말은 'logos'의 준말인 logo와 치료를 뜻하는 therapy의 합성어라고 볼 수 있다. 'Logos'란 본래 철학적으로는 '진리', '이성' 등의 의미를 가지고 있는데, 의미요법의 창시자인 빅터 프랭클(Viktor Frankl, 1905~1997)은 '의미'라는 뜻으로 사용하였다. 즉, 의미요법은 의미를 이용한 치료라는 뜻을 지닌다.

의미요법은 제2차 세계대전 때, 아우슈비츠 수용소에 갇혀 있던 유대인 정신의학자 빅터 프랭클의 체험과 인간탐구에 그 근원을 두고 있다. 프랭클은 비엔나 대학에서 1949년 박사학위를 받았으며, 제2차 세계대전 당시 촉망되는 신진 정신의학자로서 연구에 매진하고 있었다. 오직 유태인이란 사실 때문에 나치에 의해 체포되어 1942년부터 3년 동안 악명 높은 수용소인 아우슈비츠와 다카우의 강제 수용소에 억류되었다. 여동생 한 사람을 제외하고 부모와 형, 아내를 대학살의 제물로 빼앗긴 그곳에서 말로 다할 수 없는 고통을 겪고 자신이 신뢰해 왔던 모든 것을 엄격히 시험당할 수밖에 없는 상황에 처하게 되었다.

프랭클은 굶주림과 추위, 극도의 고통과 공포 속에서도 수용소에서 머무는 동안 인간에 대한 관찰과 자기진단의 내용을 글로 담아 두었다. 그러나 어느 날 그 글들이 게쉬타포에게 발각되어 단숨에 몰수된 후 소각되었다. 이 경험은 프랭클에게는 목숨이 끊어

지는 것과 같았다. 글을 몰수당한 비극적인 경험 앞에서 그는 삶이란 과연 의미 있는 것인가? 하는 회의에 빠져들게 되었다.

그러나 그 후 얼마 지나지 않아 그에게 지급되었던 헌 죄수복 속에서 그 옷을 입었던 죽은 포로가 쓴 종이쪽지를 발견하고 하나의 진리를 깨닫게 된다. 그 쪽지에는 유태인의 기도문인 '쉐마 이스라엘(Shema Israel)', 즉 "네 영혼과 힘을 다하여 주 너의 하나님을 사랑하라"는 내용이 담겨 있었다. 그는 그 당시에 이 내용을 전통적인 의미와는 다르게 해석하였는데, 그에게 있어서 그것은 고통이나 심지어 죽음 앞에서도 삶을 긍정적으로 받아들이라는 하나님의 명령같이 느껴졌다.

그에게 그 기도문은 단지 종이 위에 남겨져 있는 글씨가 아니라 그의 철학을 탄생시키고 죽음의 수용소라는 처절한 실험실에서 그것을 검증하게 만든 엄청난 소명이었다. 그의 이론은 아우슈비츠에 오기 전부터 형성된 것이지만, 그곳에서의 가혹한 경험을 통하여 실증적으로 확인된 것이다. 그는 허무와 무의미 가운데서도 사람이 근본적으로 지닌 강인한 생의 긍정성을 발견하였다.

삶의 근본동기가 쾌락, 권력, 물질적 풍요를 추구하는 데 있는 것이 아닌 삶의 참된 의미를 탐구하는 데 있다고 보는 것이 의미요법의 기본 입장이다. 프랭클은 의미요법의 성격에 대해서 "의미요법은 삶의 의미를 찾고 추구하는 심리요법이다."라고 밝히고 있다. 실제로 logos란 '말씀', '의미'를 뜻하지만 동시에 '정신'을 뜻하기도 한다. 그래서 의미요법은 인간의 영적 · 정신적인 측면을 충분히 고려한다. 여기서 '영(spirit)'이란 말은 종교적인 뜻이 아닌 인간실존의 특수한 차원을 의미한다.

영적이란 말은 특수한 도덕적 결단, 선택, 책임, 자신을 객관화하거나 반대하는 능력, 세계를 개념화하는 능력, 본능적 충동에 의존하는 것과 같은 인간의 심리적인 수준을 초월하여 그것을 승화시키는 능력과 자유를 향한 의지를 강조한다. 따라서 의미요법은 삶의 의미에 역점을 두는 정신요법이며, 환자로 하여금 의미를 찾도록 도와주는 것이 치료의 목적이 된다.

의미요법은 만능의 심리치료기법을 주장하는 것이 아니라 일차적으로 삶의 의미탐구를 강조하며, 임기응변식의 적응보다는 개인의 책임을 강조하고, 과거의 심리적 외상보다는 미래의 도전을 중시한다. 이는 말기환자가 가지게 되는 수많은 '왜?'라는 질문에 대한 답을 찾고 의미를 찾도록 도와주는 요법이다. 의미요법의 기법으로는 역설 의도법과 반성 제거법이 가장 잘 알려져 있으며, 이 외에도 소크라테스 대화법과 태도 수정 기법이 있다.

(1) 역설 의도법

프랭클은 역설적 심리치료 기법을 다룬 선두주자들 중에서도 가장 철두철미하게 이 기법을 실천한 공헌자로 알려져 있다. 역설 의도법은 예상되는 불안이나 두려움 때문에 자기도 모르게 또는 자기 의사와는 반대되는 행동을 하는 내담자에게 사용하는 것이 좋다.

프랭클은 처음에 이 기법을 주로 공포증과 강박증 환자에게 시도하였다. 말더듬이, 얼굴 붉힘, 식은 땀, 불면증, 무대공포증과 같이 원치 않는 강박적 행동을 바꾸고자 하는 사람에게도 응용되었다. 그의 설명에 의하면, 역설 의도법은 내담자가 두려워하는 일, 무서워하는 일, 꺼려하는 일을 피하지 않고 오히려 적극적으로 대면하거나 시도하도록 유도하는 것이다. 이렇게 함으로써 역설 의도법이 지향하는 것은 역설적 희망이 예상불안에서 오는 공포의 악순환을 제거하여 예상불안이 들어설 자리가 없도록 하는 것이다. 호스피스 환자 중에서도 자신의 상황을 인정하고 싶지 않아 혹은 알면서도 역설적으로 접근하는 경우가 있는데, 이때 역설 의도법은 적절하고 치료적인 접근법이 되기도 한다.

역설 의도법을 실행하는 과정에서 더욱 흥미롭게 나타나는 유머의 효과를 알아볼 수 있는 사례를 Box 6.6에 소개한다.

Box 6.6 역설 의도법의 활용 사례

신경증 진단을 받고 입원한 48세의 김○○ 씨는 수전증이 몹시 심해서 커피 잔을 손에 들 수 없을 정도였다. 책을 손에 들고 있을 수가 없어서 평소 독서에 어려움을 겪고 있다. 어느 날 아침, 치료자와 마주 앉은 그녀는 전신을 떨고 있었다. 그래서 치료자는 유머를 가미하여 역설 의도법을 실시하였다.

치료자: 부인, 누가 더 떠는지 내기 좀 합시다.

환 자: (충격적으로) 무슨 말씀을 그렇게?

치료자: 누가 더 빨리 또 오래 떠는지 한 번 내기합시다.

환 자: 선생님도 몸을 떠는 병이신가요?

치료자: 아니오. 그렇지만 나는 마음대로 떨 수 있어요(실제로 떨어 보임).

환 자: 정말 나보다 더 빠르시네요(웃으면서 더 빨리 떨고 있음).

치료자: 잘 하시네요. 자, 더 빨리 떨어보시죠.

환 자: 이제 그만(몹시 피곤해졌다). 그만합시다.

그러고 나서 그녀는 벌떡 일어나더니 휴게실에 가서 커피 한 잔을 들고 왔다. 이윽고 그녀는 한 방울도 흘리지 않고 커피 한 잔을 다 마셨다.

(2) 반성 제거법

반성 제거법은 내담자가 어떤 문제에 대해 지나치게 걱정하거나 사로잡혀서 상황을 객관적으로 인지하지 못하는 경우, 과다반성 혹은 과다성찰을 제거하는 방법이다. 과다반성 혹은 과다성찰은 불면증뿐만 아니라 성기능 장애, 정신지체 증후군, 말더듬, 시험 불안증, 우울증, 실패 공포증을 비롯한 수많은 증상을 불러일으킨다.

적절한 시기에 내담자로 하여금 자기 문제로부터 거리를 두고 반성 제거를 할 수 있도록 이끄는 것이 상담자가 해야 할 중요한 과제이다. 적절한 기회란 내담자가 같은 내용을 반복해서 되풀이 할 때, 고통을 충분히 털어놓았을 때, 상담자가 그 고통을 잘 공감하고 있음을 보여주었을 때, 상담자가 다음 치료 단계로 넘어가기에 충분한 정보를 얻어냈을 때이다. 반성 제거법은 어디까지나 보완적 해결책이 되어야 하며, 이것에 지나치게 의존하여 필요한 의학적 진단을 간과해서는 안 된다.

(3) 소크라테스 대화법

상담자가 내담자로 하여금 잃어버린 삶의 의미를 되찾도록 도와줄 때에 이 질문법을 잘 사용할 수 있다. 내담자의 삶에서 의미를 끌어내기 위해서는 상담자가 내담자에게 적절한 시기에 알맞은 질문을 던져야 한다. 질문을 너무 자주 하게 되면 오히려 역효과가 나기 쉽다. 내담자를 피곤하게 하고 심문 당하는 느낌을 받게 할 가능성이 높기 때문이다. 그리고 상담자 혼자서 상담을 이끌어가고 내담자는 수동적으로 끌려갈 위험도 적지 않다. 적절한 시기에 알맞은 질문을 던져야 하는 것은 바로 이 때문이다.

심리학자 제임스 요더(James Yoder)는 "소크라테스 대화법은 자기인식을 높이고 내적인 깨달음을 깊게 해준다. 이로 인해 내담자는 자유라는 가장 소중한 가치를 다시 한 번 확인하게 된다."라고 말하고 있다. 소크라테스 대화법은 구체적이어야 한다. 예를 들어, "그때 어떻게 느꼈습니까?"라고 묻기보다는 "그때 무엇을 느꼈습니까?"라고 묻는 것이 좋다. 이처럼 구체적인 질문을 던지면 내담자가 자신을 일반화시켜서 본질적인 문제를 회피하려고 하지 않을 것이다(Box 6.7).

(4) 태도 수정 기법

흔히 스트레스는 어떤 특정한 문제 때문이라기보다는 그 문제를 받아들이는데 있어서의 비합리적인 인식과 태도에 기인하는 경우가 많다. 나에게는 난관이지만 다른 사람에게는 아무렇지도 않은 일일 수 있으며, 또 다른 이는 이것을 도전으로 받아들이기도 한다. 그러므로 "나는 사회의 무기력한 희생자이다."라는 패배의식을 극복하게 함으로써 자신을 스스로 조정할 수 있는 능력을 가진 자로 인식하게 하는 것이 태도 수정 기법의 역할이다. 패브리(Fabry)는 태도 수정 기법의 지침을 Box 6.8과 같이 제시하고 있다.

Box 6.7 소크라테스 대화법의 주제

- 나에게 가장 중요한 목표는?
- 나의 성격이나 자질 중에서 가장 소중하게 생각하는 것은?
- 내가 지금 당하고 있는 어려움은?
- 가장 뚜렷하게 남아있는 기억은?
- 언젠가 꼭 실현시키고 싶은 꿈은?
- 깊이 후회하고 있는 것은?
- 내가 지금 도전하고 싶은 것은?
- 벗어나고 싶은 공포는?
- 나는 자신을 …처럼 여긴다.
- 내게 있어서 가장 소중한 인간관계는?
- 내가 지금 걱정하고 있는 것은?
- 나는 …을 가장 소중하게 믿고 있다.

Box 6.8 태도 수정 기법의 지침

- 여러 가지 대안이 있을 수 있다.
- 행동양식은 바꿀 수 있다.
- 어떤 상황에서도 의미를 발견할 수 있다.
- 삶은 어떤 경우에도 의미가 있다.
- 모든 상황에는 긍정적인 측면이 있다.
- 과오, 실패, 질병 등 돌이킬 수 없는 쇠퇴의 경우에도 반드시 기회는 있다.

2) 킴의 대인관계 기법

킴의 대인관계 기법은 김수지 교수가 유엔개발계획(United Nations Development Programme, UNDP) 기금을 지원받아 국내외 정신간호학자들과 함께 연구한 결과물 중 하나로 호스피스 환자와 가족을 대상으로 한 여러 연구에서 그 효과가 입증된 바 있다.

(1) 알아보기

알아보기(noticing)는 대상자의 현재 상태 또는 사소한 변화나 기분을 파악하는 것으로 상대방에 대한 적극적인 관심의 표현이다. 호스피스 환자의 표정, 목소리, 가족관계, 불안, 염려가 되는 점 등을 파악하는 기술이라 할 수 있다. 환자가 찡그리고 있거나 한숨을 쉬고 있을 때, 그때그때 환자의 상태와 심리를 알아봐 주는 것은 영적 간호의 한 기법이다.

(2) 동참하기

동참하기(participating)는 환자의 이떤 부분이나 문제 해결에 함께 하는 것을 의미한다. 임종에 가까운 환자가 교회의 담임 목사님을 불러달라고 요청한 적이 있었다. 목사님이 오시자마자 환자가 "권사로서 제 직임을 다하지 못하고 먼저 가서 미안합니다. 건축헌금 계획해 놓은 것도 다 하지 못하였는데, 이것으로 갈음하여 주시면 고맙겠습니다."라고 어눌한 음성으로 말하며 다이아몬드로 된 결혼반지를 빼서 드렸다. 목사님은 눈물을 글썽이며 "알겠습니다. 아무 염려하지 마시고 편히 가십시오."하며 임종 예배를 드리고 기도해 주셨다. 환자도 눈물을 글썽이며 마음의 짐을 덜었다고, 감사하다고 말하며 편안한 모습으로 이별의 인사를 나누었다. 이렇게 호스피스간호사로서 환자의 요청에 따라 목회자와의 만남을 주선해드리고 함께 그 자리에 있어주는 것이 동참하기의 한 예가 되겠다.

(3) 공유하기

공유하기(sharing)는 자신이 가진 것, 느끼는 것, 경험한 것을 함께 나누는 기술이다. 유방암 말기로 폐, 뼈, 뇌에 전이가 온 환자의 집을 방문하였는데, 환자와 가족이 모두 웃고 있었다. 평소 요구 사항이 많아 돌보는 남편과 두 아들이 힘들어 했는데, 그 날은 환자가 웃으니 가족들도 함께 기분이 좋아보였다. 무슨 일이 있었는지 묻자 동태찌개를 먹었다고 말하며 활짝 웃는 모습을 볼 수 있었다. 자신이 가장 좋아하는 것인데, 옆 동에 사는 자원봉사자가 가지고 왔다고 한다. 실제로는 국물만 세 스푼 정도 먹었지만 환자는 매우 만족하고 행복해 했고 가족들도 기뻐하고 있었다. 저녁을 먹으려고 준비한 동태찌개 한 그릇을 나누어 줌으로써 환자와 가족에게 행복과 좋은 관계를 선물한 것이다.

(4) 경청하기

경청하기(listening)는 상대에게 의식적으로 주의를 기울임으로써 상대방이 하는 말뿐만이 아니라 상대방의 생각이나 느낌까지 듣고 문제를 파악하는 기술이다. 환자의 기분, 표정, 느낌 등을 파악하면서 말을 듣거나, 눈을 마주치며 집중해서 듣기, 환자가 말하고 있을 때 가로막지 않기, 언어적 · 비언어적 반응을 관찰하며 말과 겉으로 보이는 외견뿐만 아니라 내적인 표현까지 파악하는 것이다. 특히 시간이 조금 길어지더라도 **환자가 말하고 싶은 것을 말하고 싶은 때에 하도록 허용해 주는 것이** 중요하다. 적극적인 경청의 기술을 사용할 때, 환자는 영적인 문제와 함께 자신의 죽음과 관련된 여러 가지 문제를 본인 스스로 학습하며 성장하게 된다.

(5) 칭찬하기

칭찬하기(complimenting)는 상대방의 장점 및 숨어있는 잠재력을 발견하고 인정해 주는 기술이다. 실무 현장에서 소소하게 환자가 협조해 주는 것, 마음을 열어 주는 것, 감사하는 것, 웃어 주는 것을 비롯하여 잘 하는 부분을 있는 그대로 칭찬해 주는 것은 환자의 기분을 밝아지게 할 뿐 아니라 삶을 긍정적으로 보게 만드는 효과가 있다.

(6) 동행하기

동행하기(companioning)는 호스피스에 등록된 시점부터 사망 시까지 호스피스 팀이 함께 하며 꾸준하게 돕는 기술이다. 3개월 정도 가정 호스피스 서비스를 받은 한 환자가 임종 무렵에 이르러 어눌한 목소리로 "그동안 함께 해주셔서 고마웠어요. 항상 연결되어 있다는 거, 필요할 때 도움을 줄 사람이 있다는 거, 선생님이 늘 그 자리에 있어 주셔서 마음이 든든하고 참 감사했어요."라고 하는 고백을 들은 적이 있다. 그 환자는 호스피스 서비스를 받는 동안, 평생 마음에 짐이 되었던 가족 간의 관계에서 용서와 화해, 그로 인해 풀린 사후 안장 문제까지 호스피스 팀과 함께 했던 시간들을 소중하게 기억해 주었다.

(7) 안위하기

안위하기(comforting)는 환자의 편이 되어주는 기술이다. 환자와 가족의 의견이 다를 때 함께 이야기할 수 있도록 장을 만들어 주기도 하고, 환자의 마음과 결정을 이해하고 받아들여 준다. 호스피스 환자가 남은 시간을 어디서, 누구와, 어떻게, 무엇을 하며 보낼지에 대해서 가족과 생각이 다른 경우에 사용할 수 있는 기법으로 환자는 정신적인 안정과 편안함을 느끼게 된다.

(8) 희망 불어넣어주기

호스피스 팀이 환자와 가족에게 줄 수 있는 일반적인 희망으로는 "호스피스 팀이 항상 함께 하겠다", "도움이 필요할 때 언제든지 돕겠다", "환자가 필요로 할 때 언제든지 응대하겠다"는 것이 있다. 병을 치료하고 죽는 것을 막을 수는 없지만, 이러한 사실은 환자와 가족의 마음에 희망과 위로가 된다. 희망 불어넣어주기(hoping)는 현재 환자와 가족이 당하는 고통이나 질병에 의미를 추구하는 기법이다. 죽음이 무섭거나 부정적인 것이기보다는 모든 사람이 겪어야 되는 삶의 과정이며, 삶의 완성과 인격적 성숙이 될 수 있는 기회임을 시사해주며, 영원한 생명에 대한 소망 등을 알려주면서 말기환자 가족에게 희망을 불어넣어 줄 수 있다. 이때 영적인 부분도 함께 거론하게 된다.

(9) 용서하고 용서받기

용서하고 용서받기(forgiving)는 과거에 자신에게 잘못을 저지른 타인과의 관계에서 그의 잘못을 이해하고 받아들이고 잊어버리면서 다시 좋은 관계를 회복하고 화해하는 것을 의미한다. 용서는 다른 사람에게만 해당되는 것이 아니라, 자신이 자신을 용서하는 것도 포함되는 중요한 돌봄 기법이다. 또한 하나님과의 관계에서 해결해야 될 부분도 있다. 호스피스 서비스를 받는 기간 동안 환자는 하나님과의 수직적인 관계에서, 타인과의 수평적인 관계에서, 자신과의 내적 관계에서 후회되고 끝내지 못한 부분들을 용서하고, 용서받음으로써 생을 평화롭게 마감할 수 있게 된다.

(10) 수용하기

수용하기(accepting)는 호스피스 팀이 대상자가 당면한 상황이나 사건, 처지를 있는 그대로 받아들여 주는 태도를 의미한다. 대상자가 현재까지 살아 온 삶이, 혹은 현재의 상태가 어떠하던지 간에 옳고 그름을 따지기보다 대상자가 처해있는 상황을 이해하고 수용해 주는 기법이다.

4 요약

- 영적 요구란, 인간이 절대자이신 하나님과의 역동적이고 개인적인 관계를 확립하고 유지하는데 필요한 요인이다.
- 영적 간호의 궁극적인 목적은 인간이 특수한 임상상황에 처해졌을 때 발생하는 영적 요구를 충족시켜 영적 갈등을 해소하고 영적 안녕을 획득하는 것이다.
- 영적 간호 실무모형의 기본적인 구조는 영적 간호의 선행요소, 영적 간호과정, 영적 간호결과로 구성된다.
- 간호사는 자신에 대한 꾸준한 성찰을 통해 영향변수로서의 조건을 상향 조정하고자 하는 노력이 필요하다.
- 영적 간호중재 방법에는 성경, 기도, 찬송가와 음악, 간호사 자신, 의미요법, 킴의 사랑이 있는 대인관계 기법 등이 있으며 필요시 전문가에게 의뢰하고 결과를 확인할 수 있다.

토론 1

사례 박OO 씨는 10년간 인슐린의존당뇨병을 앓고 있으며, 이미 당뇨합병증(diabetic neuropathy, ulcer on both heels)이 동반되고 있다. 현재 남편과 별거 중이며, 2명의 딸(6세, 8세)과 함께 친정어머니의 도움을 받으며 생활하고 있다. 경제적 도움을 받고 있는 남편으로부터 이혼을 강요당하고 있으며, 투병의지가 부족하고, 정서적으로 불안정하다. 의사의 처방을 무시하고 추후관리에 소홀하여 퇴원과 입원을 반복하며, 퇴원 후 정기적인 외래진찰을 거부하다가 이번에도 심한 호흡곤란과 전신부종으로 가족(친정어머니)의 강권에 못 이겨 응급실을 통해 입원하였다. 여전히 간호중재와 처방을 무시하며, 의료진에게 부정적인 태도를 보이고, 주변 환자 및 보호자와 잦은 말다툼을 하며, 전화통화 중 남편과 격렬하게 말다툼을 하는 광경을 볼 수 있었다.

이 사례에서

Q1: 영적 간호의 실무모형을 적용하여 영적 간호과정(사정, 중재, 평가)을 구성해 보세요.

Q2: 두 사람이 짝을 지어, 의미요법 중 소크라테스 대화법을 적용하여 질문을 해보고, 그 결과에서 느낀 소감을 나누어 보세요.

참고문헌

- 강성례(2006). 영적 간호의 개념분석. 대한간호학회지.
- 김수지 · 오송자 · 최화숙(1997). 호스피스–사랑의 돌봄. 수문사.
- 김충선 역(1995). 삶의 의미를 찾아서. 청아출판사.
- 오복자 · 강경아(2000). 영성의 개념분석. 대한간호학회지, 30(5), 1145–1155.
- 유양숙 · 한성숙 · 서민정 · 이선미 · 홍진의(2006). 호스피스 팀원들의 영적 돌봄 수행도 측정도구 개발. 한국호스피스완화의료학회지, 9(2).
- 윤매옥(2009). 암환자를 돌보는 간호사의 영적안녕과 영적간호수행. 한국호스피스완화의료학회지, 11(2), 72–79.
- 이미라 · 최화숙(1998). 영적 간호개론. 현문사.
- 이원희 · 김명희 · 김상희(2001). 암환자의 영적건강 측정도구의 신뢰도, 타당도 연구. 성인간호학회지, 제13권, 제2호.
- 한국호스피스완화의료학회(2018). 호스피스 · 완화의료. 군자출판사.
- 한국호스피스협회(2013). 호스피스총론. 한국호스피스협회 출판부.
- 한국호스피스협회(2019). 호스피스 · 완화의료에서 영적 돌봄을 위한 임상지침서.
- Betty Rolling Ferrel & Judith A. Paice(2015). Oxford Textbook of Palliative Nursing 1. Oxford University Press.
- Highfield, M. E(2000). Providing spiritual care to patients with cancer. Clinical Journal Oncology Nursing. 4(3), 115–120.
- John L. Prater, Jack R. & Klugh(2000). Spiritual Pain: A Dynamic of the Fifth Vital Sign.
- Betty Rolling Ferrel & Judith A. Paice(2015).
- The National Consensus Project for Quality Palliative Care 3rd edition 2013.

CHAPTER 7

가족간호

학습목표

1. 말기환자 가족이 경험하는 총체적 고통에 대해 이해한다.
2. 말기환자 가족의 간호요구를 평가한다.
3. 말기환자 가족에게 적절한 간호중재를 계획한다.
4. 말기환자 가족 돌봄 기법을 설명한다.
5. 사별 관련 이론을 설명한다.
6. 사별 유형별 반응과 사별과제를 설명한다.
7. 사별가족 돌봄원칙을 바탕으로 사별가족 돌봄을 계획한다.

개요

인간의 삶에서 죽음은 누구나 피할 수 없는 문제이다. 그러나 죽음을 철학적 담론이 아닌 내 가족의 일로 맞닥트렸을 때 이를 받아들이기는 쉽지 않다. 가족 중의 누군가가 여명이 얼마 남지 않았음을 알게 되면 환자 자신뿐만 아니라 가족 모두가 충격을 받게 되고, 이는 가족 구성원 개개인의 삶에 큰 영향을 준다. 가족들은 환자의 말기상태를 같이 지켜보며 심각한 스트레스를 겪게 되고, 가족 구성원 중 일부는 정신적인 스트레스가 신체적으로 나타나는 고통을 겪게 되기도 한다. 따라서 간호사는 환자와 가족을 하나의 돌봄 단위로 인식하고 다학제적 접근을 통해 돌보아야 한다.

사별은 가족이라는 역동적인 체계를 위협하는 중대한 생활 사건으로, 남은 가족에게 심각한 스트레스를 유발한다. 환자와 가족, 보건의료 제공자는 이러한 스트레스를 각자의 문화적 양식, 믿음체계, 신념체계에 따라 자신들 고유의 방식으로 이에 대처한다. 상실과 사별로 인한 슬픔은 살아남은 이들의 물리적 · 심리사회적 그리고 영적 건강에 영향을 미치게 된다. 간호사는 슬픔, 상실 그리고 사별한 환자와 가족들을 사정하고, 지원하고, 지지하는 역할을 하게 되며, 이들이 슬픔의 과정을 잘 겪어내고 성장할 수 있도록 도와야 한다.

말기환자 가족의 총체적 고통과 말기환자 가족들의 일반적인 반응, 말기환자 가족의 환자 돌봄 과정, 간호중재 등을 알아보고 환자의 사별 이후 사별이론과 관련용어, 사별과정의 반응과 비정상적 슬픔, 사별 유형, 사별간호 원칙에 대해 알아보고자 한다.

Ⅰ. 말기환자 가족

1 말기환자 가족의 총체적 고통

말기환자란, 임종과정에 있는 환자와 다르게 암, 후천성면역결핍증 등 법령이 정한 질환에 의해 적극적인 치료에도 불구하고 근원적인 회복 가능성이 없고, 점차 증상이 악화되어 보건복지부령으로 정하는 절차와 기준에 따라 진료 담당의사와 해당 분야 전문의 1명으로부터 수개월 이내에 사망할 것으로 예상된다는 진단을 받은 환자를 말한다. 이는 말기환자의 개념을 말기 암 환자뿐만 아니라, 비암성 말기환자까지로 대상을 확대한 개념이다. 이러한 말기환자의 고통과 죽음의 과정은 환자를 돌보는 가족 구성원 전체의 삶에 정서적 · 심리사회적 · 경제적으로 부정적인 영향을 미치며, 가족의 역기능 상태를 초래하여 가족생활 및 가족관계나 가족 역할에 혼란을 주게 된다. 말기환자를 돌보는 가족의 어려움은 다음과 같이 나누어 볼 수 있다.

(1) 신체적 고통

말기환자의 가족은 환자 돌봄과 더불어 상실감을 지닌 채로 본인의 일상적인 생활을 지속해야 하기 때문에 상당한 긴장과 스트레스를 받게 된다. 예를 들어, 속 쓰림, 소화 불량, 가슴 답답함, 온몸의 통증, 수면부족 및 만성적인 피로 등의 신체적 불편을 경험하게 된다.

(2) 심리적 고통

말기환자 가족이 의료진으로부터 환자의 임종과 관련된 정보(예: 임종 시기, 임종에 이르는 과정 등)를 듣게 되면, 심리적 고통을 경험하게 된다. 환자가 당면한 죽음에 대한 두려움, 환자가 겪게 될 심리적 고통, 도움을 줄 수 없는 가족의 무력감 · 절망감 · 죄책감, 사랑하는 사람을 잃는다는 심리적 부담감, 고독감, 슬픔, 불안 등이 여기에 포함된다. 또한 말기환자의 가족은 환자의 분노와 우울, 극심한 통증으로 인한 불안 및 죽음에 대한 두려움을 지켜보면서 자신도 분노, 우울, 불안 및 죽음에 대한 예비적 슬픔을 경험하게 된다.

(3) 사회 · 경제적 고통

말기환자의 가족은 환자 돌봄으로 인해 가족생활에도 영향을 받는데, 생활계획의 변경, 가족 역할 및 우선순위의 변화를 경험한다. 또한 환자 돌봄에 따른 소득 상실과 이로 인한 수입의 축소, 환자의 치료비, 개별 돌봄 비용, 시설에서의 돌봄 비용으로 인해 경제적 부담을 겪게 된다. 또한 가족은 환자를 장기간 돌봄으로써 사회적 고립, 인간관계의 위축, 거부, 의존감, 자발성 결여, 무관심에 따른 사회생활의 어려움을 경험한다.

말기 암 환자를 돌보는 가족을 대상으로 이루어진 국내의 여러 연구를 살펴보면, 가족은 환자 돌봄의 책임감을 가지고 버텨나가고 있다. 말기 암 환자 가족은 이러한 돌봄으로 인하여 내적 성장, 가족관계 및 개인 생활의 변화가 있었다고 밝혔다. 가족이 겪는 고통의 인과적 요인은 '환자의 말기 암 진단'이었고, 환자의 말기 암 진단의 고통은 환자 돌봄을 가족 구성원 중 주로 한 명이 전담할 경우, 간호를 교대할 수 있는 다른 구성원이 전혀 없는 경우, 집에서 환자를 돌볼 때 지원받을 수 없는 의료 체계의 미진함이 있을 경우에 더욱 가중되었다.

표 7.1 말기환자를 돌보는 가족의 유형

유형	특성
헌신적 돌봄형	고통과 책임감이 크며, 버티기를 적극적으로 하는 유형
적극적 돌봄형	고통이 헌신적 돌봄형에 비해 작고 책임감이 크며, 버티기를 적극적으로 하는 유형
의무적 돌봄형	고통과 책임감이 상대적으로 작으며, 버티기를 소극적으로 하는 유형
소극적 돌봄형	고통이 크고 책임감이 상대적으로 작으며, 버티기를 소극적으로 하는 유형

2 말기환자 가족의 반응

말기환자 가족의 일반적인 반응은 절망, 역할 기능의 혼란, 환자의 질병과 관련된 정보 수집, 감정의 혼란 등이다. 말기환자 가족은 자신의 슬픈 감정을 표현하고 싶어 하고, 다른 가족 구성원으로부터 위로와 지지를 받고 싶어 한다. 가족에 대한 연구결과를 보면, 가족은 의료인이 환자에게 질적인 간호를 제공하는 것을 가장 우선적으로 하고, 다음으로는 가족에게 정보를 제공해 주는 것, 가족에 대한 정서적 지지 및 환자를 돌보는 데 대한 도움을 기대하고 있다. 따라서 호스피스완화간호사는 말기환자뿐 아니라, 가족의 요구를 지속적으로 파악하고 중재해야 한다.

말기환자 가족의 요구는 환자가 점점 질병이 악화되면서 경험하게 되는 내용을 중심으로 전개되는데, 이를 '사라짐의 과도기'로 표현한다. 말기환자 가족은 의사로부터 환자가 말기라는 것과 질병의 경과가 더 악화될 것이라는 점을 들어서 알고는 있지만, 시간이 지나면서 실제로 환자의 상태가 악화되는 것(예: 환자의 체중감소, 극도로 쇠약해짐, 움직임의 어려움, 의식 수준의 저하 등)을 보면서 환자가 회복되지 않을 것임을 인식하게 되고, 환자가 사라져 가는 과도기를 겪게 된다. 가족에 따라 정도의 차이는 있지만, '사라짐의 과도기'는 7개의 영역으로 구분된다. 이는 재정의(redefining), 부담감(burdening), 모순과의 투쟁(struggling with paradox), 변화와의 투쟁(contending with change), 의미 추구(searching for meaning), 하루하루 살기(living day to day), 죽음 준비(preparing for death)로서 구체적으로 설명하면 다음과 같다.

(1) 재정의

그동안 익숙해져 있던 것으로부터 현재의 것으로 옮기는 것이다. 환자는 자신의 육체 능력이 쇠퇴함에서 좌절감, 분노, 무력함을 경험하게 되고, 이러한 감정이 주위 사람에게 전달되어 가족 또한 어려움을 겪게 된다. 하지만 환자가 자신의 능력이 질병의 경과와 함께 심각하게 저하되는 것을 보면서 현재의 자신에 대해 새로운 정의가 일어나게 되면, 가족이 환자를 지지하는 것이 수월하게 된다. 또한 아픈 부모가 자신의 상황을 잘 파악하고 수용하는 태도를 보이면, 자녀도 부모의 죽음을 삶의 한 부분으로 받아들이기가 더 쉬워지게 된다.

(2) 부담감

환자의 질병과정이 길어지게 되면서 가족은 신체적 · 정신적으로 소진되게 된다. 특히 가족 구성원 중 한 사람이 혼자 환자를 돌보게 되면 이러한 소진은 더욱 가중된다. 환자에 대한 가족의 부담감은 가족의 안녕감을 위협하게 된다.

(3) 모순과의 투쟁

환자에게 삶과 죽음이 공존해 있는 모순된 나날이 지속되면서 가족도 이러한 모순과 투쟁하게 된다.

(4) 변화와의 투쟁

말기환자를 둔 가족은 매일의 일상에서 변화가 일어나는 것을 경험하게 되면서 어려운 시기를 이겨나가는 자신만의 방법을 터득하게 된다.

(5) 의미 추구

말기환자와 가족은 환자의 질병 과정에서 의미를 찾으려고 하는데, 이는 지금의 상황을 이해하고 해답을 찾고자 한다.

(6) 하루하루 살기

말기환자와 가족은 임종을 맞이하는 환자의 매일매일의 삶에서 미묘한 변화를 느끼게 되면서 소중한 시간을 보낼 수 있다.

(7) 죽음 준비

환자는 실제적인 유언이나 재산 분배를 정확하게 하여 환자의 죽음 이후에 일어날 상황에 대해 준비해야 하고, 가족은 환자의 죽음 과정이나 임종과 관련되어 환자의 죽음을 정신적으로 받아들일 수 있어야 하며, 장례 절차와 같은 실제적인 부분을 준비할 수 있어야 한다.

3 말기환자 가족의 환자 돌봄 과정

말기 암 환자 가족의 돌봄 과정은 충격기, 혼란기, 분투기, 수용기의 단계로 이루어진다. 말기환자를 돌보는 가족과 환자의 친밀성이 높을 때, 즉 평소 충분한 대화로 충분한 감정의 교류가 있는 경우에는 그렇지 않은 경우보다 환자의 죽음 과정에 대한 분투기 과정이 길었고, 수용기에서도 더 힘이 들 수 있다. 또한 환자와의 관계에서는 부모-자녀의 관계가 부부관계보다 분투기의 단계가 더 길고 죽음의 수용이 더 어려운 경향을 보인다.

(1) 충격기

말기환자의 가족이 더 이상 치료할 방법이 없다는 소식을 듣는 시기로, 가족은 정신적 충격으로 무감각과 어떻게 할 수 없는 정체감을 느낀다. 충격기의 상호작용 전략으로 말기환자 가족이 사용할 수 있는 것은 현실 회피하기(부정하기, 환자에게 말기 사실 알리지 않기)와 치유에 대한 희망 찾기(여러 병원 찾아가기, 하나님의 기적 바라기, 민간요법하며 기적 바라기) 등이 있다.

(2) 혼란기

말기환자의 가족은 의료진으로부터 호스피스 병원이나 집 근처 병원으로의 퇴원 처방을 받을 때 의료진을 향한 분노를 느낄 수도 있다. 더불어 가족과 자신을 향한 후회와 죄책감, 환자의 임박한 죽음에 대한 절망을 경험하게 된다. 특히 환자와 친밀성이 높은 가족은 더 심한 분노와 절망을 느끼게 된다. 혼란기의 말기환자 가족의 대처 전략으로는 악화되는 환자의 상태를 직시하여 희망이 없음을 알고 슬퍼하기와 암의 원인 찾기, 암 정복 기원하기, 호스피스 상담하기 등이 있다.

(3) 분투기

말기환자의 가족이 환자를 돌보기 위해 있는 힘을 다해 적극적으로 애를 쓰는 단계이다. 호스피스 상담 후 앞으로 호스피스 병원을 이용할지에 대한 여부를 환자나 다른 가족과 협의하고 환자의 간병을 적극적으로 하면서 환자의 고통을 줄이기 위해 적극적으로 개입한다. 분투기에 있는 말기환자 가족은 혼자 감당하는 간호로 인해 몸과 정신이 극도로 지치게 된다.

(4) 수용기

말기환자의 가족이 환자의 임박한 죽음을 받아들이고 죽음을 구체적으로 준비하는 단계이다. 말기환자의 가족은 죽어가는 환자에 대한 안타까움, 죽음 준비의 슬픔, 환자가 없는 미래에 대한 불안 및 갑작스런 죽음에 대한 불안이 있고, 환자의 임박한 죽음에 대해 극심한 슬픔과 아픔을 느끼게 된다. 수용기의 말기환자 가족은 현실 인정하기, 임종 장소 결정하기, 이별 준비하기 및 하루하루 살기의 대처 전략을 사용하게 된다.

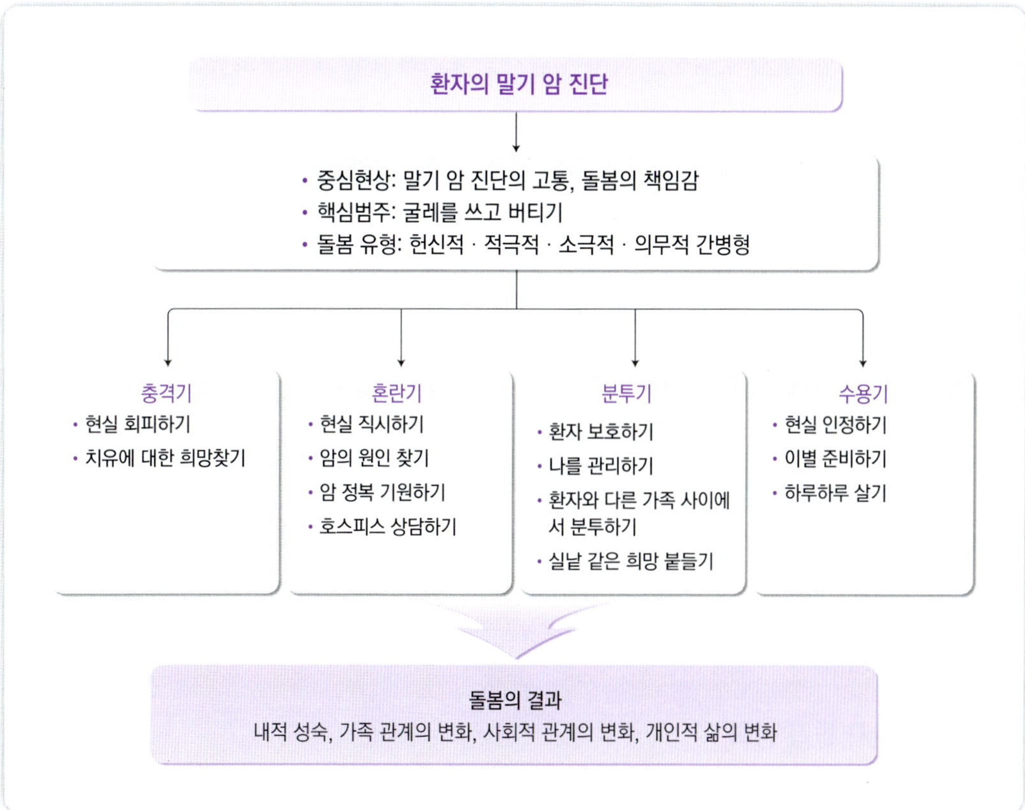

그림 7.1 말기 암 환자 가족의 돌봄 경험.

출처: 최은숙 · 김금순(2012). 말기 암 환자 가족의 돌봄 경험. 한국간호과학회.

4 말기환자 가족의 간호중재

1) 가족 간호중재의 기본 원칙

(1) 환자와 가족의 희망 유지

가족은 질병과정을 겪는 동안 처음에는 완치에 대한 희망을 가지나 병의 진행과 악화에 따라 희망은 변화하고 조정된다. 초기에는 환자의 완치를 희망하다가 투병 기간이 길어지고 병이 진행됨에 따라 환자의 안위에 대한 희망, 환자가 편안하게 죽을 것에 대한 희망으로 점차 변화하게 된다.

이때의 가족은 환자가 나을 수 없다는 것에 대해 실망하고 좌절도 경험하지만, 그 상황에 맞는 새로운 희망을 가지면서 환자와 가족 모두가 조금 더 편안해진다. 가족마다 다르지만 어떤 가족에게는 과거를 이야기함으로 함께 보냈던 좋은 시간을 확인하고, 당장의 육체적 · 정신적 고통을 뛰어넘어 미래를 나누는 것도 희망을 유지하는 데 도움이 된다.

간호사는 마지막까지 최선을 다하여 환자를 포기하지 않고 돌보고 있음을 환자와 가족이 확신하도록 하고, 상담과 교육을 통하여 환자와 가족이 다양한 희망을 유지할 수 있도록 도와야 한다. 희망의 내용은 질병 치료에 대한 희망에서 증상 완화에 대한 희망으로 나아가 환자 자신과 가족의 안위를 위한 희망이나 편안한 임종을 위한 희망으로 변화한다. 환자와 가족의 추억을 나눔으로써 환자와 가족이 함께한 좋았던 순간들을 재확인하고, 환자의 육체적 · 정신적 고통을 넘어선 미래에 대해 언급하는 것 또한 새로운 희망을 갖도록 돕는 방법 중 하나이다.

죽음의 과정을 통한 희망의 속성은 '무엇을 하기'보다는 '존재하기'로 정의된다. 말기환자의 희망은 타인과의 관계와 신뢰에 중점을 두고, 정신적인 유산을 남기고 싶어 하며, 남겨지는 가족과 타인에게 좋은 모습으로 기억되기를 바라는 것으로 변화한다. 가족이 가진 영성 또한 말기환자가 갖는 희망의 중요한 요소이다. 희망의 경험은 개인적인 것이고 희망을 가진 개인에 의해 정의되고 결정되는 것이다.

(2) 가족의 환자 돌봄 참여

가족이 환자의 신체간호에 적극적으로 참여하고 환자와 관련된 모든 결정에 참여하도록 격려하는 것은 말기환자에게 자녀가 있을 때, 특히 이 자녀가 사별 후 슬픔을 극복하

표 7.2 말기환자와 가족의 희망을 고취시키기 위한 전략

전략	내용
친교 및 지속적 관계 유지	친밀감, 애착, 상호 의존성을 높이고, 함께 나누며, 타인 지향적 · 사회적 상호작용과 관계성을 지속적으로 유지한다.
통제 증진 및 일시적 통제 중지 인식	대상자에게 자가간호관리 기술, 자가 모니터 기술을 마련해 줌으로 대상자의 통제 능력을 증진시키거나, 대상자에게 통제를 하는 것은 일시적인 것임을 확인시켜 줌으로써 대상자의 희망을 고취시킬 수 있다.
대인관계 체계 이용	대상자는 숨겨진 대처자원을 가지고 있으며, 이를 검토하고 이의 사용을 강화할 수 있다.
환자와 가족의 대처능력 확대	자기 지시적, 내적 대화, 스트레스 경감, 합리적 질문, 상호관계 등을 가르침으로 말기환자와 가족에게 대처 능력을 가르칠 수 있다.
현실 감시	개인이 희망을 유지할 수 있다는 단서를 현실에서 찾는 과정이다.
목적 수립 및 수정	말기환자와 가족은 목적을 세우고 이를 달성할 수 있다는 믿음에 활기를 얻게 된다.
새로운 영적 자아 강화	신과의 관계 유지, 삶의 목적의식과 의미를 찾는 것은 정신적 삶에 희망을 주는 주요한 근원이 된다.

는 데 많은 도움이 된다. 말기환자 자녀의 슬픔 극복에 대한 연구를 보면, 환자의 말기에 어린 자녀가 더 많은 시간을 참여할수록 대처하는 능력이 더 좋아진다는 보고가 있다. 이렇듯 말기환자의 사전 돌봄 계획과 의사결정, 신체 간호 등에 가족의 참여를 격려해야 한다. 아픈 환자의 돌봄에 가족이 참여한다면, 가족이 환자와 사별 이후, 일상적인 삶으로 돌아가는데 많은 도움이 된다.

(3) 정보제공

호스피스완화간호사가 말기환자 가족에게 시기적절한 정보를 제공하는 것은 가족의 간호에 매우 중요하다. 즉, 가족에게 어떠한 일이 일어나고 있는지 솔직하게 말하고, 앞으로 무슨 일이 일어날 수 있는지에 대해 말해 주어야 한다. 환자에게 무슨 일이 일어났는지, 무슨 일이 일어날 수 있는지에 대해 호스피스완화간호사가 정보를 제공해 주는 것은 가족이 통제감을 갖는데 도움이 된다. 일반적으로 말기환자의 가족은 다음과 같은 질문을 가지게 된다.

- 환자가 남은 기간 동안에 받을 치료는 무엇이며, 가족은 무엇을, 어떻게 해야 하는가?
- 환자에게 치료가 불가능한 말기 상황임을 어떻게 알려야 하는가?
- 환자의 상태는 어떠한가? 가능한 처치 및 받을 수 있는 간호에는 무엇이 있는가?

- 환자와 가족이 사용할 수 있는 병원 내 · 외 자원은 무엇이며, 어떻게 이용할 수 있는가?

(4) 개방된 의사소통

간호사를 포함한 보건의료인과 개방되고 정직한 의사소통을 하는 것은 가족이 가장 원하는 부분이고, 말기환자 가족간호에 가장 필요한 부분이다. 가족은 환자의 상태와 예측되는 상황에 대한 정보를 알 필요가 있으며, 질문을 할 기회가 있어야 하고, 그들이 이해할 수 있는 측면에서 질문에 대한 답을 얻을 수 있어야 한다. 가족은 질문이 많고 항상 질문하고 싶어 하며, 자신이 이해할 수 있는 내용으로 답변을 듣고 싶어 한다.

호스피스완화의료팀 구성원 간의 개방된 의사소통은 가족과의 원활한 의사소통의 기본이 된다. 호스피스완화간호사는 말기환자 가족의 고통스러운 정서뿐만 아니라 가족의 억압된 감정을 주변 사람에게 투사하지 않도록 하고, 가족이 후회와 죄책감에 시달리지 않도록 정서적 간호를 제공해야 한다. 호스피스완화의료팀과 가족 간의 정직한 의사소통은 가족간호에서 매우 중요하며, 가족이 이해할 수 있는 범위 안에서 설명할 수 있어야 한다.

2) 가족간호 사정

말기환자의 가족간호 사정은 가족의 특성과 다양한 욕구를 파악하고 돌봄 계획을 설정하는데 매우 중요한 과정이다. 이는 호스피스완화간호사가 가족간호 사정에서 가족을 단위로 보고, 가족 내부 체계와 외부 체계 간의 상호작용을 파악하여, 이에 대한 분석을 통해 가족의 문제뿐만 아니라 가족의 강점, 가치, 가족이 원하는 목적을 이해하기 위한 과정이다.

(1) 말기환자 가족 사정 시 주의사항

- 가족 구성원 중 누구로부터 정보를 얻는가에 따라 사정결과가 달라질 수 있다.
- 말기환자 가족 사정에서 전문가는 객관성과 가치중립성을 중시해야 한다.
- 가족 사정 시 개인보다는 가족 전체에 초점을 둔다. 가족 구성원 한 명, 한 명의 정보보다 가족 구성원의 관계유형과 구조, 이를 유지하는 규칙을 파악한다.

(2) 간호사정 방법과 내용

인터뷰나 관찰 등과 같은 질적 방법(주관적 방법)을 사용하거나, 구조화된 설문지 또는 점수화된 척도와 같은 양적 방법(객관적 방법)을 사용할 수 있다. 사정해야 할 구체적인 항목은 다음과 같다.

① 정신사회적 영역

- 죽음, 질병에 대한 심리적 단계 및 태도
- 인지 정도, 우울감, 무력감, 불안감, 예측된 슬픔 등
- 환자의 죽음에 대한 두려움

② 환자의 말기 진단 시의 대처 양상

- 말기환자 가족에 대한 의존도 증가와 관련된 가족들의 반응
- 말기환자 가족이 사용하는 방어기제: 부정, 분노, 타협

③ 의사소통의 문제

- 환자와 가족의 의사소통, 환자와 가족과 호스피스완화의료팀과의 의사소통, 의사결정과 표현의 측면

④ 환자와 가족 간의 해결되지 않은 문제

- 오래된 불화, 마지막 순간의 방문자, 인생의 과업 등

⑤ 경제적 문제

- 오랜 투병으로 인한 경제적 부담감(예: 병의 말기 진행 이전에 소요된 의료비로 인한 경제적 곤란)
- 주 돌봄 제공자가 없을 경우, 종일 간병비로 인한 가족의 경제적 부담
- 국가로부터 보조를 받을 수 있는 의료 수급 대상 조건이 아니지만, 실제 경제적 형편이 어려운 경우

(3) 말기환자 가족과의 의사소통

말기환자 가족에게 대인관계 돌봄 기법을 적용할 경우, 가족으로 하여금 환자의 죽음과 관련하여 여러 가지 대처능력을 갖게 하고, 죽음을 넘어서 환자로 하여금 편안한 임종을 맞이할 수 있도록 한다. 호스피스완화간호사는 대인관계 돌봄 기법을 사용하여 말기

환자 가족의 삶의 질을 높이고 환자는 편안한 죽음을 맞이하게 할 수 있다.

① 알아주기

알아주기(noticing)는 호스피스완화간호사가 가족의 사소한 변화나 기분을 파악하는 것으로 상대방에 대한 적극적인 관심의 표현을 말한다. 이는 말기환자 가족의 표정, 목소리, 가족관계, 불안, 염려가 되는 점 등을 광범위하고 깊이 있게 파악하는 기술이라 할 수 있다. 특히 말기환자 가족은 환자의 예견된 죽음이라는 특별한 과정을 거치므로 불안, 두려움, 가슴에 응어리진 사건이나 가족 구성원 간 또는 주변 사람으로 인한 갈등 등의 어렵고 힘든 상황을 겪게 된다. 이러한 상황에 있는 가족은 누군가가 자기를 알아봐 주고 인정해 주기를 원한다. 이때, 호스피스완화의료팀이 가족을 직접 찾아와 주거나 상대를 알아볼 수 있는 활동을 제공하면 가족은 자기 연민, 비애, 우울, 분노, 쓸쓸함 등으로부터 벗어나게 되는 계기가 될 수 있다.

② 동참하기

동참하기(participating)는 호스피스완화간호사가 말기환자 가족이 경험하는 문제에 관심을 보이거나 가족과 함께 할 수 있는 행동에 함께 참여하는 것으로서 가족의 분노나 불안을 극복하는 데 도움이 될 수 있다. 예를 들어, 환자가 오랜 병실 생활로 인해 답답해하여 가족이 환자를 휠체어에 태워 병실 밖으로의 산책을 원할 때, 환자가 기력이 없어 휠체어로 옮겨가는 것을 혼자 못하고 가족도 어떻게 해야 할지 모를 때, 호스피스완화간호사가 가족을 도와 환자를 휠체어로 이동할 수 있도록 하는 것이 동참하기의 한 예가 된다.

③ 공유하기

공유하기(sharing)는 호스피스완화간호사와 말기환자 가족이 서로가 가진 것, 느끼는 것, 경험한 것을 함께 공유하는 기술이다. 가령 가족의 마음을 무겁게 하는 어떤 문제에 대해 호스피스완화간호사와 열린 태도로 함께 이야기하며 마음을 나눌 때, 이러한 나눔을 통해 가족은 상대방에게 신뢰와 존경심을 가지게 된다. 호스피스완화간호사가 가족에게 시간을 내어 관심을 표현하는 것은 말기환자 가족의 돌봄에서 매우 중요한 부분으로, 가족은 나눔을 통해 의미 있는 관계를 지속해 나갈 수 있게 된다.

④ 적극적 경청하기

적극적 경청하기(active listening)는 상대방의 말을 들을 때 상대에게 의식적으로 주의를 기울임으로써 상대방이 하는 말뿐만이 아니라, 상대방의 생각이나 느낌까지 듣고 문제를 파악하는 기술이다. 호스피스완화간호사는 말기환자 가족의 기분, 표정, 느낌 등을 파악하면서 가족의 말을 듣거나, 눈을 마주치며 집중해서 듣기, 가족이 말하고 있을 때 가로막지 않기, 가족의 언어적 · 비언어적 반응을 관찰하며 말과 겉으로 보이는 외견뿐만 아니라 가족의 내적인 표현까지 파악해야 한다. 말기환자 가족이 호스피스완화간호사의 적극적 경청을 받을 때, 환자의 죽음과 관련된 여러 가지 문제를 본인 스스로 학습하며 성장하게 된다.

⑤ 칭찬하기

칭찬하기(complimenting)는 상대방의 장점 및 숨어있는 잠재력을 발견하고 인정해주는 것을 의미한다. 또한 호스피스완화간호사가 말기환자 가족에게 잘한 점은 잘했다고 하거나, 좋은 결정을 하였다고 해주는 것은 환자가 죽어가고 있다는 가족의 슬픔을 멈추고 환자의 죽음을 지켜볼 수 있는 용기를 북돋아주며 의미 있는 삶을 지속할 수 있도록 해준다.

⑥ 동행하기

동행하기(companioning)는 호스피스완화간호사가 말기환자 가족에게 말로, 행동으로, 마음으로 또한 실제적으로 곁에 있어줌으로써 가족에게 정서적 지지를 제공하는 것이다. 이는 호스피스완화간호사가 시간을 내어 가족과 함께 시간을 보내는 것으로, 이러한 동행은 말기환자 가족이 어려운 삶을 견뎌내고 환자의 질병으로 인한 고통스러운 감정을 완화할 수 있게 해준다.

⑦ 안위

안위(comforting)는 말기환자 가족이 겪는 어려움이나 문제를 호스피스완화간호사에게 말할 때, 가족의 말을 비판하지 않고 조건 없이 들어 주는 것이다. 이러한 돌봄을 통해 말기환자 가족은 정신적인 안정과 위로를 느끼게 된다.

⑧ 희망 불어넣기

희망 불어넣기(hoping)는 호스피스완화간호사가 말기환자 가족에게 현재 환자와 가족이 당하는 고통이나 질병에 의미를 추구하는 활동 등을 의미한다. 호스피스완화간호사는 가족에게 죽음이 무섭거나 부정적인 것이기보다는 모든 사람이 겪어야 되는 삶의 과정이며, 삶의 완성과 인격적 성숙이 될 수 있는 기회임을 시사해주며, 영원한 생명에 대한 소망 등을 알려주면서 말기환자 가족에게 희망을 불어넣어 줄 수 있다.

⑨ 용서하고 용서받기

용서하고 용서받기(forgiving)는 과거, 자신에게 잘못을 저지른 타인과의 관계에서 그의 잘못을 이해하고 받아들이고 잊어버리면서 다시 좋은 관계를 회복하고 화해하는 것을 의미한다. 용서는 다른 사람에게만 해당되는 것이 아니라, 자신이 자신을 용서하는 것도 포함되는 중요한 돌봄 행위이다. 특히 말기환자 가족은 지난 삶에 대한 후회와 "이렇게, 저렇게 했어야 하는데"라는 생각으로 자신을 질타하며 계속 괴로워하는 경우가 많다. 따라서 호스피스완화간호사는 말기환자 가족이 자신과 화해하는 구체적인 용서의 기회를 가지게 함으로써 내적 평안을 가지도록 하는 것이 중요하다.

⑩ 수용하기

수용하기(accepting)는 개인이 당면한 상황이나 사건, 처지를 거부하며 맞서 싸우거나 저항하지 않고 자연적인 현상으로서 있는 그대로 자연스럽게 받아들이는 것을 의미한다. 말기환자와 가족의 경우도 예견된 죽음이라는 현상을 계속 거부하여 싸우기보다는 인생이라면 누구나 맞게 되는 현상으로 의미 있게 받아들이는 태도가 필요하다. 또한 질병 말기에 환자 자신이 몸을 가눌 수도 없는 상태에서 환자나 가족에게 베풀어 주는 주변의 도움을 감사함으로 받아들이는 것도 말기환자 가족에게는 필요한 돌봄 기법이라 할 수 있다.

(4) 말기환자 가족 간호중재

① 가족회의

말기환자의 상태가 점점 안 좋아지면서 장기화되고 가족의 긴장, 혼돈, 누적되는 스트레스 등으로 인하여 가족 간의 갈등이 유발되면서 가족 체계 전체를 위협하기도 한다. 이런 경우, 가족회의를 통한 가족 구성원 간의 의사소통은 갈등을 해소하는 데 매우 유용한 도구가 된다.

② 가족 간의 갈등 중재

말기환자의 상태가 시간의 흐름에 따라 시시각각 변하고 이러한 변화에 적응하면서 가족 간의 갈등이 생겨날 수 있다. 가족은 환자의 상태와 관련된 다양한 상황과 과정에서 위기에 대응하기 위한 요구를 가지게 되며, 이러한 요구가 충족되지 않을 때에 분노와 우울을 경험하게 된다.

반면, 가족과 호스피스완화의료팀 간의 갈등은 호스피스완화의료팀이 환자를 대하는 관심이나 태도에 가족이 만족하지 않을 때, 가족과 호스피스완화의료팀의 기대가 서로 다를 때 더 커질 수 있다. 또한 가족과 호스피스완화의료팀 사이에 종교와 문화적 이견이 있을 때 갈등은 더 커질 수 있다. 이러한 갈등을 해결하기 위해서는 미리 정해진 최선의 중재 원칙이나 지침을 공유하는 것이 바람직하다 할 수 있다.

③ 지지 그룹 형성

지지 그룹 형성은 말기환자 가족과 또 다른 말기환자 가족 간에 정보 고유 및 고통의 경험을 나눔으로써 위로와 인정을 주고받을 수 있어서 말기환자 가족에게 매우 유용한 지지 체계가 될 수 있다. 말기환자 가족은 이렇게 힘든 상황에 처한 것이 오직 자신뿐이라는 위기감과 분노에서 같은 입장의 다른 가족과 교류하며 정보를 공유함으로써 상호 신뢰감이 형성되어 보편성, 소속감 등의 긍정적 효과를 얻을 수 있다. 이러한 지지 그룹 형성은 환자와의 사별 이후에도 가족이 슬픔에서 빠른 회복과 삶의 적응에 많은 도움이 될 수 있다.

④ 상담

호스피스완화간호사와 말기환자 가족 간의 상담은 가족이 가지고 있는 문제를 극복하고, 환자의 상태가 불확실함에서 오는 불안감 속에서도 가족이 삶의 의미를 발견하고 삶의 목적을 회복하는 데 도움이 될 수 있다. 따라서 호스피스완화간호사는 상담과정에서 말기환자 가족에게 의미를 부여하고 경험을 객관화함으로써 말기환자 가족의 고통을 분리하고, 말기환자 가족 개인의 고통을 이해하며 극복하도록 도울 수 있다. 호스피스완화간호사와 말기환자 가족 간의 라포(rapport: 치유적 관계) 형성, 관심 있는 태도, 공감에 의한 신뢰감 형성을 통해 말기환자 가족이 가지는 위기의 충격을 가능한 감소시켜 말기환자 가족이 위기 이전의 만족감을 회복하고, 문제에 보다 효과적으로 대응할 수 있도록 도와줄 수 있다.

II. 사별가족

1 사별이론

(1) 린드만

린드만(Lindemann)은 정신분석적 인터뷰를 통해 가족 구성원을 상실한 사별가족에 대해 연구하여 사별이론을 발전시키는데 공헌하였다. 또한 린드만은 상실에 대한 주요 양상으로 신체적 디스트레스와 강한 정서적 · 인지적 · 행동적 반응을 구분하였다. 슬픔을 건강하게 해결하기 위해서는 상실의 현실에 직면해야 하며, 죽은 사람과 정서적 유대를 모질게 끊는 일이 새로운 관계를 형성해 나아가는 데 필요하다고 역설함으로써, 이전의 프로이드의 관점을 지속해 나아갔다. 이러한 관점은 사별한 사람이 새로운 관계형성을 위해 죽은 사람과 정서적 유대를 단절해야 한다는 인식을 확산시켰고, 이는 애도작업의 궁극적인 목표로 인식되었다.

(2) 퀴블러 로스

죽음과 임종에 대한 퀴블러 로스(Kübler–Loss)의 단계이론은 애도하는 생존자가 아닌 죽어가는 환자와 함께 하면서 만들어진 이론이다. 퀴블러 로스는 죽음에 이르는 말기환자의 적응단계를 5단계인 부정, 분노, 타협, 우울, 수용으로 나누어 제시하고 있는데, 사별가족 역시 사별에 대한 적응 단계가 이와 유사함을 발견하였다. 따라서 사별가족도 부정, 분노, 타협, 우울, 수용의 5단계를 거친다고 하였다. 퀴블러 로스의 모델은 애도과정의 한 단계를 마치고, 다음 단계로 이동하는 선형적 형태의 모델로 오래도록 이해되어 왔다. 하지만 각 단계는 순서대로 지나게 되는 단계가 아니며, 5단계를 모두 겪거나 정해진 순서대로 경험하지 않는다는 것을 명백히 하였다.

(3) 보울비

보울비(Bowlby)는 사별에 대한 슬픔반응을 분리불안의 특별한 형태로 정립하였다. 배우자 상실을 중심으로 한 애도과정의 단계에서, 사별한 사람을 정상적 활동으로 돌아오게 하기 위해서는 죽은 사람에 대한 이미지의 재편성과 사회적 관계에 대한 재계약이 필요하다고 하였다. 보울비의 애도과정 4단계는 무감각 · 분노, 그리움, 혼돈과 절망, 재편성의 단계로 이루어져 있다.

(4) 워든

워든(Worden)은 사별이론을 확장하고 상담가의 역할을 강조하면서, 사별가족이 사별과정에서 이루어야 할 4가지 과업이 있다고 주장하였다. 워든이 제시하는 4가지 과업은 상실에 대한 현실을 수용하는 것, 슬픔의 고통을 경험하는 것, 고인이 없는 환경에 적응하는 것, 고인을 재배치하고 일상생활로 돌아가는 것이다. 이 과업을 수행하는 과정에서 유가족은 개인이나 문화에 따라 차이가 있을 수 있음을 고려하여야 한다(Box 7.1).

Box 7.1 사별가족의 사별 과정

① 상실의 현실 수용하기
상실 또는 환자의 죽음이 실제로 일어난 것임을 깨닫고 받아들이는 것 자체가 힘들 수 있다. 환자가 세상을 떠났다는 것을 깨달을 때까지 이들은 다음 단계로 옮겨갈 수 없게 된다.

② 슬픔의 고통 견뎌내기
환자가 임종했다는 것을 아는 것만으로 불충분할 수 있다. 한 단계 더 앞으로 나아가기 위해서 사별가족은 그들의 상실이 가져오는 고통에 직면해야 할 필요가 있다.

③ 고인이 없는 환경에 적응하기
무슨 일이 일어났는지 깨닫고 상실로 인한 고통을 경험한 후에 사별가족은 상실이 가지는 중요성과 상실로 인해 삶에 가져올 변화를 인지한다. 또한 사별경험은 슬픈 것이지만, 어떤 사람들에게는 보다 많은 긍정적인 결과를 일깨워 개인 성장의 기회가 되기도 한다.

④ 일상생활로 돌아가기
사별가족은 다시 그들의 활동력을 새로운 일과 사회적 · 인간적 관계를 형성하는데 재투자해야 한다. 일상을 회복하는데 걸리는 시간은 개인마다 다르며 회복해 가는 자신을 보고 죄책감을 가지기도 한다.

2 사별과 관련된 용어

(1) 사별

사별(bereavement)은 특별한 사람의 죽음을 경험하는 객관적인 상태를 말한다. 또한 사별은 죽음에 의해 한 사람을 상실한 상황으로, 슬픔에 대한 정서적 반응뿐만 아니라 사별로 인해 발생되는 다양한 경험과 변화를 포함한다. 사별로 인해 가족에게 위기가 생길 가능성이 매우 크다.

(2) 상실

상실(loss)은 어떤 사람과 관계가 끊어지거나 헤어지는 것 또는 어떤 것이 아주 없어지거나 사라지는 것을 뜻한다. 일반적으로 물건, 지위, 위치, 능력, 태도가 없어지는 상태를 의미하며, 대상과의 애착 강도에 따라 다르게 해석된다. 상실에는 물리적 상실과 심리사회적 상실이 있다.

(3) 슬픔

슬픔(grief)은 개인이 정서적으로 애착되어 있었던 사람, 동물, 물건들을 상실하였을 때의 반응이다. 무력감, 분노, 절망감, 죄의식 같은 정서적 반응과 정신신체 반응으로 나타나는 신체적 통증과 질병이 포함되며, 신체적 · 정신적 · 사회적 · 정서적 · 영적 측면에서 다양한 양상이 나타난다. 슬픔은 사별에 긍정적인 적응을 위한 필수적이고 자연적인 반응 에너지로서 분노, 죄책감, 신체적 문제와 질병, 절망감 등으로 표현되며, 힘겹고도 많은 시간을 요하게 된다. 또한 슬픔은 사랑하는 이를 상실한 총체적 고통으로 표현할 수 있으며, 이 고통으로 일상적인 생활을 영위하는데 필요한 기능을 손상받을 수 있다.

(4) 애도

애도(mourning)는 개인의 슬픔 반응을 사회적으로 표현하는 사회문화적인 양식이라고 할 수 있다. 즉, 사회문화적 특성이 반영되어 표현되는 슬픔에 대한 의식과 실천으로, 이는 충분히 애도한 후에야 치유될 수 있다.

3 사별 과정과 반응

사별은 상실에 대한 슬픔 반응의 과정이다. 슬픔 반응은 심리사회적 · 신체적 · 영적 · 인지적 측면을 포함해 살아남은 이의 전 존재에 영향을 미친다. 슬픔은 실제로 상실이 일어나기 전에 시작되며, 일정한 순서를 따르지 않고, 예측된 대로 나타나지 않는다. 그러나 일반적으로 충격, 직면, 적응 단계를 거치는 것으로 알려져 있다. 사별 과정은 살아남은 가족이 상실의 고통, 애도, 비탄을 경험하고 고인이 없는 세상에 적응하는 일련의 과정이라고 할 수 있다.

(1) 사별 전 단계: 예견된 슬픔

예견된 슬픔(anticipatory grief)이란, 슬픔의 유형으로 실제 죽음이 발생되기 전에 겪는 슬픔을 말한다. 예견된 슬픔은 급성질병과 만성질병 그리고 말기 질병과 관련된 상실 전에 환자, 가족, 간호제공자가 미리 경험하는 슬픔으로 정의되며, 예견된 슬픔의 사례로는 실제로 발생하는 건강상실이나 잠재적 두려움, 독립성의 상실, 신체 일부분의 상실 그리고 경제적 안정성의 상실, 선택의 상실, 정신적 기능의 상실 등이 있다(Box 7.2).

Box 7.2 사별 전 단계에 있는 대상자 돌봄

- 임종 증상을 알려주고 임종 때 가족이 함께 있도록 지지한다.
- 청각은 마지막까지 지속되므로 지지하는 말을 환자에게 하도록 격려한다.
- 용서와 화해를 할 수 있는 기회를 제공한다.
- 환자가 사후세계에 대한 두려움을 표현하도록 돕는다.
- 환자가 유언을 하도록 돕는다.
- 환자의 종교에 따라 영적 돌봄을 제공한다.
- 장례와 관련된 문제를 미리 준비할 수 있도록 돕는다.

(2) 충격단계

죽음에 대한 소식을 듣는 순간, 가족은 충격과 함께 사실인지 아닌지 믿겨지지 않는 멍한 상태를 경험할 수 있다. 이러한 상태는 며칠 혹은 몇 주간 계속될 수 있으며, 갑작스럽게 예견하지 못했던 죽음의 경우에는 죽음에 대한 부정과 함께 더 오래 지속될 수 있

Box 7.3 충격단계에 있는 대상자 돌봄

- 애도과정(장례식 등)에서 충분히 슬픔을 표현하도록 돕는다.
- 가사일이나 사망신고 등의 실제적인 도움을 제공한다.
- 충격단계의 반응을 이해하고 돕는다.
- 사별가족의 이야기를 판단하지 않고 경청한다.
- 직장과 일상생활을 조율하여 과도한 활동을 하지 않도록 한다.
- 중대사의 결정은 적어도 1년 정도 미루는 것이 필요하다.

다. 그러나 미리 예견하고 마음의 준비를 한 죽음일지라도 죽음에 대한 소식은 여전히 가족에게 충격을 줄 수 있다. 그러므로 이 단계의 과제는 상실에 대해 가족이 현실적으로 받아들이고 인정하도록 도와주는 것이다(Box 7.3).

(3) 직면단계

상실로 인해 발생되는 어려움과 변화에 직면하는 단계이다. 고인을 찾는 마음과 찾아도 찾을 수 없는 고인에 대한 절망감과 우울을 느끼는 시기이다. 고인이 남기고 간 역할에 대해서도 적응을 해야 할 시기로서 많은 스트레스를 경험하게 된다. 이 단계에서는 상실의 고통을 겪으면서 고인이 없는 현재 상태에 적응하는 것이다(Box 7.4).

Box 7.4 직면단계에 있는 대상자 돌봄

- 고인을 떠나보내는 것이 고통스러운 일임을 알려주고 지지해준다.
- 울고 싶을 때 실컷 우는 것이 슬픔 극복의 지름길임을 알려주고 환경을 조성해준다.
- 고통스러운 감정을 긍정적인 방법으로 표현해 낼 수 있도록 지지한다.
- 과도한 일이나 활동은 삼가고 식사나 수면 등 자기 자신을 잘 돌볼 수 있도록 지지한다.
- 가족 구성원 각자 나름대로의 어려움을 겪고 있으며, 슬픔을 극복해 내기 위한 과정에 있으므로 자신의 감정을 표현하고 나눌 수 있는 환경을 조성해 준다.
- 같은 처지에 있는 사별가족 지지모임에 참여하여 서로 이해하고 이해받는 시간을 갖도록 한다.

(4) 적응단계

상실감의 고통으로부터 회복되고 새로운 삶의 역할에 대해서 적응하는 단계이다. 새로운 관계에 대해 관심을 갖게 되고 자신에게 향하던 에너지가 외부로 향하게 되면서 자신의 삶에 대해 재조명하게 된다. 신체적 · 정신적으로도 점차 사별 이전의 상태로 돌아가게 되고, 고인에 대하여 생각하더라도 슬픔의 고통이 크게 뒤따르지는 않는다(Box 7.5).

(5) 공통 적용사항

사별관리는 사별가족이 겪고 있는 사별단계에 따라 다르게 적용되어야 하지만, 공통적으로 적용되어야 하는 내용은 다음과 같다.

- 슬픔에 대한 표현을 경청해야 한다.

Box 7.5 적응단계에 있는 대상자 돌봄

- 슬픔의 강도나 간격이 완화되고 발생빈도가 낮다.
- 고인에 대한 슬픔의 강도가 완화되는 것에 대한 죄책감이 발생할 수 있으나, 이는 자연스러운 과정임을 알려준다.
- 결혼, 첫 아이 출생 등 고인과의 행복했던 기억을 간직할 수 있도록 유도한다.
- 고인이 없는 새로운 환경에 적응하여 긍정적으로 살아갈 수 있도록 돕는다.
- 슬픔의 여정을 통하여 영적으로 성숙해질 수 있음을 알려준다.
- 미루어 왔던 중요한 일을 결정하고 실천하도록 돕는다.

- 사별은 고통스럽다는 사실을 인정하도록 도와야 한다.
- 고인을 잘 추모할 수 있도록 한다.
- 함께 있어주며, 필요시 실질적인 도움(가사, 행정적 도움 등)을 주도록 한다.
- 스스로를 잘 돌볼 수 있도록 격려한다.
- 정상적인 슬픔반응을 설명하고 사별단계별로 필요한 상담 및 교육을 제공하며, 자살에 대한 언급이나 술 및 안정제, 진정제의 과도한 사용 시 전문가의 도움을 요청한다.
- 고인의 죽음으로 인해 가족관계에 갈등과 문제가 생길 수 있으므로 각 가족 구성원은 그 나름대로의 방식으로 어려움을 이겨내고 있다는 것을 이해시키고, 가족이 서로 자신의 감정을 표현하고 나눌 수 있도록 격려한다.
- 가치관, 철학, 신념 등이 위협을 받아 삶의 방향이 흔들릴 수 있으므로 삶의 의미를 다시 재정립할 수 있도록 영적인 활동(좋은 글과 책, 기도, 명상)을 격려한다.
- 적응단계에서는 긍정적인 적응을 통해 새로운 관계를 맺고, 그동안 미루어왔던 중요한 결정사항을 하나씩 선택하여 이를 실천해 보도록 격려한다.

4 비정상적 슬픔

시간이 지나도 사별의 슬픔이 자연스럽게 해결되지 못할 수도 있다. 고인의 죽음을 받아들이는 것이 너무 고통스러워 회피하고 부정하기만 한다면, 상실의 고통은 시간의 경과와 함께 희석되지 않고 병적인 슬픔으로 흘러 인격을 황폐화할 우려가 있다. 비정상적 슬픔의 위험요인에는 사별의 이유와 사별 시 상황, 고인과의 관계, 사별가족 자신의 건강문제나 대처능력 등이 있다(표 7.3).

표 7.3 비정상적 슬픔반응의 위험요인

요인	설명
죽음이 일어난 상황적 요인 (고인의 특성)	• 사고로 인한 사망 • 예상치 못한 죽음(특히 젊은 사람의 경우) • 후천성면역결핍증이나 자살 혹은 타살 등과 같이 사회적으로 금기시되는 죽음일 때 • 통증과 고통이 있는 힘든 죽음의 과정 • 사회적 지지가 부족할 때
고인과의 관계 요인	• 의존적 관계: 의존적인 남자 노인이 배우자를 사별했을 때 • 고인과 양가감정이 있을 때 • 고인과 해결되지 않은 문제가 있을 때: 죄책감, 후회 등 • 자녀 사별 • 고인이 젊을 때
사별가족의 요인	• 과거의 상실경험이 부정적이거나 아직 해결되지 못한 슬픔이 있을 때 • 지지체계와 신념체계가 취약할 때 • 알코올이나 담배 및 약물에 의존 경향이 있을 때 • 만성질환이나 건강문제가 있을 때 • 경제적 어려움이 있을 때 • 정신질환 병력이 있을 때 • 스트레스 대처 능력이 취약할 때

(1) 비정상적 슬픔반응의 종류

① 지연된 슬픔

지연된 슬픔은 억제되거나 지연된 정상적인 슬픔반응으로, 생존자는 의식적 · 무의식적으로 상실의 고통을 피하고자 하며, 누구에게도 슬픔에 관하여 이야기하기를 거부하고, 같은 사별 아픔을 가진 집단에 관심을 가지려 하지 않는 등의 반응을 보인다. 사별 직후 지연기간이 1년 이상 지속 시 지연된 슬픔으로 간주한다.

② 억제된 슬픔

사회문화적 상황에서 개인적 슬픔의 표현이 금지된 경우에 나타날 수 있다. 슬픔에 대한 감정을 제대로 표현하지 못하고 억누른 경우, 억제된 슬픔으로 인해 신체증상을 겪을 수 있다. 어린 아이가 어른의 도움을 받지 못한 채 애도할 수 있는 기회를 갖지 못했을 경우에는 어른이 되어 자신도 원인을 알지 못하는 신경증적 증상을 겪을 수 있다.

③ 만성적인 슬픔

만성적 슬픔은 슬픈 마음이 없어지지 않으면서 아주 오랫동안 장기적으로 지속되는 슬픔반응으로 만성적 우울증, 죄의식, 자기비난, 드러나게 슬퍼하기, 위축, 죽은 자에 대한 몰두 등의 고통이 지속적으로 나타난다. 또한 알코올 및 약물 중독을 유발할 수 있다. 많은 시간이 경과했음에도 슬픔이 희석되지 않은 채 지속적인 상실의 고통이 계속되는 경우를 의미한다.

④ 예기치 못한 상실증후군

예기치 못한 갑작스런 죽음으로 인해 사별하게 되는 경우, 죽음을 받아들이기 너무 고통스러워 슬픔을 회피하고 억제된 슬픔이 지연되어 몇 달 내지 몇 년 동안 계속되면서 높은 불안과 긴장이 계속된다. 이러한 반응은 '외상 후 스트레스장애'라는 질병으로 여겨질 수도 있다. 이러한 질병은 정상적인 슬픔과정을 방해하고 왜곡하여 초기 슬픔의 많은 측면이 고정되고 확대 · 재생산된다. 갑작스러운 죽음을 경험한 가족이 신체적 · 정신적 질환을 더 많이 경험한다.

⑤ 의존적 슬픔

사별가족이 고인에게 의존했을 때 발생되는 것뿐만 아니라, 고인이 사별가족에게 의존했을 때에도 나타날 수 있다. 자기에 대한 또는 상대방에 대한 자존감과 자아 정체감이 서로의 관계에 의존하다가 사별로 인해 이 관계가 파괴되었을 때, 홀로 살아가는 것에 대해 강한 두려움을 느끼며 무력감이나 버림받은 느낌을 경험하게 된다.

⑥ 모순된 슬픔증후군

사별가족이 고인을 향해 느끼는 양가감정이 있을 때 나타난다. 고인이 평소 상처를 많이 주었거나 오랜 시간 동안 투병생활로 경제적인 고통과 부담감이 컸을 때, 고인의 죽음이 슬프지만 다른 면에서는 해방감을 느끼는 양가감정이 나타난다. 고인에 대한 분노가 사별자 자신의 내부로 향하여 죄의식, 자기비난, 자아 파괴적이 될 수 있다. 이러한 요소가 우울을 유발시킨다고 보는 학자도 있다. 초기 반응은 안도감을 느끼기도 하지만, 시간이 흐름에 따라 끝나지 않은 일 같은 느낌을 가지게 된다. 또한 사별가족은 자신에게 해로운 기억을 떠올리며 분노와 죄의식을 느끼기도 한다.

5 사별 유형별 특성

사별은 자녀 사별, 배우자 사별 및 부모 사별로 나누어 볼 수 있다. 사별의 특징은 사별의 유형에 따라 다르게 나타날 수 있으며, 특징은 다음과 같다.

(1) 자녀 사별

자녀의 죽음은 부모로서 겪는 가장 고통스러운 상실감이라고 할 수 있다. 자녀 사별은 부모에게 매우 심각한 슬픔을 안겨준다. 자녀를 사별한 부모는 자신의 기본적인 역할을 수행하지 못했다는 실패감을 느끼게 된다. 부모는 자녀 사별로 인해 이차적인 상실, 즉 자녀에게 가졌던 꿈이나 희망 및 자존감의 상실도 경험하게 된다.

자녀 사별의 경우, 어린 자녀의 사별과 성인 자녀의 사별로 나누어 생각해 볼 수 있다. 가족주기에 따라 자녀 사별은 약간 다른 양상으로 나타날 수 있다. 어린 자녀의 사별을 경험하는 부모는 젊은 계층의 부부이고, 성인 자녀가 사망한 경우는 장년층 부부인 경우라고 볼 수 있다. 사회에서는 이 어려운 시기에 배우자가 지지를 제공해 주기를 기대하지만, 부부가 함께 고통을 겪고 있기 때문에 어느 한편이 지지를 제공해 준다는 것은 거의 불가능하다.

자녀 사별 후 주로 나타나는 반응으로는 사고로 인한 죽음일 경우에 그 비극을 막아내지 못했음에 대한 죄책감, 선천적 질병으로 죽었다면 그 아이를 임신했다는 것 자체에 대한 죄책감, 자녀가 부모보다 오래 살아야 한다는 질서를 깨뜨린 데서 오는 죄책감 등이 있다. 더불어 자녀에게 부모로서 기본적인 역할을 수행하지 못했다는 실패감과 마음의 상처가 고통스러운 경험이 되어 가족과 사회생활을 유지하고자 하는 부모역할을 위협하기도 한다.

(2) 배우자 사별

배우자 사별은 죽음으로 인해 배우자를 잃은 형태의 사별이다. 사별여성의 경우, 사회에서 사회적 편견이 심하여 본인이 사별여성임을 드러내기를 기피하는 경향이 있다. 남편의 죽음 후 사회적 지위의 변화, 자기정체성의 혼란, 사회적인 고립감 등을 경험할 수 있다. 남편이 가정의 주 수입원이었던 경우, 남편의 사망은 가족생활에 큰 타격을 안겨준다. 또한 사별남성의 경우, 가정생활에 실제적인 역할상의 문제를 겪게 되면서 성장한 딸이 사망한 부인의 역할을 대신하거나 자녀가 어린 경우, 생존해 있는 부모님이 부인 역할을 대신하게 된다. 사별남성은 직 · 간접적으로 재혼에 대한 압력을 받게 되고 재혼을 서두르는 경향을 보인다.

노년기 배우자 사별은 실제로 노인의 심혈관계에 부정적인 영향을 끼치는 것으로 조사되었다. 영국의 런던 성 조지대학교의 연구팀이 지난해 예측되지 않은 갑작스런 배우자와의 사별과 노인의 사망률과의 연관관계를 조사한 결과, 갑자기 배우자와 사별한 노인은 배우자를 사별하지 않은 노인에 비해 사별 후 1년 내에 사망할 위험이 1.61배 높았다. 또한 만성 질환으로 배우자와 사별한 노인은 사별하지 않은 노인에 비해 사망 위험이 1.21배 높은 것으로 조사되었다. 이와 같이 배우자의 죽음은 스트레스 지수가 가장 높은 생활사건으로 개인적 · 사회적 삶의 기반을 흔드는 위기를 초래하기 때문에 특정 개인이나 한 가족의 문제가 아닌 사회 전체의 문제로 인식된다.

배우자 사별 후 주로 나타나는 반응으로 "가장 가까운 친구를 잃은 것 같다", "화가 난다", "내가 했던 어떤 일에 대해 더 자주 생각하게 된다", "내가 너무 늙은 것 같다", "늘 아픈 것 같다", "두렵다", "배우자 사별 이후 오히려 안도감을 느낀다" 등이 있다.

(3) 부모 사별

부모의 죽음은 자녀가 직면하게 되는 가장 중요한 상실이다. 평소에 부모는 자녀를 물질적 · 정신적으로 지지하고, 자녀가 성장하고 성숙할 수 있는 안정된 가정환경을 제공한다. 또한 보호자로서의 역할을 하며 자녀의 모델이 된다. 실제로 부모가 역할을 수행하는 정도는 다양하다. 부모는 대부분 자녀에게 가장 중요한 사람으로 남게 되며, 자녀가 성인이 되기 위해서 필요한 주요 발달 과제를 잘 다루어 나가도록 도와주는 동반자 역할을 한다. 가정 내에서 부모의 죽음으로 인한 상실은 자녀의 삶에 있어서 매우 중요한 부분을 변화시킨다.

부모와 사별했을 때 주로 나타나는 반응으로 "고아가 된 듯하다", "나 자신의 죽음이 더 가깝게 느껴진다", "무력감을 느낀다", "못다한 말과 못다한 일들 때문에 좌절감을 느낀다" 등이 있다. 자녀는 부모가 영원히 죽지 않을 거라는 믿음을 가지고 있으며, 자식은 부모의 죽음 이후 단절감을 느낀다. 또한 자녀는 부모 자녀 관계에서 완결짓지 못한 부분에 대해 자녀는 고통을 느낄 수 있다.

(4) 자살로 인한 사별

우리나라의 자살률은 인구 10만 명당 26명(2021년 기준)으로, 경제협력개발기구

(OECD) 회원국 가운데 가장 높은 수준이다. 보건복지부는 자살자 1명이 발생할 경우, 가족 등 주변인 5~10명이 영향을 받는다고 설명하고 있다. 이를 바탕으로 추산해보면, 지난 10년간 우리나라의 자살사별자는 70만 명에 이른다. 이 결과는 일반인에 비해 우울증에 걸릴 위험은 7배, 자살위험은 8.3배에 달하는 수치이다. 보건복지부 산하 중앙심리부검센터의 조사(2020년)에 따르면, 우리나라 국민의 31.8%가 가족이나 친척, 친구, 선 · 후배 등 주변 사람의 자살을 경험한 적이 있으며, 이런 경험을 한 이들은 그렇지 않은 경우보다 자살을 생각해본 비중이 더 높은 것으로 나타났다. 현재 전국 255개 정신건강복지센터에서 자살 유가족을 위한 심리상담과 자조모임을 지원하고 있다.

6 슬픔 사정

사별가족의 슬픔 사정은 고인이 된 환자가 입원 또는 진단의 시기에 시작되어야 하며, 환자뿐만 아니라 가족구성원, 이 밖에 환자와 가족이 관계된 중요한 다른 사람들을 포함한다. 슬픔 사정은 환자의 질병 전 과정에서 진행되고, 사별가족들을 위해서는 사별 후 사별 기간 동안 진행된다. 슬픔 사정은 보건의료 제공자가 비정상적 슬픔의 증상, 징후, 반응 등에 조심스럽게 반응하기 위해 사별 기간 동안 더 자주 사정되어야 한다.

(1) 슬픔 사정 시 고려사항

- 슬픔의 유형: 예견된, 정상, 비정상적, 사회적으로 표현하기 어려운 슬픔 등
- 슬픔 반응: 정상, 비정상적
- 사별가족 대상자의 사정
  - 일반적인 건강검진과 징후 사정
  - 영양평가
  - 수면 사정
  - 직장과 가족 구성원으로서의 역할을 유지할 수 있는 능력 사정
  - 사회적 네트워크 사정
  - 자신을 소개할 때 주요한 변화가 있는지 확인
  - 고인의 죽음으로 인해 발생하는 변화와 그런 변화가 동반하는 어려움에 대한 사정

(2) 사별과 슬픔 사정도구

- 가족들의 사별 전 위험도를 사정하는 도구로는 Bereavement Risk Assessment Tool(BRAT) 40문항, Bereavement Risk Index(BRI) 8문항이 있으며, 이는 보건의료 제공자가 가족들을 관찰하여 사별 후에 일어날 위험들을 예측하는 사정도구로 사용되고 있다.
- 환자의 죽음 이후, 사별가족들의 위험도를 사정하는 도구로는 Bereavement Experience Questionnaire-24의 24문항과 Core Bereavement Items(CBI)의 17문항 4점 척도, Grief Evaluation Measure(GEM) 91문항 6첨 척도가 있다.
- 복합적 슬픔을 선별하는 도구로 Brief Grief Questionnaire가 있으며, 5개 항목, 3점 척도로 구성되어 있고 복합적 슬픔을 경험한 이후 6개월이 된 대상자에 한해 신속한 사정이 필요한 경우에 사용한다. 한국어판 복합비애척도(Korean Version of the Inventory of Complicated Grief, K-ICG)는 19개 항목 5점 척도로 구성되어 있으며, 정상적인 슬픔보다는 복합적 슬픔을 경험하는 노인들이 주 대상이다(그림 7.2).

7 사별간호 원칙

(1) 사별가족이 상실에 대해 현실화하도록 돕는다.

사별가족이 상실을 현실로 받아들이도록 하는 가장 좋은 방법은 상실감에 대해 이야기하도록 돕는 것이다. 발생된 죽음과 관련된 직접적인 질문은 사별자로 하여금 죽음과 관련된 상황에 대하여 설명할 수 있는 기회를 제공함으로써 죽음을 현실로 받아들이도록 도울 수 있다.

(2) 사별가족이 자신의 감정에 대해 알고 표현하도록 돕는다.

문제가 될 수 있는 사별가족의 감정은 분노, 죄책감, 불안과 무력감 등이다. 분노는 사랑하는 사람을 잃었을 때 가장 흔하게 가질 수 있는 감정이다. 이러한 감정은 가족, 친구, 의료진 혹은 신에게 적대적인 감정을 표현할 수 있다. 죄책감은 고인이 살아있을 때에 좀 더 최선을 다 하지 못한 것에 대해 자기를 스스로 비난하는 감정이다. 특히 환자

한국어판 복합비애척도(K-ICG)

번호	항목	전혀 그렇지 않다	거의 그렇지 않다	보통이다	종종 그렇다	늘 그렇다
1	고인에 대한 생각이 너무 많아 일상생활에 지장을 받는다.					
2	고인에 대한 기억으로 감정이 혼란스럽다.					
3	고인의 죽음을 받아들일 수 없다고 느낀다.					
4	고인을 그리워하는 마음을 느낀다.					
5	고인과 관련된 장소와 물건에 나도 모르게 끌린다.					
6	고인의 죽음을 생각하면 분노가 느껴진다.					
7	고인이 죽었다는 사실이 믿어지지 않는다.					
8	고인의 죽음에 대해 망연자실한 기분을 느낀다.					
9	고인의 죽음 이후 사람들을 신뢰하기 어렵다고 생각한다.					
10	고인의 죽음 이후 다른 사람을 신경 쓸 여력이 없어졌거나, 내가 아끼는 사람들과 거리감을 느낀다.					
11	고인처럼 같은 신체부위에 통증을 느끼거나 증상의 일부를 경험한다.					
12	고인을 생각나게 하는 것을 피하기 위해 평소와 다르게 행동한다.					
13	고인이 없는 삶은 공허하다고 느낀다.					
14	고인이 나에게 이야기하는 목소리가 들린다.					
15	고인이 내 앞에 서 있는 모습이 보인다.					
16	고인은 죽었지만, 나는 살아야 한다는 것이 부당하게 느껴진다.					
17	고인의 죽음을 생각하면 비통하다.					
18	가까운 사람을 잃어본 적 없는 다른 사람들이 부럽다.					
19	고인의 죽음 이후 많은 시간 동안 외로움을 느낀다.					

그림 7.2 한국어판 복합비애척도(Korean Version of the Inventory of Complicated Grief, K-ICG)

출처: 김혜진 · 송인한(2020). 한국어판 복합비애척도(K-ICG)의 타당화 연구. 4(4), 51-61. Available from: doi: https://doi.org/10.37181/JSCS.2020.4.4.051

인 자녀를 잃은 경우에 더욱 강렬하게 느낄 수 있다. 불안은 걱정하고 두려워하는 감정이다. 많은 불안은 무력감과 자기 죽음에 대한 인식으로 나타난다고 할 수 있다. 이러한 강렬한 감정을 감추지 않고 표현할 수 있는 기회를 제공해줌으로써 자신의 감정이 어떤 상태인지를 파악하도록 돕는다.

(3) 고인이 없는 생활에 대한 적응을 돕는다.

고인이 사망한 후 사별가족이 어떤 문제를 가지고 있으며, 문제 발생 시 어떻게 문제를 해결하고 있는지를 파악하는 것이 중요하다. 예를 들면, 배우자 사별의 경우에는 고인이 된 배우자가 가족 안에서 결정자 역할을 했을 때, 남겨진 배우자는 무엇인가를 혼자서 결정해야 한다는 것에 대해 매우 어려움을 느낄 수 있다. 이런 경우, 고인 없이도 현명한 결정을 내릴 수 있도록 돕는 것이 중요하다.

(4) 고인과의 정서적 재배치를 촉진하도록 돕는다.

사별가족이 자신의 삶에서 고인과 새로운 관계를 맺을 수 있게 고인의 새로운 위치를 발견하도록 돕는 것이다. 추억하기는 고인에게 메여 있는 에너지를 점진적으로 벗어나도록 도울 수 있는 방법이다. 격려 없이도 스스로 고인에 대해 추억하기를 즐거워하는 경우도 있으나, 막연한 두려움으로 인해 거부하는 경우도 있다. 두려워하는 이유가 무엇인지를 파악하고 이를 인식하도록 돕는다.

(5) 슬퍼할 수 있는 시간을 함께 함으로써 지속적인 지지를 제공한다.

사별 후 3개월 정도가 되면 주위의 사람들은 남겨진 사별가족에 대한 관심을 철회하는 경우가 많다. 누군가의 관심 없이 혼자 남겨지고 주위사람이 자신을 피한다는 생각을 가졌을 때, 복잡한 감정과 함께 주위사람에 대한 분노를 가질 수 있다. 이러한 경우를 예방하기 위해서는 지속적이고 규칙적인 지지를 제공해 줄 수 있는 누군가의 도움이 제공되어야 할 필요가 있다.

(6) '정상적인' 애도반응에 대해 해석한다.

사별가족은 자신의 애도반응을 매우 생소하게 느끼고 당황해 할 수 있다. 사별과정에 따른 애도반응에 대해 설명하고, 자신의 증상이 정상임을 확인하며 안심하도록 돕는다.

(7) 개인적 차이를 인정한다.

슬픔반응에는 개인마다 다양한 차이가 있다. 모든 사람이 똑같은 방법으로 슬퍼하지 않는다는 것을 인정해야 한다.

(8) 방어기제와 대처기제를 파악하고 병리적인 경우, 전문가에게 의뢰한다.

효과적으로 환자와 환자 가족의 슬픔을 줄이며 상담에 참여하기 위해서 의료진은 반복적으로 실제적인 상실감과 감정적인 반응 및 대처기제를 평가해야 한다. 이때 부드럽게 질문을 하면 사별가족에게 도움을 줄 뿐만 아니라, 그들이 어떻게 대처하고 있는지를 의료진이 이해하는 데 도움이 된다. 유족은 자신이 "미쳐간다"거나 "이성을 잃고 있다"고 느낄 수도 있다. 그렇다면 그들이 자신의 감정에 대해서 논의해 보도록 할 필요가 있다. 만약 상실감과 애도반응, 대처기제가 부적절하고 비효과적일 것으로 판단되거나 가족에게 해를 입힐 가능성이 있는 경우(예: 파괴적인 행동, 자살), 신속하게 평가할 필요가 있다. 상실과 슬픔, 사별 돌봄에 숙련된 전문가에게 상담을 의뢰하여 위험을 감소시키는 것이 필요하다.

8 사별가족 돌봄 방법

(1) 사별가족 돌봄

사별가족 돌봄은 전문가뿐만 아니라 친구, 이웃, 자원봉사자 등 다양한 사회적 지지 자원을 활용하여 제공할 수 있는데, 다음과 같은 일반적인 방법들이 있다.

- 우정방문
- 식사 제공
- 사별 경험자에 의한 비공식적 지지
- 일반인 지지 집단
- 문화적 · 종교적 의식에 참여
- 친근한 경청자
- 사별 사유가 유사한 자조집단에 참여
- 운동

(2) 구체적인 방법

- 경청과 지지
- 정보 제공
- 사별상담
- 사별가족 지지모임
- 보완대체요법

(3) 사별상담 기법

- 편지쓰기
- 빈 의자
- 고인의 사진이 놓여 있는 의자
- 치료자가 고인의 역할 취하기
- 심상유도요법
- 일기쓰기
- 그림 그리기
- 역할변화 분석
- 경청
- 분노 배출
- 사별가족이 경험하고 있는 고통이 정상이라는 것을 알려주는 것

9 요약

- 호스피스완화간호에서는 환자와 가족이 돌봄의 단위가 된다.
- 말기환자 가족은 환자 질병의 과정 동안 신체적 · 심리사회적 · 경제적 고통을 경험하게 된다.
- 호스피스완화간호사는 말기환자 가족에게 효과적인 간호중재를 제공함으로써 말기환자 가족의 삶의 질을 높일 수 있다.
- 사별은 사별 전 단계, 충격단계, 직면단계, 적응단계를 거치며 각 단계별 대상자의 반

응에 적합한 돌봄을 수행해야 한다.

- 사별과제는 사별을 현실로 인정하고, 사별로 인한 고통을 피하지 않고 경험하며, 새로운 환경에 대한 적응과 새로운 삶의 구축이다.

토론 1

사례 38세 주부 오○○ 씨는 기독교 신자로, 초등학교 3학년인 딸이 한 명 있다. 아버지는 간암으로 사망하셨고, 친정어머니는 1년 전에 폐암진단을 받고 치료를 받다가 담당 의사로부터 수개월 내에 사망할 것이며, 더 이상의 치료는 의미가 없다는 말을 들었다. 이후 담당 의사의 권고로 호스피스완화의료 병동으로 입원하였다. 다른 형제들은 다 직장생활을 하고 있고 본인도 어린 딸이 있는 관계로 호스피스완화의료 병동에 계신 어머니에게는 간병인을 고용하여 어머니를 돌보게 하였다. 오○○ 씨는 매일 아침, 저녁 병원에 들러 어머니의 상태를 체크하고, 초등학교 딸의 등 · 하교에 맞추어 집안일을 하는 생활에 매우 지쳐 있었으며, 생활 스트레스로 인한 식욕부진, 소화불량, 가슴 답답함, 불면증 등이 지속되어 피로가 쌓였다. 그리고 어머니가 돌아가실 상황을 알면서도 그 사실이 어쩔 수 없는 것은 아닌가 하는 스스로의 생각에 죄책감이 들고, 주변에 있는 지인들의 "조만간 가시겠구나." 또는 "가실 분이면 자식 힘들게 하지 말고 빨리 가야지."라는 말에 상처도 깊다고 말하고 있다.

이 사례에서

Q1: 발견할 수 있는 가족의 간호문제는 무엇일까요?

Q2: 딸의 간호요구는 무엇일까요?

Q3: 딸에게 제공할 수 있는 간호중재에는 무엇이 있을까요?

토론 2

사례 신OO 씨는 55세 여성으로 남편과 사별했다. 신OO 씨의 남편은 몇 년 전 담낭암으로 사망하였고, 그녀는 두명의 아들을 두었는데, 아들들은 대학 졸업 후 독립하여 다른 지역에서 살고 있어 신OO 씨 혼자 생활 중이다. 신OO 씨는 1남 2녀 중 막내이며, 부친은 어렸을 때 사망하였고 모친은 특별한 기저질환 없이 노환으로 신OO 씨의 남편이 암으로 투병 생활을 하던 중 사망하였다. 남편이 사망한 이후 신OO 씨는 오랜만에 사별가족 모임에 나타났으나, 매우 초췌한 모습이었으며, 입맛이 없어서 식사를 거의 하지 못했다고 하였다. 또한 남편이 끝까지 죽지 않을 것 같았다며 여기 가도 저기 가도 남편 생각이 너무 나서 바깥에 나가기도 싫다고 하였다. 자기도 이렇게 살다가 곧 남편 곁으로 가고 싶다는 말과 남편을 데려간 하나님이 원망스럽다는 부정적인 말을 계속하고 있다.

이 사례에서

Q1: 신OO 씨에게서 발견할 수 있는 간호문제는 무엇일까요?

Q2: 신OO 씨의 간호요구에는 무엇이 있을까요?

Q3: 신OO 씨의 슬픔을 극복할 수 있는 간호중재에는 어떤 것이 있을까요?

참고문헌

- 가톨릭대학교 호스피스교육연구소(2006). 호스피스완화간호. 군자출판사.
- 김계숙(2016.6). 호스피스 병동 말기 암환자 가족의 돌봄 경험에 관한 현상학적 연구. 한국가족복지학, 제52호.
- 김명희 · 강은희 · 김미영(2012). 의식 없는 말기환자 가족의 연명치료 중단 결정 경험. 한국 호스피스 · 완화의료학회지 제15권 3호, 147−154.
- 김분한 · 장태준 · 이정섭 · 김문실 · 김남초 · 탁영란 · 황애란(1999). 호스피스와 실제. 수문사.
- 김애자 외(2001). 만성 건강 문제와 간호 중재 전략. 정문각.
- 김연자 · 김남정 · 김미혜 · 김선영 · 김정림 · 오경미 · 이은주(2017). PBL을 활용한 사례기반 호스피스 간호. 135−154.
- 김창곤(2007). 호스피스 · 완화의료에서의 사별 돌봄. 한국 호스피스완화의료학회지, 10(3), 120−127.
- 노유자 외 (2018). 호스피스 · 완화의료 의미있는 삶의 완성. 현문사.
- 보건복지부 국립정신건강센터(2022). 2022 전국정신건강관련 기관 현황집.
- 양준석 · 이정은 · 유지영(2017). 사별가족 치료 프로그램 연구동향과 효과에 대한 메타분석. 가족과 가족치료, 25(3), 645−670.
- 오진탁 역(2002). 죽음을 어떻게 맞이할 것인가. 궁리.
- 이범수 역(2016). 유족의 사별애도 상담과 치료. 도서출판 해조음.
- 이병숙 외(2019). 호스피스 완화간호. 학지사메디컬.
- 이선자 · 김인자(2014.6.18.). 편지를 활용한 가족관계 증진 프로그램이 말기 암 환자의 가족기능 · 죽음 불안 · 우울에 미치는 영향. 재활간호학회지, 26.
- 이재석(2016). '호스피스, 완화의료 및 임종과정에 있는 환자의 연명의료결정에 관한 법률'에 대한 비판적 고찰. 한국법학회 · 법학연구 제16권 제4호(통권 제64호), 219−245.
- 이종복 · 김화순(2009). 말기 암환자 가족의 사별과정에 대한 이론적 고찰. 한국케어매니지먼트 연구, 2, 97−125.
- 최은숙 · 김금순(2012.4). 말기 암환자 가족의 돌봄 경험. 한국간호과학회, 280−290.
- 통계청(2022). 2021년 사망원인통계 결과. 사회통계국 인구동향과. 대한민국정책브리핑.
- 한겨레신문 http://www.hani.co.kr/arti/society/health/788354.html
- 한국호스피스완호간호사회(2015). 호스피스완화간호. 현문사.
- 헤럴드신문기사 http://biz.heraldcorp.com/view.php?ud=20150319000587
- 호스피스 · 완화돌봄 학습가이드(2006). 한국호스피스간호사회. 수문사.
- Ferrell, B.R & Paice, J.A(2019). Oxford Textbook of Palliative Nursing. OXFORD university press. p. 390-404.
- Heyland et al.(2006.2.28.). What matters most in end of life care: perceptions of seriously ill patients and their family members. Canadian Medical Association Journal.
- Katherine Clark(2017.9.11.). Care at the Very end of life: dying cancer patients and their chosen family's needs. Cancers.
- Kübler-Ross, E. & Kessler, D.(2005). On Grief and Grieving: Finding the Meaning of Grief through the Five Stages of Loss. New York: Scribner.

- Rothaupt, J. W. & Becker, K(2007). A Literature Review of Western Bereavement Theory: From Decathecting to Continuing Bonds. The Family Journal, Vol.15, No.1, 6-15.
- Sealey, M., Breen, L. J., O'Connor, M., & Aoun, S. M. (2015). A scoping review of bereavement risk assessment measures: Implications for palliative care. Palliative Medicine, 29(7), 577-589.

CHAPTER 8

임종간호

학습목표

1. 임종기의 호스피스 돌봄에 대해 설명한다.
2. 다양한 임종경로를 이해한다.
3. 임종과정 및 임박한 임종의 증상과 징후를 설명한다.
4. 임종기 판단에 따른 의사소통을 설명한다.
5. 임종과 관련된 환자와 가족의 요구를 평가한다.
6. 임종기 증상과 징후에 대해 가족에게 교육한다.
7. 사후 돌봄의 과정을 이해하고, 과정 및 순서에 따른 간호를 설명한다.
8. 임종환자의 가족을 위해 중재한다.

개요

죽어가는 누군가와 함께 있으면서 우리는 삶이 얼마나 고귀하고 유한하며 불확실한 것인지 알게 되며, 끊임없이 자신을 돌아보게 된다. 이 장에서는 임종기의 판단기준부터 임종시기에 나타나는 신체적 · 정서적 · 정신적 · 영적 증상과 징후를 설명하고, 적절한 의사소통 기술과 다학제적 접근을 통해 임종기 환자와 가족을 간호하는 방법에 대해 설명하고자 한다. 사망의 경로는 대상자의 질병에 따라 다른 형태로 나타나며, 동일한 진단명을 가진 대상자들도 개개인이 겪는 증상과 징후 및 증상 발현의 시기나 순서가 모두 동일하지는 않다. 그러므로 임종이 가까운 환자에게 마음을 담은 간호를 제공하기 위해서는 삶과 죽음에 대한 이해뿐만 아니라, 다양한 개인에 대한 민감성이 요구된다.

환자와 가족들이 임종 과정에 요구하는 것들 또한 개개인이 살아온 삶과 가족 내의 역동 및 사망 경로에 따라 다양할 수 있다. 대상자와 그 가족을 고유한 존재로서 인정하고 임종과정에서의 개별적인 요구를 확인하며, 그에 대한 임상 판단을 하고, 환자의 요구와 임상 상황에 맞는 임종 돌봄을 수행하는 것은 매우 중요하다. 이때, 환자뿐 아니라 가족 또한 돌봄의 대상에 포함해야 하며, 임종과정에서 생각할 수 있는 신체적 · 정신적 · 사회적 · 영적 요구를 모두 고려한 인간 중심의 전인간호를 제공해야 한다.

1 임종기의 호스피스 돌봄

1) 임종환자에 대한 존중

임종은 개인의 특별한 경험으로 인해 나타나는 신체적 · 정신적 · 사회적 · 영적 사건이다. 임종을 맞는 환자의 상태가 어떠하든지 간에 인간 자체의 존엄성을 바탕으로 생명의 고귀함은 항상 존중받아야 한다. 임종환자의 인간다운 삶을 돕고 말기의 삶의 질을 높여주는 것이야말로 호스피스 돌봄의 목적이라 할 수 있다. 가족은 사랑하던 사람이 인간의 존엄성을 유지하며 평화롭게 죽음을 맞이하는 시간을 소중하게 기억할 것이다. 따라서 임종기의 호스피스 돌봄은 임종환자와 가족을 돌봄의 한 단위로 보는 전문적인 팀 접근이 요구된다. 또한 임종은 개별화된 개인적인 경험이므로 전형적인 죽음이란 없다.

2) 자연스런 죽음 유지

죽음의 과정에서 임종환자는 죽음을 부정하거나 초조해하며 불안감을 경험하여 가족이나 의료진에게 분노하고 심한 우울 상태에 빠지는 단계를 거치게 된다. 호스피스 돌봄은 임종 시기에 목숨을 인위적으로 연장하는 것을 피하지만, 죽음을 서두르지도 않는다. 자연스럽게 찾아오는 죽음을 유지하는 것이 호스피스의 원칙이다. 임종하기 전 마지막 날과 시간은 인생을 마무리하고 사랑하는 이들과 작별 인사를 하며, 죽음을 맞이할 준비를 하는 마지막 시간이기 때문에 임종환자와 가족에게 중요하다. 이때 간호제공자는 죽음의 상황이 어디에서(집, 요양원, 호스피스, 입원 병실) 일어나든 상관없이 임종환자 가족의 선택을 존중하고, '함께 있음'으로써 품위 있고 편안한 죽음을 맞이하도록 도와주어야 한다.

3) 개방적이고 정직한 의사소통

죽음에 근접할 때 개방적이고 정직한 의사소통은 매우 중요하다. 호스피스완화의료팀은 신뢰와 사전의사결정을 증진시키기 위해 개방적이고 정직해야 한다. 모든 의사소통에서 돌봄, 민감성 그리고 공감을 전달해야 한다. 간단한 용어로 정보를 제공하고, 임종환자 또는 가족의 질문에 성의 있고 명확하게 대답한다. 가족은 피곤하고, 집중하는 데 어려움이 있으므로, 의료진은 같은 정보를 반복해서 제공하고 질문에 답할 필요가 있을 것이다. 간호제공사는 적극적 경청과 돌봄으로 임종환자의 가족에게 지금 현재 가족에게 일어나고 있는 일에 대한 정보와 어떤 것이 예상되는지를 가르쳐주고, 임종환자나 가족이 서로에게 이해하고 용서하는 말을 전함으로써 치유될 수 있도록 도울 수 있다.

4) 죽음이 임박한 환자의 징후, 증상 그리고 불편감 완화

어느 누구도 죽음의 정확한 시간을 예측할 수는 없다. 그러나 어떤 경우에는 본능적으로 언제 죽음이 올지를 아는 것처럼 보이는 사람도 있다. 살고자 하는 환자의 의지, 특별한 사건(출생, 휴일 등)을 기다리는 선택, 질병이나 인생의 마무리 목표에 의해 예후는 달라질 수 있다.

말기에 임종환자의 고통과 불편감을 들어주기 위해서는 통증을 비롯하여 오심, 구토, 호흡곤란, 전신권태감 등 말기에 나타나는 주요 증상을 적극적으로 완화시켜 주어 편안한 죽음을 맞도록 도와주어야 한다.

5) 정신적 · 영적 돌봄

임종환자를 위해서는 신체 증상의 조절뿐 아니라, 정신적 · 사회적 · 영적 측면의 간호도 고려해야 한다. 임종환자는 임종과정에 대한 두려움, 버려짐에 대한 두려움, 미지의 두려움 그리고 이 세상의 것에 대한 관심을 철회하고 죽음을 맞이하기 위한 준비를 한다. 이때 간호제공자는 임종환자 자신의 삶의 의미와 가치에 대한 이해,가족, 자연 그리고 신적 존재와의 연결성을 지각하도록 도움을 줄 수 있다.

6) 가족 돌봄

죽음이 다가올 때 임종환자에 대한 전인적인 돌봄뿐만 아니라, 임종환자의 상태를 가족에게 충분히 설명하여 가족이 어떻게 느끼고 있는가에 대해 알아두어야 한다. 가족이 임종 시기에 수액, 수혈, 검사, 진정 등의 시행 여부를 결정하고 임종환자의 치료에 참여할 수 있도록 충분히 설명해 주어야 한다. 또한 예견된 사별의 슬픔에 대한 가족지지와 돌봄도 중요하다.

2 사망 경로

시간에 따른 사망 경로는 사례별로 다양하다. 경로에 따라 환자가 사망에까지 이르는 시간, 환자와 가족이 임종을 준비할 수 있는 시간, 환자에게서 나타나는 증상들에 차이가 있으며, 이에 따라 의료진이 돌봄에 접근하는 방법도 달라질 수 있다. 교통사고와 같은 사고사나 자살의 경우, 예상하지 못한 상태에서 갑자기 일어난 사망이므로 남은 가족들은 사전에 준비할 수 있는 시간을 갖지 못해 힘들어할 수 있다. 이러한 경우는 보통 의료시스템 외의 영역에서 일어나는 일이므로 호스피스완화의료 전문인력들의 돌봄을 받을 기회를 제공받지 못할 수 있다.

병원에서 의료진이 경험할 수 있는 환자 사망은 질환의 경과에 따라 4가지 경로를 통해 발생한다(그림 8.1). 첫 번째는 신체 장기들이 고기능을 유지하다가 급격한 기능의 감소를 보이는 경우로, 전형적인 암과 같은 말기질환에서 대부분 나타나며, 질병에 대해 잘 대처하다가 급격히 쇠약해져 보통 6주 정도의 뚜렷한 말기 증상을 보이다가 사망한다. 두 번째는 어느 정도 기능이 지속되다가, 주기적으로 질병이 악화와 완화를 반

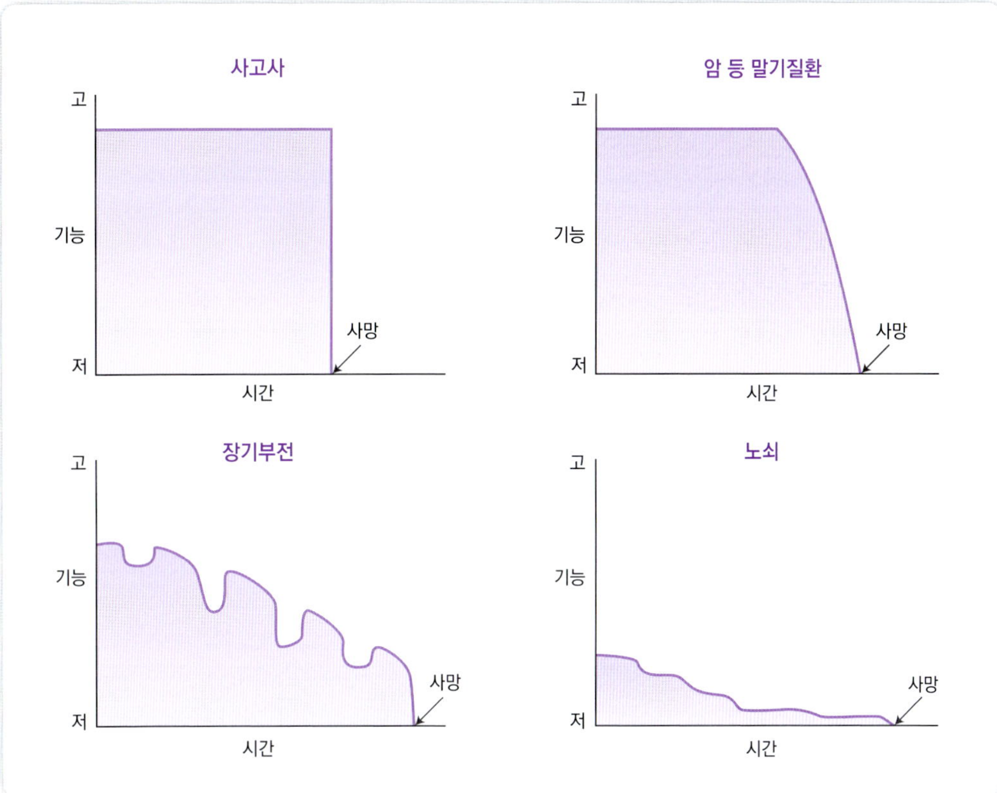

그림 8.1 사망 경로

출처: Lunney JR, Lynn J, & Hogan C(2002.6).Profiles of older medicare decedents. J Am Geriatr Soc. 2002 Jun;50(6):1108-12. doi: 10.1046/j.1532-5415.2002.50268.x. PMID: 12110073.

복하면서 서서히 기능부전이 심해지는 경우로 울혈성심부전, 만성폐쇄성폐질환과 같은 심장 및 폐질환의 전형적인 장기 부전이 이에 해당한다. 이런 경로의 경우, 자칫 사망까지 이어질 수 있는 악화기를 여러 차례 경험하게 되며, 생존에 대한 예후 또한 모호하게 되어, 6개월 이상 생존률이 높다가도 1주일 이내에 사망하기도 한다. 마지막 경로는 저기능을 지속적으로 유지하는 경우로 장기간 점진적으로 더욱 쇠약해지는 전형적인 허약이 나타나며 노령, 뇌졸증, 치매가 이에 해당한다.

고기능이 유지되다가 급격한 기능의 감소를 보이는 사망 경로가 나타나는 전형적인 말기 질환인 경우, 고기능에서 말기로의 급격한 변화에 대한 안내를 하고 제한된 말기의 기간 동안 환자와 가족이 마지막을 준비할 수 있도록 돕는 것이 필요하다. 이때 상황 변화 및 돌봄 계획의 변경이 필요하다는 것을 알리는 '나쁜 소식 전하기'에 대한 숙련된 의사소통 기술은 이러한 준비를 더욱 원활하게 하는 윤활유가 될 수 있다. 하지만 이러한 급격한 변화로 인해 환자와 가족들은 호스피스완화의료를 더욱 필요로 하게 된다. 이전 연구에 의하면, 말기 질환자들이 기능부전이나 허약 환자들보다 호스피스완화의료를 이용하는 경우가 2배 정도 높았다.

3 임종기 증상과 징후

임종기 환자는 "암, 만성 질환 혹은 사고로 인한 만성 장기부전 환자의 급성 악화로 회생의 가능성이 없고 치료에도 불구하고 회복되지 않으며, 급속도로 증상이 악화되거나, 노쇠 및 서서히 진행되는 치매환자의 임종을 포함하여 수일 혹은 현재 입원기간 내 사망이 예측되는 성인 환자"를 말한다.

1) 임종기의 판단과 간호

임박한 임종을 예측하는 것은 어렵고 불확실한 일이지만, 환자가 편안한 임종을 맞이하고, 가족들이 임종까지의 시간을 가치 있게 보내기 위해서는 환자가 임종기임에 대한 의료신의 빠른 판단이 필요하다. 이는 의료진의 풍부한 경험과 의료진 간의 잦은 정보 교환을 통해 이루어질 수 있는데, 임종기가 시작되었음을 판단하는 기준은 상황에 따라 다양할 수 있으나, 서울성모병원 호스피스완화의료센터에서 사용하는 기준은 Box 8.1과 같다. 완화기능측정도구(Palliative Performance Scale, PPS)는 필수로 실시해야 하며, 나머지 4가지 증상 중 2가지 이상이 확인되면 임종기 선정기준에 부합한다. 임종기라고 판단이 되면, 다학제 간의 의사소통을 통해 이에 대해 의논하고, 팀 내에서 동의할 경우, 환자의 임종기 돌봄을 시작한다.

Box 8.1 임종기의 판단 기준

- 완화기능측정도구(PPS) 실시 결과, 40% 이하로 감소
- 식사량이 이전에 비해 50% 이상 현저히 감소
- 의식변화와 수면량 증가
- 호흡곤란의 악화
- 말기 섬망

출처: 서울성모병원 호스피스완화의료센터.

완화기능측정도구는 환자의 보행상태, 활동과 질병의 근거, 자가돌봄, 경구섭취, 의식 수준에 대해 나타내는 도구로 0~100%로 표현할 수 있으며, %가 낮을수록 기능 수준이 낮음을 의미한다(표 8.1).

표 8.1 완화기능측정도구(PPS)

PPS Level	Ambulation	Activity & Evidence of Disease	Self-Care	Intake	Conscious Level
100%	Full	Normal activity & work No evidence of disease	Full	Normal	Full
90%	Full	Normal activity & work Some evidence of disease	Full	Normal	Full
80%	Full	Normal activity with Effort Some evidence of disease	Full	Normal or reduced	Full
70%	Reduced	Unable Normal Job/Work Significant disease	Full	Normal or reduced	Full
60%	Reduced	Unable hobby/house work Significant disease	Occasional assistance necessary	Normal or reduced	Full or Confusion
50%	Mainly Sit/ Lie	Unable to do any work Extensive disease	Considerable assistance required	Normal or reduced	Full or Confusion
40%	Mainly in Bed	Unable to do most activity Extensive disease	Mainly assistance	Normal or reduced	Full or Drowsy +/- Confusion
30%	Totally Bed Bound	Unable to do any activity Extensive disease	Total Care	Normal or reduced	Full or Drowsy +/- Confusion
20%	Totally Bed Bound	Unable to do any activity Extensive disease	Total Care	Minimal to sips	Full or Drowsy +/- Confusion
10%	Totally Bed Bound	Unable to do any activity Extensive disease	Total Care	Mouth care only	Drowsy or Coma +/- Confusion
0%	Death	-	-	-	-

출처: 5https://victoriahospice.org/how-we-can-help/clinical-tools/

(1) 수분과 음식물 섭취의 감소

죽음이 다가오면 일반적으로 먹거나 마시는데 관심이 적어진다. 그러나 죽어가는 환자가 입맛이 없더라도 무엇이든지 먹고 마실 수 있도록 해야 한다. 영양섭취는 천천히 소량으로 해야 하며, 어떤 음식을 얼마나, 언제 먹을지는 환자가 스스로 결정하게 한다. 삼키는 능력도 감소되어 기도흡인의 위험성이 높아지므로 환자가 기침을 하면 억지로 먹이지 않도록 한다. 이때는 작은 얼음조각, 얼린 주스 혹은 막대 아이스가 도움이 된다.

몸이 더 이상 먹기를 원하지 않을 때는 억지로 음식이나 물을 먹이지 않는다. 말기에 먹고자 하는 욕구의 상실은 환자가 죽음을 준비하고 있다는 신호이고, 이 과정이 고통스럽지는 않다. 환자를 불편하게 하는 것은 탈수가 아니라 구갈이다. 구갈은 글리세린을 입술에 발라주면 수분을 유지해 주어 편안함을 느낄 수 있다. 가족은 임종환자가 탈수로 인해 죽지 않을까 하고 염려할 수 있으나, 말기에 수분공급이 구갈을 감소시킨다는 근거는 없다.

(2) 의식변화와 수면량 증가

임종기 환자는 안절부절못하거나 불안해하고 옷이나 이불을 잡아당기는 등의 동작을 반복적으로 할 수도 있다. 그 자리에 없는 사람이나 물체를 보는 등 환각을 경험하기도 한다. 이러한 현상은 뇌에 산소공급이 부족해서일 수도 있고 신체 대사의 변화 때문일 수도 있다. 이때는 조용한 목소리로 임종환자가 안심할 수 있도록 말한다.

임종과정에서 의식의 변화는 크게 2가지의 다른 양상으로 나타난다. 대부분의 임종환자는 임종과정을 자연스럽고 천천히 신체적 · 정신적 쇠약 과정을 통해 경험하게 된다. 점차 졸리다가 대부분의 시간을 자게 되며 결국에는 의식이 없어지는 것이 '일반적인 경로'라고 볼 수 있다. 하지만 드물게는 중추신경계 흥분이 일어나 혼수상태와 죽음으로 이끄는 '어려운 경로'를 경험하게 되는데, 진전, 기면, 점진적인 감각 둔화, 혼돈, 안절부절못함, 섬망, 간대성 근경련, 무의식적인 움직임, 발작을 거쳐 결국에는 죽음에 이르게 된다. 이는 뇌전이가 동반된 환자에서 많이 나타난다. 이처럼 죽음의 궤도에는 환자의 생명이 서서히 꺼져가는 일반적인 경로와 힘든 죽음이 예상되는 어려운 경로가 있다. 죽음에 이르는 궤도를 도식화하면 그림 8.2와 같다.

임종환자는 시간, 장소, 방 안에 있는 가족이나 친지, 친구를 잘 알아보지 못할 수도 있다. 의식이 있는 동안에 임종환자는 이미 죽은 사람에 대해 이야기하거나 갈 수 없는 장소를 보고 싶다고 할 수도 있다. 이런 환각증상에 대해서 약물처방을 할 필요는 없다. 이러한 모습은 임종환자가 이제 삶으로부터 정상적인 분리과정을 시작하고 있다는 신호이므로, 변화의 시간을 받아들여야 한다. 헛소리나 환각의 말을 하는 것을 막거나 설명하고, 무시하거나 논쟁하는 것은 금물이다. 임종환자가 무슨 말을 해도 존중하면서 들어주고, 자유롭게 감정을 표현하도록 한다. 위로의 말과 함께 따뜻하게 어루만져 주

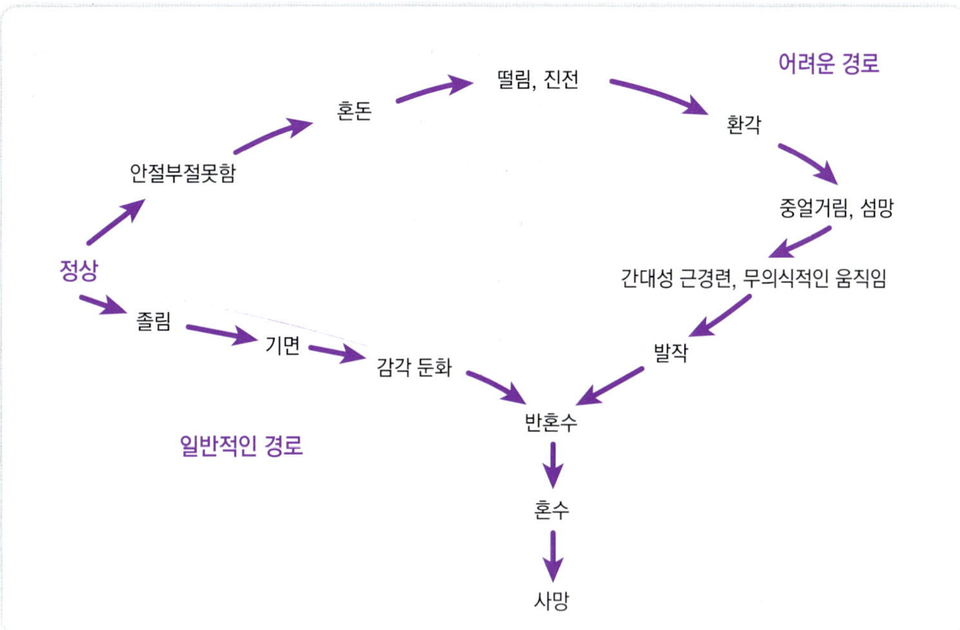

그림 8.2 죽음의 궤도

는 것이 임종환자를 편안하게 한다.

임종환자는 잠자는 시간이 길어지고 점점 반응도 없고 깨우기도 힘들어진다. 이러한 변화는 임종과정에서 정상적인 반응인데, 그 원인은 신체 대사의 변화 때문이다. 이런 경우에는 임종환자의 손을 부드럽게 잡고 편안한 목소리로 대화하도록 한다. 청각은 인간의 오감 중에서 가장 마지막까지 유지되는 능력이다. 임종환자가 잠이 든 것처럼 보이지만 죽음이 임박한 순간까지 들을 수 있다. 그러므로 임종환자 앞에서 듣지 못한다고 생각하여 아무 말이나 해서는 안 된다. 이때는 함께 있어 주는 것이 무엇을 해주는 것보다 더 중요하다.

(3) 호흡곤란의 악화

임종환자의 호흡양상은 점차 비정상적이며 불규칙하게 변화한다. 일반적인 임종 시 호흡양상은 얕으면서 불규칙적이거나 혹은 심호흡 뒤에 5~30초 동안 무호흡이 이어지기도 한다. 이를 체인-스토크스 호흡(Cheyne-Stocks respiration)이라 하는데, 임종환자는 호흡이 얕게 할딱거리기도 하며 때때로 흡기 시에 신음소리 같은 것이 들리기도 한다. 이러한 증상이 호흡이 힘들다는 것을 의미하지는 않으며, 오히려 이완된 성대로 공기가 지나가는 소리라고 할 수 있다. 호흡양상의 변화는 죽음이 가까워진 임종환자에게 매우 흔한 증상이라고 볼 수 있다. 이것은 신체 내부기관으로의 혈액순환이 감소하고 신체 노폐물이 많이 쌓여 있다는 것을 의미한다. 이런 경우에는 침상머리를 올려주고 임종환자의 체위를 옆으로 변경시켜 주는 것이 안위를 증진시키는 방법이다.

호흡곤란에 적용할 수 있는 많은 비약물적 접근방법은 다음과 같다.

- 저산소혈증 환자에게는 산소 이용이 신중하게 고려되어야 한다.
- 입술 오므리기(pursed lip) 호흡은 호흡 수를 느리게 하고 기도허탈을 감소시킨다.
- 창문을 열어 환기를 하고 공기청정기를 이용하여 공기를 순환한다.
- 침상머리를 올리고 환자가 앉을 수 있으면 똑바로 앉힌다. 이 자세는 폐 확장과 가스 교환을 증진시킨다.
- 기도(prayer)는 안위와 이완을 증진시킨다.
- 이완과 전환의 방법으로서 음악 또한 호흡곤란을 감소시킬 수 있다.
- 방을 평온하게 만든다.
- 얼굴에 닿는 차가운 공기는 숨 가쁨에 대한 인식을 감소시킬 수 있다.

임종환자가 기침을 할 때는 다음과 같은 중재를 적용할 수 있다.

- 진동이나 쓰다듬기 등의 흉부물리요법은 쇠약한 환자의 분비물 배출에 도움이 된다.
- 가습기나 국소적 냉요법은 빠른 호흡 상태와 묽은 분비물이 있는 경우에 도움이 된다.
- 침상머리를 올리는 것은 환자가 분비물을 보다 효과적으로 제거하는데 도움이 된다.
- 카페인이 함유된 음료는 폐혈관을 확장시키는 효과가 있다고 알려져 있다.

(4) 말기 섬망

섬망은 의식, 인지, 지각에 심한 변동으로 혼란을 보이는 것으로, 다수의 말기 암환자에게서 발생하지만, 임종과정이 아닌 경우에도 나타날 수 있는 증상이므로, 치료가 가능한지를 판단하는 것이 중요하다. 특히 '초조성 섬망'은 혼란과 초조함, 흥분 상태를 보이는 경우로, 의식 변화 중 '어려운 경로'인 경우를 밟고 있음을 나타내는 신호이므로 이에 대한 준비를 하는 것이 필요하다.

죽음이 가까워지면서 임종환자는 자아의 상실, 가족 친지와의 이별 등 정신적 · 심리사회적 충격을 받게 된다. 생애말기에 불안과 우울을 중재하기 위해서는 회상요법과 인생회고를 통해 자아실현과 존중을 촉진할 수 있다. 슬픔상담은 임종환자와 가족이 과거, 현재 및 미래의 상실을 다루는 것을 도와줄 수 있다. 임종환자의 불안을 인식하고 개방형 질문, 반영, 명료화 및 공감적 경청, 주의 등을 이용한다. 불안을 야기하는 신체적 스트레스를 감소시키는 증상관리를 최대화시킨다. 섬망과 혼돈의 치료를 위해서는 이완요법, 전환요법, 마사지 등과 같은 비약물적 치료법을 실시한다.

(5) 임종기 환자의 일반적 처방

① 총비경구영양(total parenteral nutrition, TPN)을 감량하거나 중지한다.

② 총비경구영양액을 일반 수액으로 변경하거나 감량한다.

③ 임종이 임박하면 항생제 투여를 중단한다.

④ 임종이 임박한 상태에서는 검사를 진행하지 않는다.

⑤ 발열이 있으면 해열제를 투여한다.

⑥ 적극적인 통증 조절을 위하여 진통제를 투여한다.

⑦ 섬망을 적극적으로 조절하기 위하여 진정제를 투여한다.

⑧ 임종기에는 어떠한 시술이나 수혈을 진행하지 않는다.

⑨ 증상완화를 위하여 스테로이드를 투여한다.

2) 임박한 임종의 증상과 징후 및 간호

다음은 임종이 3일 내로 임박했을 때, 흔히 나타나는 증상과 징후이다. 이러한 징후가 나타나면 임종이 임박했음을 알고, 임종의 순간을 준비하는 것이 필요하다. 이를 위해, 의료진이 임종의 증상과 징후에 대해 알고 있는 것도 중요하지만, 가족들에게 미리 임박한 임종의 증상과 징후에 대한 정보를 주어 당황하지 않은 상태에서 준비할 수 있도록 한다.

- 시각자극에 대한 반응 저하
- 목의 과신전
- 코입술 주름의 늘어짐
- 동공반사의 소실
- 음성 자극에 대한 반응 저하
- 성대에서 그렁거림
- 눈꺼풀이 안 닫힘
- 혈압 저하(수축기 20mmHg 이상 또는 이완기 10mmHg 이상)
- 분당 맥박 수 증가(안정된 상태보다 20% 또는 10회 이상)
- 산소포화도 감소(90% 미만 또는 기존보다 8% 이상 감소)

- 소변량 감소(12시간 동안 100mL 미만)
- 체인-스토크스(Cheyne-Stokes) 호흡, 하악을 움직이는 호흡, 무호흡 등

(1) 소변량 감소, 실금, 실변

임종환자는 신체근육이 이완되어 소변과 대변을 조절하는 능력을 상실하게 된다. 이때 실금을 사정하고 피부손상을 방지하기 위해 건조함을 유지해야 한다. 정상적으로 배설량이 줄어들며 소변은 점점 더 농축되어 나중에는 짙은 색깔로 변한다. 그 이유는 수분 섭취량이 줄고 신장의 혈액순환이 감소하기 때문이다. 중재로는 기저귀나 일회용 패드를 대주고 몸을 깨끗하고 청결하게 해주어야 한다.

(2) 장 변화

임종환자가 음식이나 물에 관심을 잃어갈 때 장 변화가 일어날 수 있다. 매우 적게 먹거나 먹지 않는다 하더라도 마약성 진통제를 사용한다면, 예방적으로 변비 치료를 계속 유지해야 한다. 변비 완화를 위해서는 수분을 충분히 섭취하고 활동을 증가시키도록 한다. 좌약이나 관장은 구강투여가 비효과적일 때 고려한다. 또한 임종환자는 탈수나 전해질 상실로 인해 사망할 수 있기 때문에 설사의 조기치료는 매우 중요하다. 설사 식이는 맑은 유동식으로 시작하며, 우유, 단백질, 브로콜리, 양상추, 양배추, 옥수수, 콩 등과 같이 가스를 형성하는 음식은 피한다. 설사 문제가 지속되면 정맥주사를 통한 수분 공급을 고려한다.

(3) 울혈

구강 분비물은 점점 더 많이 흘러나오고 인후 뒤에 고이게 된다. 임종환자의 가슴에서 꿀꺽하는 소리를 더 많이 들을 수 있는데, 이 소리는 점점 더 시끄러워지며 듣기에 거북할 수 있다. 이러한 변화의 원인은 수액불균형과 분비물을 정상적인 기침으로 뱉어낼 수 없기 때문에 발생한다. 침상머리를 올려주거나 베개로 임종환자의 머리를 높여주면 도움이 된다. 침이나 가래가 낮은 곳에 고이게 만들고, 기침반사를 자극하지 않도록 임종환자의 머리를 옆으로 돌리고 고여 있는 구강 분비물이나 침을 중력을 이용하여 흘러내리도록 하고, 물기 있는 천으로 임종환자의 입안을 깨끗이 닦는다.

(4) 피부색깔 변화

혈액순환의 변화로 임종환자의 팔, 다리는 차거나 뜨겁거나 변색이 된다. 피부색깔 변

화는 특히, 팔과 다리에 더욱 뚜렷하게 나타난다. 색깔이 변한 부위는 어두운 색이나 푸르게 멍든 색깔로 변한다. 이러한 현상은 임종기에 신체 혈액순환이 저하되었을 때, 에너지를 보존하기 위해서 몸의 가장 중요한 핵심기관에만 혈액을 공급하기 때문에 발생한다.

불규칙한 체온 역시 혈액순환이 저하되어 뇌에 불확실한 메시지를 보내기 때문이다. 임종환자가 추워 보이면 보온을 유지해주어야 한다. 그렇지만 전기담요를 사용해서는 안 된다. 임종환자가 지속적으로 침대 커버를 벗겨내는 행동을 하게 되면 가벼운 시트로 바꿔주어 침대보로 인한 무거움을 덜어준다. 땀이 나면 증가된 신진대사의 변화 때문에 악취가 날 수도 있다. 맥박은 점점 느려지며, 약해지고, 불규칙해진다.

(5) 사회적 작용의 감소

임종을 앞둔 사람은 한 사람 혹은 단지 몇몇 가까운 사람과만 있고 싶을 것이다. 임종환자는 말이 느려지고 말하는 것 자체가 힘들어지거나 아예 말을 못할 수도 있다. 임종을 기다리는 사람이 기력이 떨어지거나 피곤해지면 다른 사람과 함께 있고 싶지 않게 된다. 방 안에 사람이 많으면 임종환자를 방해하게 된다. 이때는 순서에 따라 방문객을 들여보내고, 주변 환경은 조용하고 평온하게 유지하며, 임종을 기다리는 사람에게 잠을 자도 좋다고 안심시켜 준다.

(6) 영적 욕구

죽음이 임박한 기간에 임종환자나 가족은 영적인 쟁점에 초점을 맞출 것이다. 이때 이들의 문화와 종교가 임종 시에 어떤 영향을 미칠 것인지를 고려해야 한다. 영적 지도자가 있는지 파악하고, 그들과 연락하기를 원하는지 물어본다. 좋아하는 성가, 불경, 성경을 들려주고, 묵주나 염주 등을 만져보고 감각을 통해서 영적 지지와 경험을 하도록 한다. 임종환자가 신앙 또는 다른 신념체계와 같은 힘의 원천을 이끌어내도록 돕는다.

(7) 죽음을 허락하는 태도

임종환자가 임종의 마지막 단계에 들어서면 신체 기능이 정지되기 시작하며 신체가 그 기능을 멈추면 끝이 난다. 여기에서는 응급처치나 다른 침습적 시술이 필요하지 않다. 신체 변화는 죽음을 준비하는 정상적이며 자연스러운 과정이다. 이러한 모습은 임종 환자의 끝나지 않은 과제(해결되지 않은 문제)와 함께 나타날 수도 있다. 가족에게는 '죽음을 허락하는' 태도가 필요하다.

죽어가는 사람은 비록 그것이 불편을 초래한다고 하더라도 잠시 그대로 있기를 원한다. 이 시간은 남겨진 사람에게 괜찮다고 안심시킬 시간이 되고, 남겨진 사람을 걱정하는 임종환자를 안심시키는 시간이 되기도 한다. 환자를 보내주기 위해 애쓰는 가족들의 모습은 떠나는 임종환자에게 큰 위로와 위안이 되기도 한다.

(8) 작별인사하기

임종환자가 임종을 맞을 준비가 되어 있고, 가족도 보낼 준비가 되어 있을 때 작별인사를 하면 환자와 가족 모두에게 도움이 된다. 임종환자의 손을 잡고, 하고 싶은 말을 하도록 한다. 눈물이 흐르는 것은 정상적이며 자연스러운 이별과정이므로 일부러 숨기려 하거나 사과할 필요는 없다. 눈물은 사랑의 표현으로 사랑하는 사람을 보내는 가족을 도와주는 역할을 하기도 한다.

4 임종기 의사소통

의료진에 의해 임종기에 접어들었다고 판단되더라도, 환자와 가족에게 임종기임을 직접 알리는 것은 경험이 많은 의료진에게도 매우 어려운 일이다. 하지만 숙련된 의사소통 기술로써 현재의 상태변화를 알리는 것이 환자와 가족에게도 마지막을 준비할 수 있는 기회와 시간을 제공할 수 있다. 나쁜 소식을 전하고, 돌봄의 방향을 전환해야 할 때, 사용될 수 있는 의사소통 기술 2가지를 소개하고자 한다.

1) SPIKES

- S(setting): 준비하기
  - 나쁜 소식 전하기는 의료진에게도 스트레스가 큰 업무이다. 이를 위해 의료진은 환자와 가족을 만나기 전 면담에 필요한 것들을 복기시키고 의사소통에 대한 리허설을 함으로써 자신을 준비시킬 수 있다.
  - 환경의 준비: 프라이버시가 침해되지 않는 면담실과 같은 방을 면담 장소로 정하고, 다른 의료진들에게 알려 면담 동안 방해받지 않을 수 있도록 시간을 배정한다. 면담 시에는 충분한 시간을 두고, 환자와 가족이 생각을 할 수 있도록 앉아서 면담을 진행한다.

- 관계의 준비: 환자의 상태에 대한 중요한 이야기를 함께 나누거나 의사결정을 할 가족 구성원을 미리 알아본 후 면담에 함께 참여할 수 있도록 한다.

■ P(perceptions): 알고 있는 것 파악하기

- 본격적인 면담에 들어가기 전, 의료진은 주로 개방형 질문을 사용하여 환자 혹은 가족들이 현재 어떻게 알고 있고 어떻게 생각하고 있는지를 물어본다. 이 단계를 통해 환자가 잘못 알고 있는 것을 바로잡을 수 있으며, 병세에 대해 어떻게 예상하고 있는지에 대한 아이디어를 얻을 수도 있다.
  - "지금까지 환자분의 상태에 대해 어떻게/뭐라고 들으셨나요?"

■ I(invitation; obtaining the patient's invitation): 얼마나 알고 싶어하는지 평가하기

- 대부분의 환자들은 자신의 질병, 예후, 병세 등에 대해 알고 싶어 하지만, 모든 환자들이 알고 싶어 하는 것은 아니므로, 환자가 현재 얼마나 알고 싶어 하는지에 대해 평가하는 것은 중요하다. 알고 싶어 하지 않는 경우, 어떤 것이든 궁금한 것에 대한 질문을 하게 하거나, 가족들과의 의사소통을 진행할 수도 있다.
  - "환자의 상태에 대해 어디까지 알고 싶으신가요?"
  - "환자의 상태에 대해 자세히 의논드리고 싶은데, 괜찮으신가요?"

■ K(knowledge): 정보 전달/공유하기

- 경고를 민저 한 다음, 나쁜 소식을 전달하는 것은 충격을 약간 완화하는 효과를 가진다.
  - "죄송하지만, 환자분께 좋지 않은 소식을 전하려고 합니다."
  - "이런 말씀을 드리게 되어 죄송하지만…."
- 현재 환자 상태에 대한 의학적 정보를 전달할 때는 의학용어보다는 환자에게 맞는 어휘를 사용하며 가능한 쉽게 설명하되 애매모호한 표현은 자제하여 일관된 자세로 자세하게 설명한다. 한꺼번에 너무 많은 정보가 흡수될 수는 없으므로 정보를 나누어 전달하고, 그때마다 환자와 보호자의 이해 정도를 살핀다.

■ E(emotion): 공감적인 반응으로 환자의 감정 다루기

- 환자에게 나쁜 소식을 알릴 때, 환자의 감정에 대응하는 것 또한 의료진에게 어려운 과제 중 하나이다. 환자는 침묵, 불신, 울음, 부정 또는 분노에 이르기까지 다양한 감정을 보일 수 있다. 이러한 상황에서 의료진은 공감적인 반응을 보임으로써 지지와 연대를 표할 수 있는데, 공감대 형성은 다음과 같은 4가지 단계로 구성된다.

① 첫 번째, 환자의 감정을 관찰한다.

② 두 번째, 환자가 경험하고 있는 감정을 식별하고, 그 감정에 대해 명명한다. 환자가 침묵하는 경우, 열린 질문을 사용하여 환자의 생각이나 느끼는 감정에 대해 질문한다.

③ 세 번째, 감정의 원인을 파악한다. 보통 방금 듣게 된 나쁜 소식이 이유이지만, 확실하지 않을 경우, 환자에게 다시 질문한다.

④ 네 번째, 환자가 자신의 감정을 표현할 수 있도록 시간을 제공한 후, 환자가 느끼는 감정과 그 감정의 원인을 이해했다는 것을 환자에게 알린다.

- 환자가 침묵을 지속하며 감정을 명확하게 표현하지 않을 경우, 공감을 하기에 앞서 질문을 던져 탐색을 해야 한다. 감정을 미묘하게 돌려서 말하거나 실망이나 분노("이것은 항암치료로 또 고통을 겪어야 한다는 말이네요.")를 보이는 경우, 의료진은 여전히 공감하는 표현("이것이 얼마나 속상한 일인지 알겠어요.")을 사용할 수 있다. 환자들은 심리적 지지에 있어 의료진을 가장 중요한 원천 중 하나로 여기므로, 이러한 지원을 제공하는 데 있어 공감하는 표현, 탐색하는 질문, 지지하는 반응을 결합하는 것은 매우 중요하다(표 8.2).

표 8.2 심리적 지지를 위해 사용 가능한 표현들의 예시

공감하는 표현	탐색하는 질문	지지하는 반응
• "이것이 환자분께 얼마나 속상한 일인지 알겠어요." • "이런 이야기를 들을 것이라고 전혀 예상하지 못했다는 것을 알고 있습니다." • "저도 더 좋은 결과가 있기를 바랐었는데…."	• "방금 말씀은 어떤 것에 대해 이야기하신 거죠?" • "더 자세히 이야기해 보세요." • "지금, 환자분께서 자녀분들이 걱정된다고 말씀하셨는데, 그것에 대해 더 말씀해 주시겠어요?"	• "어떤 식으로 느끼셨는지 알 수 있습니다." • "누구나 그런 반응을 보일 거예요." • "여러 방면으로 잘 생각해 보신 것 같아요."

■ S(strategy & summary): 향후 계획 수립과 면담 요약

- 명확한 향후 계획이 있는 환자들은 불안이나 불확실성을 덜 느낄 수 있다.
- 지금까지의 면담을 요약하면서, 환자가 치료의 목적이나 방향에 있어 잘못 이해하고 있는 부분들이 있는지 파악한다.

2) REMAP

- R(reframe the situations): 상황을 재구성하기
- E(expect emotions): 감정 예상하기
- M(mapping what is important): 중요한 것이 무엇인지 그려보기
- A(align with the patient and family): 환자 및 가족과 함께 하기
- P(propose a value-based plan): 가치 기반 계획을 제안하기

SPIKES가 나쁜 소식을 전할 때 효과적으로 사용할 수 있는 의사소통 기술이라면, REMAP은 나쁜 소식을 전하는 것에서부터 환자의 요구에 대한 사정을 통해 돌봄 방향을 함께 결정하는 데까지 사용할 수 있는 의사소통 기술이다. 의료진이 각 단계별로 사용할 수 있는 표현들의 예시는 표 8.3과 같다. 특히, 세 번째 단계인 '발견' 동안은 환자와 가족이 중요시 여기는 것이 무엇인지 파악하고, 남은 시간 동안의 돌봄 방향에 대한 요구를 사정할 수 있는 단계로, 이때 사용할 수 있는 대화 전략은 표 8.4와 같다.

표 8.3 치료 목표(goals of care) 관련 대화를 위한 의료진의 표현 예시

REMAP		의료진의 표현
재구성 (reframe)	상황을 재구성하기	• "환자분께서는 수년 동안 모든 치료를 열심히 받아 오셨는데, 이제는 상황이 조금 달라진 것 같습니다. 더 이상의 치료는 환자분께 너무 힘들 수도 있을 것 같아요."
감정 (emotion)	감정 예상하기	• "가장 걱정되는 것은 무엇인가요?" • "이런 것들을 생각할 때, 당연히 슬프실 수 있습니다." • "이야기를 꺼내기가 쉽지는 않네요." • "이 모든 것이 무엇을 의미하는지 이야기해도 괜찮을까요?"
발견 (mapping)	중요한 것이 무엇인지 그려보기	• "좋아하는 것들에 대해 말씀해 주세요." • "시간이 제한적인 상황에서 환자분께 가장 중요한 것은 무엇인가요?"
조정 (align)	환자 및 가족과 함께 하기	• "제가 듣기에 환자분은 집에서 가족과 거실에 앉아 함께 시간을 보내는 것을 가장 중요시 여기시는 것 같아요. 지금까지 병원에서 너무 많은 시간을 보냈기 때문에, 이제 생명을 며칠 또는 몇 주만 연장하는 것을 위해서라면, 다시 병원으로 돌아오고 싶지 않으신 것 같아요."
제안 (propose)	가치 기반 계획을 제안하기	• "지금까지 이야기 나눈 것을 바탕으로 말씀드리자면, 환자분께서 집에서 가족과 함께 시간을 보낼 수 있도록, 의료진이 최선을 다하는 것이 어떨까 생각합니다. 더 많은 항암치료는 도움이 될 것 같지 않습니다. 또한 호스피스를 시작하는 것이 남은 시간 동안 하고 싶은 것을 하면서 보내는 데에 도움이 될 거라고 생각하는데, 어떻게 생각하세요?"

표 8.4 가치 발견을 위한 대화 전략

전략	예시
사전연명의료의향서(AD)에 대한 질문	• "유언장이나 사전연명의료의향서를 작성하신 적이 있나요?"
가치에 대해 직접적으로 질문	• "질병에 대해 아는 지금, 환자분께 가장 중요한 것은 무엇인가요?" • "다른 중요한 건 또 어떤 것이 있나요?"
감정 반영	• "자녀가 성장하는 것을 보지 못할 거란 생각에 슬퍼하시는 거죠? 지금 환자분에게 가장 중요한 건 아이들과 함께하는 시간인 것 같네요."
걱정거리 탐색	• "미래를 생각할 때, 무엇이 가장 걱정되나요?" • "피하고 싶은 것은 무엇인가요?"
병원 밖의 삶 탐색	• "기운이 좀 더 나시면, 어떤 것을 하고 싶으세요?"
의료적 처치에 대한 개인 경험	• "항암치료는 환자분에게 어떤 경험이었나요?"
의료적 처치에 대한 지인 경험	• "가까운 사람 중에 중환자실에 입원하거나 인공호흡기를 착용했던 경우가 있었나요? 있다면, 어땠나요?"
현재 삶의 질 탐색	• "더 많은 건강문제가 생긴 이후, 지난 1년 동안 환자분의 생활은 어땠나요?"

5 환자와 가족의 요구 평가

임종기에 접어들었음에 대한 의사소통이 진행되어 환자 혹은 가족이 현재의 상황에 대해 충분히 이해하고 있는지를 확인했다면, 이제 임종과 관련된 전인적 간호를 제공하기 위해 환자와 가족의 요구에 대해 구체적으로 사정하는 단계가 필요하다. 보통 이 단계는 주로 호스피스간호사에 의해 이루어지게 된다. 환자와 가족의 신체적 · 심리사회적 · 영적 측면의 다양한 내용을 자세히 사정하는 것은 환자와 가족이 자신의 요구가 무엇인지 구체적으로 생각해볼 수 있는 기회를 제공하며, 의료진이 가족의 요구와 일치하는 방향으로 돌봄을 제공할 수 있게 하고, 가족들도 이에 맞는 임종 준비를 실질적으로 이행해 갈 수 있도록 도울 수 있다.

신체적인 요구는 사전연명의료의향서 및 연명의료계획서를 작성하는 과정에서 판단하고 환자와 가족의 요구에 맞는 치료계획을 세울 수 있다(9장 참조). 임종 전 환자와 가족의 심리사회적 · 영적 요구를 평가함으로써 임종에 대한 실제적 준비를 도울 수 있다(표 8.5).

표 8.5 임종 전 환자와 가족의 요구 평가

구분	내용
심리적 측면	• 질병에 대한 심리적인 반응은 어떠한가?(1. 환자, 2. 가족) • 해결되지 않은 문제들은 무엇이 있는가? • 환자의 임종 전에 하고 싶은 것이 있는가?
사회적 측면	• 가족지지체계는 어떠한가? • 경제적인 상태는 어떠한가?
영적 측면	• 임종과 관련된 환자와 가족의 영적 · 종교적 요구가 있는가? • 종교지도자와의 만남을 원하는가? • 임종 전 특별히 원하는 종교의식이 있는가? • 환자와 가족의 영적인 상태는 어떠한가? - 삶의 의미와 목적 상실 - 죄책감 - 무가치함 - 외로움/관계단절 - 기타
임종 실제 준비	• 유언을 하였는가? • 장례방법은 결정하였는가? • 장례식장, 옷/사진 준비 등의 실제적인 준비가 되었는가? • 임종 후 가족들의 향후 계획을 준비하였는가?

6 임종 후 돌봄

가까운 사람의 임종 순간이나 장례 절차가 익숙한 사람은 거의 없다. 그리고 환자의 임종 후 진행되어야 하는 절차는 의외로 단순하지 않다. 그러므로 의료진은 임종 후 과정에 대해 미리 가족에게 알려주고 준비할 수 있도록 해야 한다. 물론 임종 전에 환자의 임종 후 절차에 대한 상의를 하는 것이 어려울 수는 있으나, 이러한 부분에 대한 사전 상의는 결국 환자의 임종 순간에 가족들이 온전히 그 시간을 함께할 수 있도록 해줄 수 있다.

환자의 사망이 호스피스가 아닌 일반병동이나 중환자실에서 일어나는 경우, 환자의 임종은 지금까지 환자를 돌보아 왔던 의료진에게도 마찬가지로 익숙하지 않고 힘든 경험이 될 것이다. 특히, 가까운 사람의 임종 직후 수많은 감정을 경험하고 있을 가족에게 잘 알지도 못하는 여러 가지 복잡한 절차를 설명하고 행정처리들을 수행하도록 요구하는 것은 의료진에게도 큰 스트레스이다. 그러므로 의료진은 이러한 과정에 대한 이해를 바탕으로 가족들에게 안내할 수 있도록 해야 한다.

1) 사망의 징후

사망의 대표적인 징후는 아래와 같으며, 사망판정은 이 중 호흡정지, 심정지 그리고 동공확대와 대광반사 소실의 확인을 통해 이루어진다. 사망이라고 판단되는 경우, 환자의 사망을 가족에게 말하는 것은 개방적이고 정직하게 이루어져야 한다. 또한 가족의 입장에서 이해할 수 있는 간단한 정보가 반복되어야 할 필요가 있다.

① 호흡과 심박동의 소실

② 고정된 동공

③ 피부색의 변화(창백함, 혈액응고)

④ 체온 저하

⑤ 근육과 괄약근의 이완(대변과 소변의 실금, 눈 뜬 채 있음, 입을 벌린 채 있음)

죽음의 순간에 무엇을 할지에 대해 미리 생각해 두는 것도 가족에게 도움이 된다. 숨이 끊어지고, 심장이 멈추고, 임종환자가 깨어나지 못하고, 눈꺼풀이 반쯤 열린 상태로 고정될 수도 있으며, 입은 벌린 채로 턱은 처지게 될 것이다. 또한 신체기능이 이완되면서 방광과 장이 이완되어 실변과 실금이 생길 수도 있다.

병원에서 임종하는 경우, 임종 직후에는 주치의의 사망 선언을 통해 임종시간을 가족에게 알려 주어야 한다. 하지만 가정에서 사망하는 경우, 사망 판정이나 사망 진단을 위해 의사나 경찰, 119를 급하게 부르지 않아도 된다. 돌보던 가족에게 죽음은 불안하고 두려운 일이기는 하지만 응급상황은 아니다. 환자의 사망 후 도와줄 사람을 부르거나 그 상황에 적응할 시간이 필요하다.

2) 임종 후 생리적 변화

사후간호를 적절히 제공하고 가족들에게 충분한 애도의 시간을 주기 위해, 의료진이 임종 후 인체의 생리적인 변화를 미리 알고 있는 것은 중요하다.

- 사후 한랭(algor mortis)은 사후 체온이 점차 떨어지는 현상으로, 1시간에 1℃씩 떨어지므로, 환자의 몸이 아직 따뜻하기 때문에 사망을 받아들이지 못하는 가족에게 이러한 현상에 대한 설명이 필요할 수 있다.

- 사후 강직(rigor mortis)은 사후 2~4시간 안에 신체가 경직되는 현상이다. 이때는 자연스럽고 편안한 모습을 보이도록 사후 강직이 오기 전에 체위를 반듯하게 해주어야 한다. 만약 눈을 떴다면 눈은 감겨야 하고, 입을 벌렸다면 다물게 해주는 것이 중요하다.
- 시반(livor mortis)은 혈액순환이 정지되면서 적혈구가 파괴되어 주위조직을 변색시켜 피부색을 변하게 하는 현상이다. 온도가 높아지면 변화가 빨라지면서 부패의 가능성이 있으므로, 사체를 서늘한 곳에 모셔두고, 운구 전 오랜 시간을 지체하지 않도록 해야 한다.

3) 사후 돌봄

환자의 임종 후 병동 및 병원 내외에서 일어나는 임종 돌봄 및 사망 처리 과정은 그림 8.3과 같다. 임종 후 절차에 대하여 가족들에게 안내하는 것은 의료진이 해야 하는 사후 돌봄 중 중요한 부분이다. 병원 밖에서 일어나는 절차들은 상조회사 및 장례지도사를 통해 더욱 상세히 알 수 있지만, 사망 전후에 가족들이 이에 대해서 질문하는 경우, 의료진은 안내를 해줄 수 있어야 한다. 특히, 사체를 장례식장으로 이동하기 전 병동 내에서 일어나는 절차와 그에 따라 의료진이 환자에게 제공해야 하는 간호 및 가족들과 상의되어야 하는 부분은 그림 8.4의 체크리스트를 통해 확인할 수 있다.

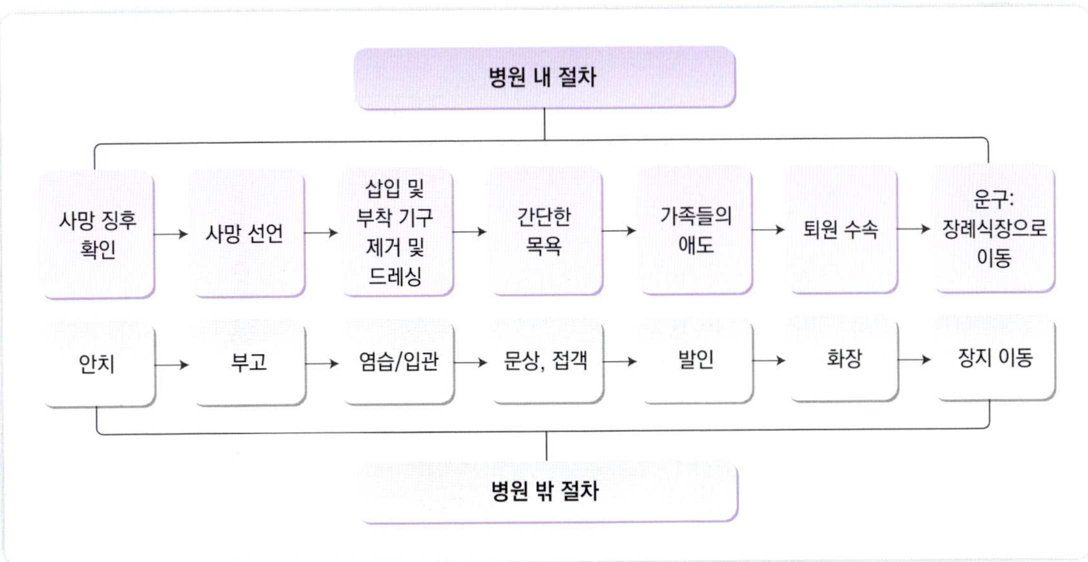

그림 8.3 임종 후 절차

임종 후 확인 및 사후간호 체크리스트

임종 후 평가		
사망확인	의료진이 환자의 임종을 확인하고 선언한다.	Y / N
사후간호	병원의 절차에 따른 과정들이 시행된다. ☐ 환자의 연결선을 제거하고 몸을 닦아 준다. ☐ 환자의 준비된 옷으로 갈아입힌다. ☐ 임종기도를 한다.	 Y / N Y / N Y / N
	환자와 가족의 요구대로 죽음 이후의 절차들이 수행된다. ☐ 장례식장 ☐ 장례예식 ☐ 장례방법 ☐ 장기기증 ☐ 시신기증	 Y / N Y / N Y / N Y / N Y / N
	가족에게 병원의 절차에 대한 정보를 제공한다. ☐ 퇴실절차 안내 ☐ 사망진단서 안내	 Y / N Y / N
가족지지	가족이 함께 할 수 있는 독립된 장소와 시간을 배려한다.	Y / N
	가족이 임종 전 마지막 인사를 나누도록 안내한다.	Y / N
	사별가족 지지에 대한 안내문이 제공되었는가?	Y / N

'N'일 경우 사유 기재

간호사 서명 ______________ 날짜 ______________

그림 8.4 임종 후 확인 및 사후간호 체크리스트

출처: 서울성모병원 호스피스완화의료센터.

장례식장으로 이동하기 전 병동 내에서 제공되어야 하는 사후간호에 대한 자세한 내용은 다음과 같다.

- 호흡이 정지되고 맥박이 잡히지 않으면 심전도를 찍어 심정지를 확인한다.
- 주치의가 사망 선언을 한다.
- 조용하고 사적인 장소에서 가족들이 준비할 수 있도록 안내하고, 보건의료 제공자는 사후 즉각적으로 시신을 돌볼 과정과 절차에 대해 설명한다.

- 수액이나 각종 카테터의 연결선을 정리하고, 봉합이나 거즈 패킹이 필요한 경우에 실시하도록 한다(장루, 피그테일 등).
- 최대한 편안하며 깨끗한 모습으로 마지막을 기억할 수 있도록 얼굴, 머리, 구강, 손, 발 등의 신체를 닦는다.
- 신체선열을 조절하여 편안해 보이도록 자세를 잡는다.
- 실금에 대비해 기저귀를 대어준다.
- 안검(眼瞼)을 닫아도 뜨는 경우에는 부드러운 휴지를 안검과 안구 사이에 넣고 감게 한다.
- 의치를 입안에 끼워준다.
- 하악이 내려가는 경우에는 작은 수건을 말아 턱에 괴거나 붕대로 끌어 올린다.
- 솜을 채울 때는 외부에서 보이지 않도록 하고, 자연스런 외모가 흐트러지지 않도록 한다.
- 안면과 두부는 높게, 사체의 자세는 자연 또는 희망하는 위치로 한다.
- 사후 처치 시의 동작은 조용하고 빠르게, 경건한 태도로 한다.
- 가족이 준비해 놓은 옷으로 갈아입힌다.
- 가족이 작별 인사를 하고 고인을 떠나보낼 수 있도록 필요한 시간을 제공한다.
- 환자의 종교상 습관, 가족의 희망 등을 고려해서 임종 후 기도를 한다.
- 임종 후 2시간까지는 청각이 남아 있으므로 마지막 인사를 나누도록 지지한다.
- 영안실로 내려가는 엘리베이터까지 환자와 가족을 배웅한다.
- 시신을 옮기는 동안 시신의 노출된 일부를 가리면서 존엄성과 경의를 가지고 시신을 다룬다.

7 임종환자 가족의 돌봄

가족은 한 조각이 흔들리면 줄에 매달린 또 다른 조각이 자신의 의지와는 상관없이 흔들리는 모빌과도 같다. 말기 암 환자 가족은 환자를 돌보는데 많은 고통이 따르지만 가족에 대한 사랑과 책임감으로 환자를 돌보기 위해 최선을 다하며 버티고 있다. 말기 암 환자 가족의 돌봄 경험으로는 충격기, 혼란기, 분투기 및 수용기의 과정을 경험한다. 돌봄 과정에 영향을 주는 요인은 환자와의 친밀성, 관계, 사회적 지지, 평상시 대화 정도 및 개인의 신념으로 밝혀졌다. 말기 암 환자 가족은 이러한 돌봄을 통해 내적 성장과 가족관계 및 개인생활의 변화를 보인다.

일반적으로 임종 전 암 환자 가족의 돌봄 요구는 다음과 같다.

① 가족은 임종환자와 함께 있고 싶어 한다. 대부분의 임종환자 가족은 시간에 제한을 받지 않고 환자와 함께 있고 싶어 한다.

② 환자에게 도움을 주고 싶어 한다. 가족은 환자를 위해 무엇이든지, 어떤 형태이든지 직접 해 주기를 원하며, 이러한 도움을 통해 죄책감과 죄의식을 덜 느끼게 된다.

③ 환자의 평안을 확인하고자 한다. 가족은 임종환자가 신체적 · 정서적으로 편안해 하는지 확인하고 싶어 한다. 특히 의료인으로부터 자세한 정보를 알고 싶어 하며, 간호사로부터 매일의 예후에 대해 듣기를 원한다.

④ 가족은 자신의 감정을 표현하고 싶어 한다. 말할 수 있는 대상이 있으면 죽음으로 인한 상실, 긴장감, 불안을 해소할 수 있기에 예측된 슬픔일 때는 감정을 표현할 수 있도록 격려한다.

⑤ 다른 사람으로부터 위로와 지지를 받고 싶어 한다. 임종환자 가족은 친척과 친지로부터 혹은 의료인으로부터 자신의 상황을 이해받고 싶어 한다. 이때는 가족의 말을 경청하고 말없이 지지적인 행동으로 돕는 것이 좋다.

임종 후 가족에 대한 돌봄은 흔히 사별가족 돌봄 프로그램을 운영하면서 진행된다. 죽은 사람과 살아남은 사람과의 관계, 그 죽음을 둘러싼 주위환경, 사별을 당한 사람의 외적 환경과 내적 자질 등에 따라 슬픔의 양상, 애도의 절차와 행동, 상담방법이 달라진다. 남은 가족을 돕는 방법은 상실감의 실체를 빨리 인정하게 하고, 성장을 경험하게 해 주는 것이다.

1) 임종환자 가족 돌봄을 위해 간호사가 기억해야 할 사항

임종환자를 돌보는 간호사는 돌봄 제공자인 가족의 문제를 사정하고 중재할 시간적 여유를 갖기가 쉽지 않다. 그러나 간호사가 기억해야 할 사항은 다음과 같다.

① 가족 돌봄 제공자에게 여유를 가지고 경청한다.

- 가족의 안녕은 중요하다.
- 환자 간호에 있어 가족의 역할은 중요하므로 가족 지지가 요구된다.

- 가족이 환자 돌봄의 목표를 달성할 수 있도록 지지한다.
- 환자 돌봄에 있어 가족의 유용성을 지지하고 교육한다.
- 지속적인 관심을 통해 가족의 충족되지 않은 요구를 확인할 수 있다.

② 가족이 자신의 일을 할 수 있도록 단 몇 시간이나 몇 분 만이라도 환자 곁을 떠나게 해준다(가족은 환자 앞에서 이런 이야기를 하지 않을지도 모른다).

③ 환자의 상태나 요구에 대한 지식을 파악한다.

- 신체적 간호, 정서적인 지지에 관한 도움과 교육적 요구에 대한 가족의 잠재적 요구를 예견한다.
- 환자의 질병 궤도에 따라 불확실한 미래에 관한 가족의 요구를 예견한다. 가족은 이런 경우에 어떻게 해야 할지 걱정하며 도움을 요청할 수 있다.

④ 가족 사정 목록으로는 신체적 · 기능적 · 인지적 상태, 문화, 언어, 종교적 선호도, 생활수준, 환자에 대한 근접성 등이 있다.

- 환자 돌봄에 참여해야 할 사람이 누구인지를 파악한다.
- 돌봄에 필요한 도구를 파악한다(예: 투약기록지, 치료 스케줄 혹은 설명서, 약속일정표, 증상기록지, 필요시 사용할 전화번호 목록 등).
- 가족의 기호, 문화, 종교, 이해도에 따라 지지 유형을 파악한다.

이상과 같이 임종환자와 그 가족이 필요로 하는 돌봄은 질병상태와 임종에 관한 충분한 정보제공이다. 가족이 쉽게 접할 수 있는 정보의 형태는 개별교육, 집단교육, 신문, 인터넷, 전화 등 다양하다.

2) 임종이 가까운 환자를 가정에서 돌볼 때 가족이 알아야 할 사항

환자를 집에서 돌볼 때, 가족은 의료진의 도움이 필요할 때가 있다. 가족은 다음과 같은 상황에 처했을 때 주치의나 간호사에게 도움을 요청한다.

- 의식에 변화가 있을 때
- 통증이 완화되지 않을 때
- 신음소리와 같은 불안증상이 있을 때
- 숨쉬기 힘들어 하거나 불편해 보일 때
- 소변이나 대변을 볼 수 없을 때

- 심한 우울 증세를 보이거나 자살에 대해 이야기할 때
- 약을 복용하기 어려울 때
- 날카롭고 칼로 베는 듯한 압박감이나 통증을 호소하는 경우
- 근력이나 감각이 약화될 때(방광 기능장애, 항문괄약근 기능 장애 등)
- 가족이 당황해 하거나 두려워할 때
- 가족이 어떻게 대처해야 할지 모를 때

3) 생애말기에 대한 진실 알림

우리나라의 경우, 환자가 겪을 심리적 부담과 상실에 따른 치료 포기 등의 이유로 가족이 환자에게 말기라는 사실을 알리기 주저하는 경향이 있다. 환자에게 진실을 알려야 하는지, 아닌지는 환자의 개인적 성향뿐 아니라 문화적 맥락을 함께 고려하는 것이 중요하다. 진실을 알려주는 주체는 의사, 환자, 가족의 입장에 따라 달라질 수 있다.

최근 암 환자와 가족을 대상으로 한 연구에 따르면, 환자의 90% 이상이 말기라는 사실을 알기를 희망하며, 가족의 80% 정도가 환자에게 알리기를 바라고 있다고 조사되었다. 환자는 자신의 질병과 그것이 삶에 어떤 영향을 미치는지에 관한 정보를 듣고, 정보를 다른 사람과 공유하고 치료에 대해 결정할 권리가 있다. 그러므로 말기 암 환자는 계획된 과정이나 치료, 이득과 위험 그리고 가능한 다른 대안에 대해서도 알아야 한다.

4) 사전의사결정

사전의사결정은 의학적으로 무의미한 연명의료를 받고 있다고 의사가 판단한 경우, 환자의 의향을 존중하여 연명의료를 시행하지 않거나 중단할 수 있는 제도적 장치이다. 우리나라에서는 2018년 2월부터 연명의료결정 제도가 시행되고 있다. 사전연명의료의향서는 죽음이 임박한 상황을 대비하여 생명연장 및 특정치료 여부에 대해 자신의 의사를 서면으로 미리 표시하는 공적 문서를 말한다.

연명치료의 내용으로는 심폐소생술, 혈액투석, 항암제 투여 그리고 인공호흡기 적용이 있다. 사전연명의료의향서 작성은 환자가 의사표현을 할 수 없을 때, 혼돈이 발생하는 것을 막기 위해 환자가 원하는 바를 가족, 친구, 의료진에게 전하는 방법이다. 환자가 건강할 때 결정을 해놓지 않으면, 후에 환자와 사랑하는 가족에게 더 큰 짐이 될 수 있다. 말기치료 시 자신의 의사를 표명하는 것은 환자가 평소에 지녔던 존엄과 가치

를 가지고 생의 마지막을 바라볼 수 있게 해준다. 이러한 사전의사결정을 기록하는 것은 한 번에 이루어지는 것이 아니라 여러 차례의 설명과 논의를 통해 이루어져야 한다. 사전의사결정은 환자의 상황에 따라 변할 수 있으므로 사전연명의료의향서에 서명한 후라도 환자는 언제든지 결정을 바꿀 수 있다.

5) 임종준비 시 가족이 미리 해야 할 것

임종간호의 개념은 임종 자체에 관점이 있는 것이 아니라, 말기의 삶의 질에 관점을 둘 필요가 있다. 임종이 임박한 환자의 임종 현상은 삶을 되돌아보면서 죄책감, 원망, 화, 분노, 죽음에 대한 두려움을 표현하기도 하며, 가족에 대한 걱정, 감사, 용서를 청하고 사랑을 나누기도 한다(Box 8.2).

Box 8.2 임종과정에 필요한 가족의 이해와 준비

갑작스런 임종도 있지만 대부분은 임종 전에 나타나는 증상을 보고 임종이 가까워짐을 알 수 있다. 임종에 직면하면 가족은 당황하기 때문에 미리 준비를 할 필요가 있다.

1. **환자의 요구를 파악한다.**
   유언이나 상태가 악화되기 전에 하고 싶은 것이 있는지, 만나고 싶은 사람이 있는지, 시신기증이나 장기기증, 종교지도자와의 만남을 원하는지 등을 파악한다.
2. **임종하게 되면 장례식 장소를 정한다.**
   장례식장, 성당, 교회, 절 등의 장소를 정한다.
3. **장례방법을 결정한다.**
   매장이나 화장에 관한 문제를 결정한다.
4. **임종 후 갈아입을 옷과 속옷을 준비한다.**
   환자가 좋아하던 평상복이나 의미 있는 옷으로 준비한다.
5. **영정사진을 준비한다.**
6. **보험이 있는 경우, 병원에서 발부받아야 할 서류가 있으므로 필요한 서류를 미리 확인해두도록 한다.**

출처: 서울성모병원 호스피스완화의료센터.

토론 1

사례 죽음이 가까워지면서 나타나는 증상과 징후를 통해 다음의 질문에 대해 생각해 보세요.

이 사례에서

Q1: 임종을 앞둔 사람에게 환각증상이 나타난다면, 당신은 환자를 편안하게 하기 위해 어떻게 해야 할까요?

Q2: 돌봄을 제공하는 사람이 불안을 느끼거나 두려워하는 증상과 징후에는 무엇이 있을까요?

토론 2

사례 당신의 병원 근무시간에 임종을 앞둔 환자와 가족이 있다. 이 상황에서 다음의 질문에 대해 생각해 보세요.

이 사례에서

Q1: 당신은 간호사로서 임종환자와 그 가족에게 어떻게 돌봄을 제공해야 할까요?

Q2: 임종 후 확인 및 사후간호에 대해 정리해 보세요.

토론 3

사례 당신은 품위 있는 죽음을 맞이하기 위해 어떠한 노력을 하고 있는지 생각해 보세요.

토론 4

사례 우리나라에서 운영하고 있는 사전연명의료의향서 등록 기관을 인터넷으로 찾아보세요.

참고문헌

- 박명희(2018. 10. 4.). 임종돌봄표준지침 가이드북. 가톨릭대학교 서울성모병원 호스피스완화의료센터.
- 보건복지부국(2019). 한국호스피스완화의료학회. 임종 돌봄 임상진료지침. 한국호스피스완화의료학회.
- Baile WF, Buckman R, Lenzi R, Glober G, Beale EA, Kudelka AP. SPIKES-A six-step protocol for delivering bad news: application to the patient with cancer. Oncologist. 2000;5(4):302-11. Epub 2000/08/31. doi: 10.1634/theoncologist.5-4-302. PubMed PMID: 10964998.
- Childers JW, Back AL, Tulsky JA, Arnold RM. REMAP: A Framework for Goals of Care Conversations. J Oncol Pract. 2017;13(10):e844-e50. Epub 2017/04/27. doi: 10.1200/jop.2016.018796. PubMed PMID: 28445100.
- Huang J. 섬망: MSD; 2021 [updated 2021. 3. 8; cited 2023 02. 27]. MSD 매뉴얼 일반인용]. Available from: https://www.msdmanuals.com/ko-kr/%ED%99%88/%EB%87%8C,-%EC%B2%99%EC% 88% 98,-%EC%8B%A0%EA%B2%BD-%EC%9E%A5%EC%95%A0/%EC%84%AC%EB%A7%9D-%EB%B0%8F-%EC%B9%98%EB%A7%A4/%EC%84%AC%EB%A7%9D.
- Hui D, Dos Santos R, Chisholm G, Bansal S, Souza Crovador C, Bruera E. Bedside clinical signs associated with impending death in patients with advanced cancer: preliminary findings of a prospective, longitudinal cohort study. Cancer. 2015;121(6):960-7. Epub 2015/02/14. doi: 10.1002/cncr.29048. PubMed PMID: 25676895; PubMed Central PMCID: PMCPMC4352117.
- Kim S, Savage TA, Song MK, Vincent C, Park CG, Ferrans CE, et al. Nurses' roles and challenges in providing end-of-life care in neonatal intensive care units in South Korea. Appl Nurs Res. 2019;50:151204. Epub 2019/11/02. doi: 10.1016/j.apnr.2019.151204. PubMed PMID: 31669082.
- Lunney JR, Lynn J, Hogan C. Profiles of older medicare decedents. J Am Geriatr Soc. 2002;50(6):1108-12. Epub 2002/07/12. doi: 10.1046/j.1532-5415.2002.50268.x. PubMed PMID: 12110073.
- Palliative Performance Scale [cited 2023 2/27]. Available from: https://victoriahospice.org/how-we-can-help/clinical-tools/.
- Seow H, O'Leary E, Perez R & Tanuseputro P(2018). Access to palliative care by disease trajectory: a population-based cohort of Ontario decedents. BMJ Open; 8(4):e021147. Epub 2018/04/08. doi: 10.1136/bmjopen-2017-021147. PubMed PMID: 29626051; PubMed Central PMCID: PMCPMC5892765.

CHAPTER

9

호스피스 운영관리

학습목표

1. 보편적인 호스피스완화의료 제공을 위한 서비스 표준에 대해 설명한다.
2. 호스피스완화의료 서비스 유형에 대해 설명한다.
3. 호스피스완화의료팀 구성과 역할에 대해 설명한다.
4. 소진의 징후와 소진방지 전략에 대해 설명한다.
5. 호스피스 자원봉사자의 역할과 태도를 이해한다.
6. 호스피스 자원봉사자의 효율적인 관리방법에 대해 기술한다.

개요

통계청 보고에 따르면, 1998년 25.2%였던 의료기관 내 사망이 2022년 74.8%로 크게 증가한 것으로 나타났다. 이는 지역사회와 가정에서 가족과 이웃에 의해 계승되고 이루어져 온 생애말기 돌봄이 의료기관 내에서 전문직의 역할로 변화되었음을 의미한다. 사망 장소가 의료기관으로 변화되는 것에는 몇 가지 문제점이 잠재되어 있다. 첫째, 의료기관은 기본적으로 질병 치료와 생명연장 및 재활에 주요 가치를 두고 운영되기 때문에, 말기환자의 삶의 질 향상과 임종 돌봄은 상대적으로 소홀히 다루어지기 쉽다. 둘째, 사망의 기관화(institutionalization)는 의료현장의 속성상 "몸과 정신과 영을 가진 한 인격의 죽음"이 아닌 "육체적이고 의료적인 의미의 죽음"을 강조하게 되기 때문에 죽음의 물화(物化) 현상과 이에 따른 정치적 · 의학적 · 법적 · 경제적 · 윤리적 문제를 심화시킬 수 있다.

인간은 누구나 양질의 과학적 근거에 기반한, 인도적인 의료를 받을 권리가 있다. 그렇기 때문에 적절한 생애말기 돌봄은 전문 호스피스완화의료에 대한 선택 여부와 무관하게 모든 사람에게 제공되어야 하고, 간호사와 의사 그리고 말기환자와 가족을 돌보는 모든 의료인이 자신의 의료현장에서 생애말기 돌봄의 원칙과 표준을 실천할 수 있도록 훈련되어야 한다. 그뿐만 아니라, 모든 의료기관은 양질의 생애말기 돌봄이 보장될 수 있는 체계를 갖추어야 한다. 이 장에서는 호스피스완화의료 서비스 표준과 의료기관에서 적절한 호스피스완화간호를 제공하기 위한 운영체계에 대해 알아보고자 한다.

1 호스피스완화의료 서비스 표준

호스피스완화의료는 점차 인간의 보편적 권리로서의 생애말기 돌봄이라는 개념으로 확장되고 있다. 이에 따라 과거 호스피스완화의료 기관에서 호스피스전문가에 의해서만 제공되는 서비스를 전체 보건의료현장에서 수준별로 제공하는 모델이 제시되고 있다. 호스피스완화의료의 제공단계는 전문 호스피스완화의료(special hospice palliative care), 일반 호스피스완화의료(general hospice palliative care), 보편적 호스피스완화의료 접근(hospice palliative care approach)으로 나눌 수 있다. 전문 호스피스완화의료는 호스피스완화의료팀에 의해 전문기관에서 제공되는 서비스이며, 일반 호스피스완화의료는 급성기 의료기관에서 질환전문가에 의해 제공되는 질환치료와 호스피스완화의료가 통합된 형태이다. 보편적 호스피스완화의료 접근은 모든 보건의료현장에서 보건의료인이 생애말기에 있는 환자와 가족을 돌볼 때, 호스피스완화의료의 원칙과 표준을 준수하는 것을 의미한다(그림 9.1). 환자의 중증도와 난이도에 따라 말기환자와 가족의 필요를 분석하고, 이에 따라 유동적으로 각 단계에 필요한 호스피스완화의료를 제공해야 한다.

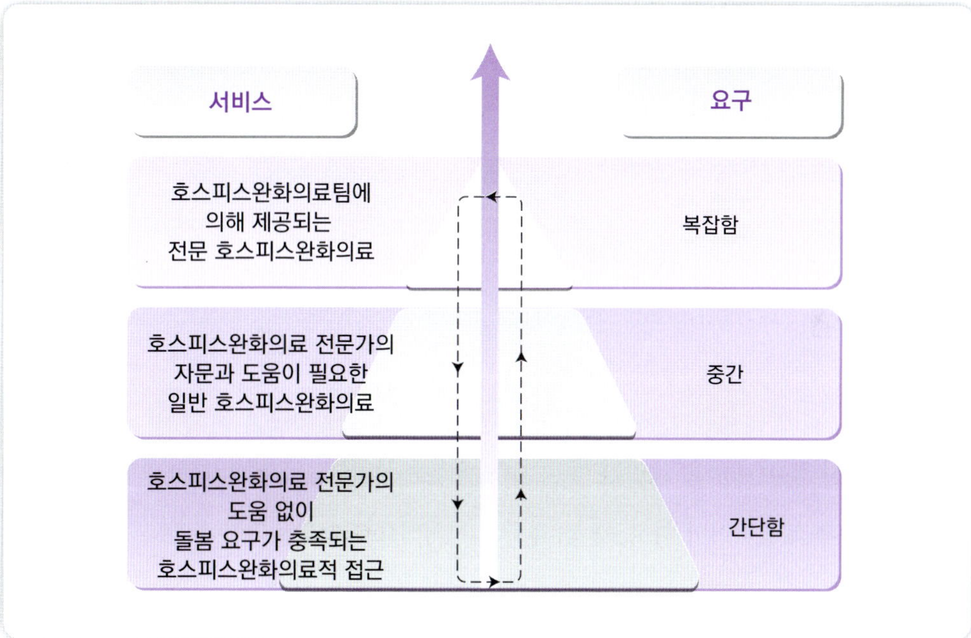

그림 9.1 호스피스완화의료 요구도와 서비스 제공단계

출처: 최보문(2017). 말기환자 및 임종과정에 있는 환자대상 진료권고안 개발 연구용역보고서. p.7.

영국의 호스피스완화의료 관련 27개 단체가 모인 국가 생애말기 돌봄과 완화의료 협의체(National Palliative and End of Life Care Partnership)는 '생애말기 돌봄과 완화의료에 대한 포부: 지역활동을 위한 국가적 틀 2015~2020(Ambitions for Palliative and End of Life Care: A national framework for local action: 2015~2020)'을 발표하고, 누구나 적정 수준의 생애말기 돌봄을 받는 사회를 만들기 위해 의료인이 각자의 실무 중 늘 염두에 두고 지켜야 할 6가지 원칙과 그에 따른 행동지침을 제시하였다(그림 9.2).

① 모든 개인은 개별적 존재로 여겨져야 한다.

말기환자는 누구나 개별화된 돌봄을 받아야 한다. 이를 위해 필요한 모든 정보를 제

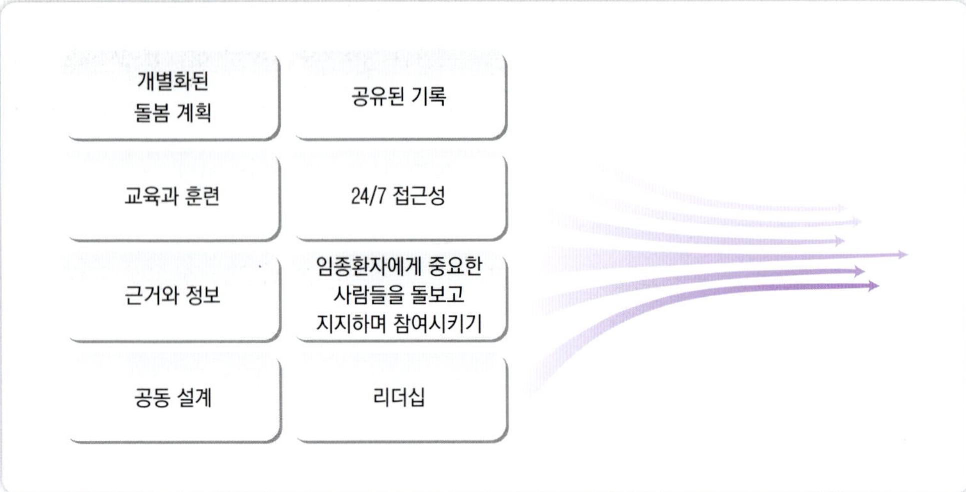

그림 9.2 호스피스완화의료 접근의 기초

출처: National Palliative and End of Life Care Partnership(2015). Ambitions for Palliative and End of Life Care: A national framework for local action 2015-2020. p11.

공받고, 이에 대해 의료진과 충분히 논의하며, 자신의 신념과 가치 및 선호에 따라 생애말기 돌봄 계획을 세울 수 있는 기회가 주어져야 한다. 또한 이러한 대화는 반드시 지속적 과정이어야 하고, 돌봄 계획은 정기적으로 재검토되어야 한다.

② 모든 개인은 호스피스완화의료 접근이 용이해야 한다.

호스피스완화의료는 나이, 성별, 지역, 진단명, 경제적 능력 등과 무관하게 누구나 이용 가능하여야 한다. 또한 말기환자의 통증과 증상에 의한 고통은 병원이 문을 여는 시간까지 기다릴 수 없기 때문에 하루 24시간, 주 7일 언제라도 서비스를 받을 수 있어야 한다.

③ 최대한의 안녕과 안위가 보장되어야 한다.

말기환자가 고통으로부터 자유롭고 편안하도록 돕기 위해 가능한 모든 노력을 기울여 지지하고 돌본다. 근거기반 실무와 연구는 서비스 질 향상의 원동력이 될 수 있다.

④ 통합된 돌봄을 제공해야 한다.

생애말기 돌봄은 개인적 · 전문적으로 임종환자를 돌본 경험을 가진 사람들과 협력할 때, 가장 잘 이루어진다. 말기환자가 적절한 시간에 적절한 사람으로부터 적절한 도움을 받을 수 있도록 환자의 필요와 계획을 잘 아는 학제 간 팀이 있어야 하고, 환자는 언제라도 팀원 중 누군가에게 닿을 수 있어야 한다. 또한 환자의 동의하에 돌봄 계획은 돌봄에 관여하는 모든 사람에게 공유되어야 한다.

⑤ 모든 의료인은 호스피스완화의료 접근과 돌봄을 제공할 준비가 되어 있어야 한다.

의료인은 공감, 능력, 기술, 전문성을 갖추고 말기환자와 가족에게 역량 있고, 자신감 있고, 공감적인 돌봄을 제공해야 한다. 이를 위해 모든 의료인은 지속적 교육과 훈련을 통해 각자 자신의 역량을 유지하고 숙련된 전문성과 탁월함을 길러야 한다.

⑥ 지역사회는 생애말기 돌봄에 도움을 주도록 준비되어야 한다.

지역사회는 모든 사람이 위기와 상실의 시간 동안 서로를 지지하는 역할을 해야 함을 인식하고, 지역사회 구성원은 삶과 죽음에 대해 이야기를 나누고, 감정적 · 실제적 방법으로 서로를 지지해야 한다. 지역사회 내 정책결정자, 관련 단체의 지도자, 임상현장의 모든 의료인이 자신의 자리에서 리더십을 가지고, 생애말기 돌봄에 필요한 환경조성을 위해 노력해야 한다.

2 호스피스완화의료 서비스 유형

「연명의료결정법」 제25조에 따라 보건복지부령으로 정하는 시설, 인력, 장비 등의 기준을 충족하며 호스피스대상 환자에게 호스피스완화의료 서비스를 제공하는 의료기관을 호스피스전문기관이라고 한다. 호스피스완화의료는 말기환자 및 가족의 필요를 중심으로 질병의 경과에 따라 입원형 · 가정형 · 자문형 호스피스 서비스를 유기적으로 제공할 수 있도록 권고하고 있으며, 보건복지부로부터 지정받은 전문기관에서 돌봄을 제공하고 있다. 호스피스완화의료 서비스 유형은 다음과 같다.

1) 입원형 호스피스완화의료

입원형 호스피스완화의료는 보건복지부로부터 지정받은 전문기관의 호스피스 병동에 입원한 말기암환자와 가족을 대상으로 호스피스완화의료 서비스를 제공한다. 대상 질환은 말기 암으로 국한되어 있으며, 환자 및 가족의 신체적 · 심리사회적 · 영적 고통을 완화하여 삶의 질 향상에 기여한다.

2) 가정형 호스피스완화의료

가정에서 지내기를 원하는 말기환자와 가족을 대상으로 보건복지부 지정 전문기관의 호스피스 팀이 가정으로 방문하여 호스피스완화의료 서비스를 제공한다. 이를 통해 환자와 가족의 신체적 · 심리사회적 · 영적 고통을 완화하여 삶의 질 향상에 기여한다. 대상 질환에는 말기 암, 말기 만성폐쇄성폐질환, 말기 만성간경화, 말기 만성호흡부전, 말기 후천성면역결핍증 등이 포함된다.

3) 자문형 호스피스완화의료

일반 병동과 외래에서 진료를 받는 말기환자 및 가족의 경우, 호스피스 팀이 담당 의사와 함께 호스피스완화의료 서비스를 제공한다. 이러한 서비스로 환자와 가족의 신체적 · 심리사회적 · 영적 고통을 완화하여 삶의 질 향상에 기여한다. 대상 질환에는 말기 암, 말기 만성폐쇄성폐질환, 말기 만성간경화, 말기 만성호흡부전, 말기 후천성면역결핍증 등이 포함된다.

4) 소아청소년 완화의료

생명을 위협하는 질환으로 인해 치료받는 소아청소년 환자와 가족이 치료 과정에서 겪는 여러 가지 증상, 불편과 스트레스 등 신체적 · 심리사회적 어려움을 완화시키고 삶의 질 향상에 기여하는 통합적 의료 서비스이다.

Box 9.1 말기환자 호스피스 전문기관 지정 기준(개정 2022.4.14.)

「연명의료결정법」 시행규칙 제20조제1항에 따른 호스피스 전문기관의 지정기준

1. 인력

구분	입원형	가정형	자문형
의사 또는 한의사	호스피스 병동의 병상 20개당 전문의 1명 이상. 다만, 병상 20개당 기준으로 계산한 후 남은 병상이 20개 미만인 경우에는 1명을 추가로 두어야 한다.	전문의 1명 이상	전문의 1명 이상
간호사	호스피스 병동의 병상 10개당 간호사 1명 이상. 다만, 병상 10개당 병상 수를 계산한 후 남은 병상이 10개 미만인 경우에는 1명을 추가로 두어야 한다.	호스피스전문간호사, 가정전문간호사 또는 호스피스전문기관에서 2년 이상 호스피스 업무에 종사한 경력이 있는 간호사를 1명 이상 둘 것	호스피스전문간호사, 종양전문간호사 또는 호스피스전문기관에서 2년 이상 호스피스 업무에 종사한 경력이 있는 간호사를 1명 이상 둘 것
사회복지사	호스피스 병동당 1급 사회복지사(「사회복지사업법」 제11조에 따른 사회복지사를 말한다. 이하 같다) 1명 이상	1급 사회복지사 1명 이상	1급 사회복지사 1명 이상

Box 9.1 (계속)

2. 교육이수

① 호스피스전문간호사를 제외하고 모든 입원형 호스피스 인력은 보건복지부장관이 인정하는 60시간 이상의 호스피스 교육을 이수하였을 것

② 호스피스전문간호사를 제외하고 모든 가정형 호스피스 인력은 보건복지부장관이 인정하는 76시간 이상의 호스피스 교육을 이수하고, 호스피스전문간호사는 보건복지부장관이 인정하는 16시간의 호스피스 교육을 이수하였을 것

3. 시설 기준

가. 입원형 호스피스전문기관

구분	수량	설치 기준
병동	1개 이상	병동당 병상 수는 29병상 이하로 할 것
입원실	3개 이상	1) 입원실당 병상 수는 4병상 이하로 할 것 2) 1인용 입원실은 1개 이상 둘 것 3) 입원실 면적은 1병상당 6.3제곱미터 이상으로 할 것 4) 흡인기(吸引器) 및 산소발생기, 욕창방지용품, 휠체어, 이동형 침대, 손씻기 시설 및 보건복지부장관이 정하는 환기시설을 설치할 것 5) 남성용 또는 여성용 입원실을 구분하여 설치할 것
간호사실	1개 이상	병동의 각 층마다 1개 이상 설치할 것
처치실	1개 이상	다른 시설과 구분되는 독립된 공간에 설치할 것
임종실	1개 이상	다른 시설과 구분되는 독립된 공간에 설치할 것
상담실	1개 이상	다른 시설과 구분되는 독립된 공간에 설치할 것
가족실	1개 이상	다른 시설과 구분되는 독립된 공간에 설치할 것
목욕실	1개 이상	목욕실 바닥은 문턱이 없고 미끄럼을 방지할 수 있도록 할 것
화장실	2개 이상	남성용 또는 여성용 화장실을 구분하여 설치할 것
이동시설	1개 이상	2층 이상인 병동에는 환자의 이동이 가능한 엘리베이터(휠체어 리프트를 포함)를 설치할 것
안전시설	-	1) 입원실, 목욕실 및 화장실에는 간호사실로 연락가능한 통신장치를 각각 설치할 것 2) 병동의 복도, 계단, 화장실 및 목욕실에는 보건복지부장관이 정하는 안전손잡이를 각각 설치할 것

나. 가정형 호스피스전문기관

구분	수량	설치 기준
상담실	1개 이상	다른 시설과 구분되는 독립된 공간에 설치할 것
사무실	1개 이상	다른 시설과 구분되는 독립된 공간에 설치할 것
이동차량	1대 이상	가정 방문용 차량을 구비할 것

다. 자문형 호스피스전문기관

구분	수량	설치 기준
임종실	1개 이상	다른 시설과 구분되는 독립된 공간에 설치할 것
상담실	1개 이상	다른 시설과 구분되는 독립된 공간에 설치할 것

Box 9.1 (계속)

4. 운영 기준

가. 제1호에 따른 인력 중 간호사 및 사회복지사는 호스피스 업무에만 전담할 것. 다만, 자문형 호스피스전문기관에 배치되는 사회복지사는 그러하지 아니한다.

나. 입원형 호스피스전문기관의 경우에는 당직의사 근무 체계와 간호사의 24시간 근무 체계를 갖추어 운영할 것

다. 별지 제20호서식에 따른 호스피스완화의료 이용동의서를 상담실에 비치할 것

라. 제1호에 따른 인력은 보건복지부장관이 인정하는 연간 4시간 이상의 호스피스 보수교육을 받을 것

※ 비고

1. 입원형 및 가정형을 함께 운영하는 호스피스전문기관이나 입원형 및 자문형을 함께 운영하는 호스피스전문기관의 경우에는 위 표 제1호나목3) · 다목3)에 따른 사회복지사 인력기준에도 불구하고 입원형 호스피스전문기관에 소속된 사회복지사를 겸임 배치할 수 있다.
2. 입원형 · 가정형 및 자문형을 모두 운영하는 호스피스전문기관의 경우에는 위표 제1호다목3)에 따른 사회복지사 인력 기준에도 불구하고 입원형 또는 가정형 호스피스전문기관에 소속된 사회복지사를 자문형 호스피스전문기관에 겸임배치할 수 있다.
3. 자문형 호스피스전문기관의 경우 해당 호스피스전문기관으로 지정된 의료기관에 소속된 다른 사회복지사가 있는 때에는 위 표 제1호다목3)에도 불구하고 해당 사회복지사를 겸임 배치할 수 있다.
4. 호스피스전문기관으로 지정된 후 위 표 제1호가목에 따른 인력의 결원에 따라 새로운 인력을 채용하는 경우 해당 채용인력이 위 표 제2호에 따른 교육이수 기준을 충족하지 못하는 때에는 그 채용 후 3개월 이내에 위 표 제2호에 따른 교육이수 기준을 충족하게 할 수 있다.
5. 입원형 및 가정형을 함께 운영하는 호스피스전문기관, 입원형 및 자문형을 함께 운영하는 호스피스전문기관 또는 입원형 · 가정형 및 자문형을 모두 함께 운영하는 호스피스전문기관의 경우에는 위 표 제3호나목 및 다목에 따른 임종실 및 상담실의 설치 기준에도 불구하고 입원형 호스피스전문기관에 설치된 임종실 및 상담실을 대체하여 사용할 수 있다.
6. 가정형 및 자문형을 함께 운영하는 호스피스전문기관의 경우에는 위 표 제3호나목 및 다목에 따른 상담실의 설치 기준에도 불구하고 상담실을 1개만 설치할 수 있다.
7. 자문형 호스피스전문기관의 경우 위 표 제3호다목에 따른 임종실 설치 기준에도 불구하고 해당 호스피스전문기관으로 지정된 의료기관의 1인용 입원실을 임종실로 대체하여 사용할 수 있다.

3 학제 간 팀 관리

팀(team)은 신체적 · 심리사회적 · 영적 돌봄을 통합한 전인적 돌봄을 지향하는 호스피스완화의료에서 필수 요소이다. 팀이란 단지 2명 이상이 함께 일하는 것이 아니라, 상호보완적이며 전문성을 가진 사람들이 공동의 목표를 이루기 위해 각자의 책임감을 가지고 업무를 수행하는 집단을 말한다. 의료현장에서 팀은 단일학제 팀(uni-disciplinary team)이 있고, 2개 이상의 학제를 포함하는 팀도 있다. 후자는 다시 다학제 팀(multidisciplinary team)과 학제 간 팀(interdisciplinary team)으로 나눈다. 학제 간 팀에서 각 구성원은 각자의 전문분야가 있어 자신의 시각에서 중요한 정보를 공유하

고, 함께 최종적 의사결정을 한다(표 9.1). 성공적으로 운영되는 팀은 개인이 독립적으로 일하는 것에 비해 의견교환과 협업을 통해 각자의 전문성 활용이 용이하여 서비스의 질과 양을 향상시킨다. 예를 들어, 병원 입원기간 감소, 의료비 절감, 예상치 못한 입원 감소, 환자의 접근성 향상 등의 효과를 기대할 수 있다. 그러나 역기능적 팀은 오히려 개인이 독립적으로 일하는 것보다 업무 수행이 떨어질 수도 있기 때문에 효과적 팀 운영은 호스피스완화의료 서비스의 질관리에 있어 매우 중요하다.

표 9.1 보건의료팀의 종류

구분	내용
단일학제 팀	• 동일한 전문직으로 구성함
다학제 팀 또는 학제 간 팀	• 동일현장에서 다양한 전문직으로 구성함 • 상호교환을 위한 기회를 최대화함 • 형식적인 모임을 통해 각기 다른 전문직이 의미 있게 참여함

1) 팀 기능

성공적인 팀 운영을 위해서는 팀의 역동에 대해 이해할 필요가 있다. 팀 역동에 관여하는 중요한 개념으로 규범, 집단사고, 조직 내 인간관계 그리고 팀 구조가 있다. 먼저 규범은 팀 내의 응집력을 유지하고 집단의 행위를 조절한다. 예를 들어, 정기적인 팀 모임은 팀 내 소통의 창구가 될 뿐 아니라, 팀 구성원의 업무를 구체화하고 조절하는 기능이 있다. 팀 내에 비판과 권위는 개인의 의사표현을 저해하여 집단지성과 합리적 의사결정 능력을 저하시킨다. 또한 조직 내 누가 포함되고 안 되는지, 누가 지휘하고 누가 따르는지, 서로 간의 애착 정도가 어떠한지 등의 조직 내 인간관계 또한 팀의 역동에 중요한 변수이다. 또한 팀의 구조가 과제중심(task oriented)인지, 유지중심(maintenance oriented)인지도 팀 역동에 영향을 미친다. 프리먼(Freeman) 등은 팀워크의 3가지 속성을 다음과 같이 제시했다.

- **지배적:** 팀의 지배구조로 한 사람이 팀의 위상과 권위를 대표하는 리더를 하고 다른 팀원을 이끌어 간다.
- **통합적:** 각 전문가의 헌신은 동등한 가치를 가지고, 팀원은 각자의 역할이 있으며, 팀 내의 의견교환과 토의는 매우 중요하다.

- **자발적**: 각 분야의 전문가가 뚜렷한 역할을 하며, 자연스럽게 팀이 운영되고 필요한 경우, 다른 팀원과 간단히 소통한다.

팀 리더는 성공적인 팀 운영에 큰 역할을 한다. 또한 팀 리더는 팀이 성공할 수 있도록 다음의 역할을 수행해야 한다.

- 목적과 목표를 향해 일관성 있게 방향을 제시하고 추구한다.
- 팀원이 각자의 능력을 최대한 발휘할 수 있는 환경을 조성하고 격려한다.
- 내·외적 장애요인을 제거하고 외부와 긴밀하게 협조한다.
- 진심을 다해 일하고 약속을 지킨다.
- 다양한 가능성에 대해 개방적 태도를 유지하고 변화를 주도한다.

효율적인 팀 운영을 위해서는 팀원이 상호작용하는 방식인 팀 프로세스 관리가 중요하다(그림 9.3). 개인 수행보다 팀 수행이 큰 성과를 내기 위해서는 팀 프로세스 중 과정손실보다 시너지 효과가 커야 한다(Box 9.2). 과정손실이란, 팀원의 협동과 스트레스 감소를 위한 활동에 시간과 자원이 과다하게 소모되어 실제적인 그룹의 생산성과 활력이 떨어지는 현상을 말한다. 실제로 시너지 창출에 비해 과정손실을 줄이는 것이 비용 대비 효과적이기 때문에 팀 리더는 이를 줄이기 위해 각별한 노력을 기울여야 한다.

과정손실을 줄이기 위해서는 동기손실과 협응손실을 예방해야 한다. 예를 들어, 혼자 일을 할 때는 100의 힘을 쓰는 사람이 팀 수행 시에는 개인의 노력을 줄여 50의 힘

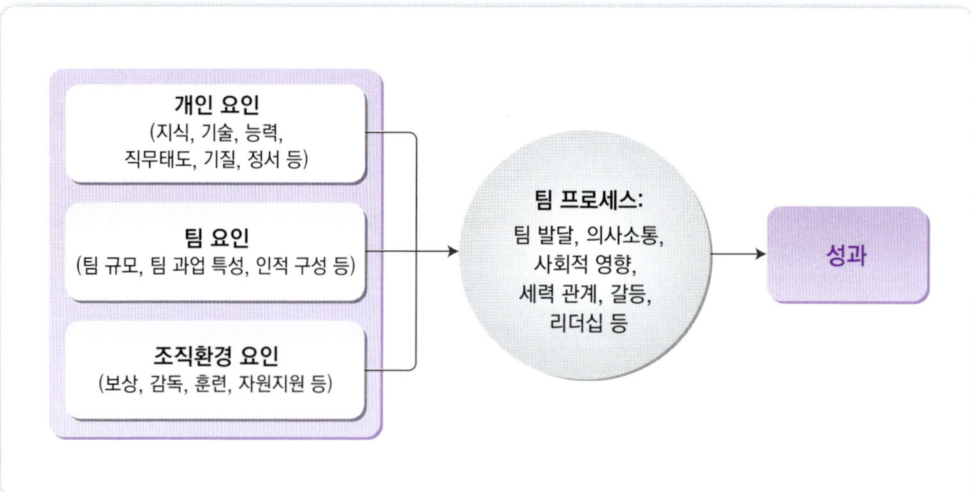

그림 9.3 팀 프로세스

Box 9.2 팀 성과

$$AP = PP - PL + SG$$

AP=actual performance, PP=potential performance, PL=process loss, SG=synergistic gain

만 쓸 수 있다. 프랑스 농업 기술자 막시밀리안 링겔만(Maximilian Ringelmann)은 줄 당기기 실험을 통해 집단 구성원의 수가 늘어날수록 줄을 당기는 총 힘이 각각의 개인이 당겼을 때의 힘의 합에 비해 미치지 못하는 현상이 종종 나타남을 확인하였다. 이는 팀 수행 시에는 꼭 내가 하지 않아도 된다는 생각, 즉 책임감 분산과 주인의식 저하가 나타날 수 있음을 보여준다. 한편 무임승차하는 다른 팀원을 보며 책임감 있던 팀 구성원들은 노력을 조금씩 줄이거나 수행의 하향비교가 일어날 수도 있다. 이러한 동기손실을 예방하기 위해서는 업무의 익명성을 줄이고 팀원의 개인적인 생각이나 성과가 드러나도록 하고, 개인적 역할의 중요성을 인지하도록 하여 무임승차를 줄이고 팀의 목표를 분명하게 공유해야 한다.

협응손실은 과정계획이 미흡할 때 발생한다. 계획이 없으면 목표가 있더라도 아무런 행위가 일어나지 않는다. 또한 문제가 잘못되었을 때, 무엇을 얼마나 개선해야 할지 알 수 없게 된다. 의사결정절차, 업무분장, 자원의 배분과 할당, 중간점검과 성과 평가 시점과 지표 등 과정계획이 구체적이고 명확하게 수립되어야 한다. 팀은 역동적이며, 적절한 팀 구조와 팀 프로세스는 팀 수행 성공의 핵심이다.

2) 호스피스완화의료팀

호스피스완화의료는 학제 간 팀 접근을 원칙으로 하며, 호스피스완화의료팀의 궁극적 목적은 환자와 가족의 필요를 충족시키고, 삶의 질을 향상시키는 데에 있다. 우리나라 호스피스완화의료 전문기관 지정기준에 따르면, 호스피스완화의료 전문기관은 환자와 가족의 신체적 · 정신적 · 사회적 · 영적 요구를 충족하기 위해 학제 간 팀을 갖추도록 명시하고 있다. 법에서 명시한 필수 팀원은 의사, 간호사, 사회복지사이지만, 유연하고 효과적인 서비스 제공을 위해 영적 상담가와 자원봉사자 그 외 약사, 영양사, 요법치료사 등을 포함할 것을 권장하고 있다(그림 9.4). 또한 호스피스완화의료팀원은 호스피스

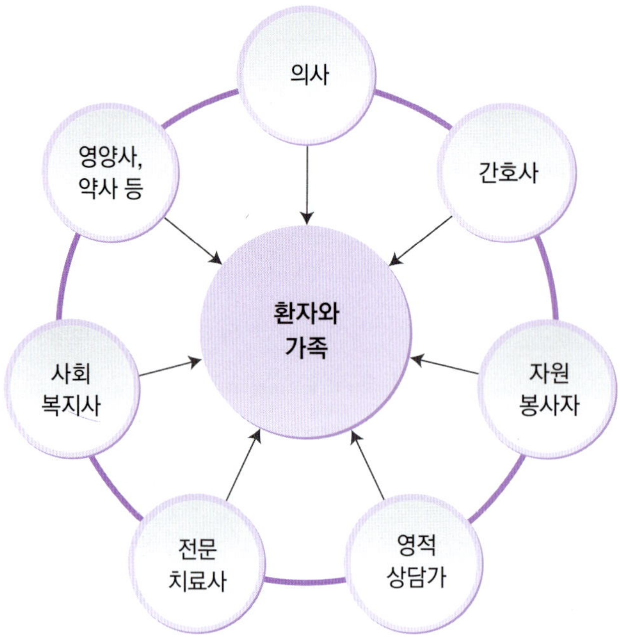

그림 9.4 호스피스완화의료 학제 간 팀

완화의료 전문기관에서 업무를 시작하기 전이나 업무 개시 3개월 이내에 '호스피스완화의료 표준교육(60시간)'을 이수하도록 하고 있다.

효과적인 팀 수행을 위해서는 팀원의 역할이 분명해야 하고, 팀 내 의견교환과 협력이 필요하다. 그러나 업무 중 각 팀원의 역할을 명확히 구분하기는 어렵다. 예를 들어, 통증을 호소하는 환자의 통증 조절에 대해 의사는 처방을 하고, 간호사는 투약을 하지만, 통증 조절 전략수립 과정에서 서로 논의하여 결정하기 때문에 서로의 역할이 겹치는 부분이 생기기 마련이다. 영적 돌봄의 책임을 영적 상담가나 사목자가 담당하고 있다 하더라도, 모든 전문직이 환자와 만나는 순간에 자신의 전문가적 관점과 역량 내에서 영적 요구를 평가하고 영적 돌봄을 제공하게 되기 때문에 업무의 중복은 불가피하다. 상황에 따라 각 전문직 팀원의 역할이 조금씩 다를 수 있지만, 팀원들은 매일 서로 소통하고 업무를 조정함으로써 최상의 성과를 거둘 수 있다.

(1) 호스피스완화의료팀 구성과 역할

① 의사

의사는 학제 간 팀의 의료책임자로써 중추적 역할을 한다. 또한 의사는 의학적 상태를 바탕으로 치료를 계획하고 수행하며, 통증 및 신체적 증상조절을 위한 약물의 처방과 의학적 처치를 담당한다. 그러므로 의사는 일반의학 분야와 통증과 증상조절, 말기환자 진료 지침 등에 숙달되어야 하고, 의학적 의사결정에 대해 논의하며 최신 근거중심 진료를 제공해야 한다. 환자치료 외에도 의사는 다학제 팀원에게 관련된 의료정보를 제공하고, 이들을 위한 교육과 훈련에 참여한다.

② 간호사

간호사는 환자 및 가족과 가장 자주 오래 접촉하는 팀원이다. 간호사는 환자의 신체적 · 심리사회적 · 영적 측면을 포괄하는 전인간호를 제공하고, 환자 및 가족의 교육과 상담을 실시한다. 또한 임종간호, 일상생활지지, 환경 및 안전관리, 사별가족간호 등 환자와 가족이 필요한 모든 것을 세심히 챙기는 역할을 하며, 대부분의 기관에서 간호사는 팀 내 조정자의 역할도 담당하고 있다. 간호사는 일반간호사와 표준교육과정을 거친 호스피스완화간호사(hospice and palliative nurse), 석사과정을 이수하고 보건복지부 장관이 부여하는 자격시험을 통과한 호스피스전문간호사(APN in hospice and palliative care)로 구분된다.

③ 사회복지사

사회복지사는 가족과 환자가 질환과 장애로 인한 개인적 · 사회적 문제를 관리할 수 있도록 돕는 역할을 한다. 또한 환자의 사망이 임박한 경우, 임종준비와 사별과정에서 가족을 지지하는 역할도 담당한다. 사회복지사는 심리사회적 · 경제적 측면에서 환자와 가족의 요구를 평가하고 다양한 자원을 연계하며, 환자의 기능저하와 경제적 어려움에서 비롯되는 가족 내의 문제를 지원한다. 기관에 따라서는 자원봉사자 관리 및 후원회 운영업무도 담당한다.

④ 영적 상담가

영적 상담가(spiritual counselor)는 말기환자와 가족의 영적 요구를 충족시키고 도와주는 역할을 한다. 영적 상담가는 대상자의 영적 상태를 평가하고 중재할 수 있도록 CPE(clinical pastrol education)와 같은 특정 교육과 수련을 받은 전문가이다. 우리나라의 경우, 보통 사목자나 성직자에 의해 제공되고 있다. 말기환자와 가족은 삶의 의미와 희망, 사랑과 용서 등의 영적 상황에 직면하게 된다. 이때 영적 상담가는 그들의 이야기를 들어주고, 진심을 알아차리며, 과거에 대한 정리와 미래에 대한 준비를 도와준다. 또한 환자와 가족에게 종교가 있다면, 각자의 종교적 전통에 따라 의식을 행하거나 환자의 특정 종교에 따라 도움을 받을 수 있도록 조정한다.

⑤ 자원봉사자

호스피스 자원봉사자는 호스피스완화의료에서 매우 특별하고 중요한 역할을 한다. 또한 호스피스 자원봉사자는 의료기관의 직원인 팀원과는 전혀 다른 관점에서 접근하여 환자와 가족에게 좋은 이웃이 되어준다. 이밖에도 자원봉사자는 지역사회 내 호스피스완화의료 홍보와 확산에도 도움이 되고, 적절한 훈련과 지원을 통해 환자와 가족에게 필요한 다양한 서비스나 상담을 직접 제공하며, 행정업무를 지원할 수도 있다.

⑥ 기타 요원

물리치료사, 언어치료사, 작업치료사, 음악 및 미술치료사, 원예요법사 등 다양한 분야의 전문가가 환자와 가족에게 필요한 도움을 제공한다. 보완요법 치료사는 환자와 가족의 통증과 증상, 스트레스와 불안이 완화되도록 돕는다. 또한 영양사는 환자의 영양상태를 평가하고 개별화된 영양상담을 제공하며 환자의 식욕증진에 도움을 줄 수 있다. 그 외에도 2015년 도입된 호스피스 보조활동인력은 가족의 간병부담을 줄이고, 가족의 부재 시 환자의 곁을 지키는 역할을 담당하고 있다.

(2) 학제 간 팀 회의 운영

호스피스완화의료팀은 일상적인 환자 및 가족 돌봄과 행정적 문제를 다루기 위해 정례적으로 팀 회의를 가져야 한다. 팀 회의에는 환자의 돌봄에 직접 관여하여 이루어지는 돌봄 팀 회의, 기관 내 호스피스완화의료 운영에 대한 호스피스완화의료 운영위원회 그리고 가족회의가 대표적이다. 팀 회의는 각 기관에 따라 참석 범위와 회의 진행 형태가 다양하다.

① 돌봄 팀 회의

돌봄 팀 회의의 필수 참석자는 팀 리더, 조정자, 의사, 수간호사, 담당간호사, 사회복지사이고, 영적 상담가와 자원봉사자도 참석할 수 있다. 이 회의는 최소 주 1회 운영되며, 환자의 전인적 돌봄을 위해 팀원 간에 정보와 의견을 나누며 돌봄 계획을 수립한다. 돌봄 팀 회의의 효율성을 극대화하기 위해 대상 환자를 선별하여 진행하기도 하고, 일부 팀원이 참석하여 약식으로 자주 회의를 하기도 한다. 팀원 중 조정자의 역할을 맡은 사람은 회의 일정 공지와 팀 회의 진행, 결과 보고 등의 준비를 한다.

② 호스피스완화의료 운영위원회 회의

호스피스완화의료 운영위원회는 호스피스완화의료 사업 계획 수립과 평가, 기관 내타 부서와의 협력, 재정관리 등의 업무를 맡는다. 주로 기관 관리자가 참여하여 호스피스완화의료 부서의 전체적 운영이 효과적이고 효율적으로 진행되도록 기관 차원에서 지원하는 역할을 한다. 일반적으로 분기별 혹은 연 2회 개최된다.

③ 가족회의

가족회의는 돌봄 목표 설정, 돌봄 계획 수립, 전원, 퇴원계획 등을 다루며, 환자와 가족, 호스피스완화의료팀의 의사소통을 원활하게 하기 위해 환자와 가족을 포함하여 호스피스완화의료팀이 함께 참여하는 회의이다. 이 회의는 환자와 가족이 의사결정 과정에 주도적으로 참여하도록 돕고, 가족 내 오해와 갈등을 해소하는데 유용하다. 최근 국내에서도 적극적으로 활용하는 추세이다.

(3) 학제 간 팀 수행 평가

학제 간 팀 수행 평가는 서비스 질 향상을 위해 중요한 업무이다. 그렇기 때문에 팀의 활동과 성과 평가는 팀 활동을 시작하는 시점에서부터 계획하고 관리되어야 한다. 평가는 정부, 건강보험공단, 질 평가 기구 등에서 다수의 기관을 대상으로 하는 외부기관 평가도 있고, 기관 내에서 자발적으로 이루어지는 내부 평가도 있다. 기관 내의 평가는 외부평가보다 세부적이고 강도가 높으며 통합적 평가가 이루어질 수 있다.

서비스를 평가하는데 우선적으로 요구되는 사항은 기록된 자료를 수집하고 통계 수치를 관리하는 것이다. 또한 서비스 공급자와 제공자의 피드백을 질적 자료로 받는 것도 매우 유용하다. 수행 평가에서 가장 흔히 사용되는 틀은 도나베디안(Donabedian)의 구조–과정–결과 평가 틀이다(그림 9.5). 구조는 호스피스완화의료팀의 역할, 시스템, 다른 조직적인 요소를 포함하고, 과정은 구조적인 요소가 사용되며 팀 협동이 이루어지는 과정을 말한다. 결과는 팀 수행의 결과물로서 환자가 보고하는 성과(patient reported outcome, PRO)를 포함한다. 최근 환자가 보고하는 성과, PRO의 중요성과 효과성이 증명됨에 따라 다양한 PRO 측정도구와 지표가 개발되고 있다.

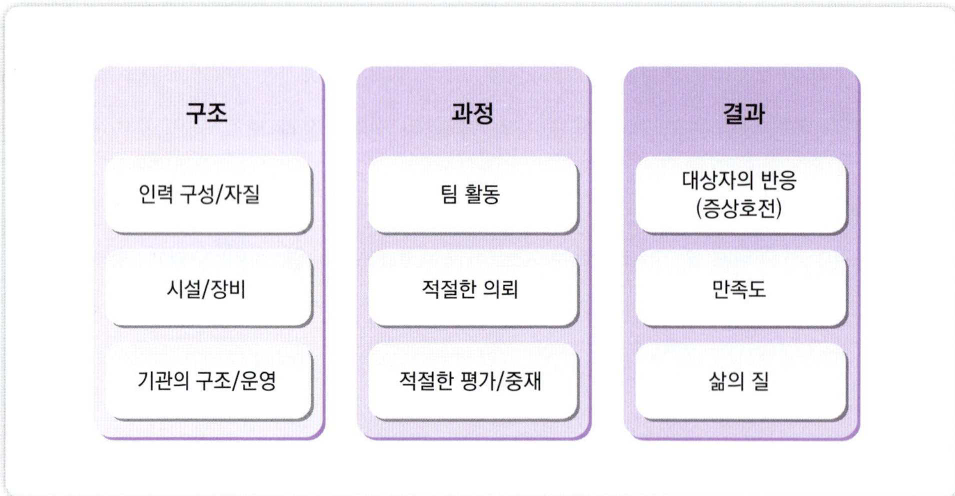
구조
인력 구성/자질
시설/장비
기관의 구조/운영
과정
팀 활동
적절한 의뢰
적절한 평가/중재
결과
대상자의 반응
(증상호전)
만족도
삶의 질

그림 9.5 호스피스완화의료 서비스 평가 틀

출처: Weissman, Morrison & Meier(2010). Center to Advance Palliative Care palliative care clinical care and customer satisfaction metrics consensus recommendations. Journal of palliative medicine. 13(2), 179-184.

4 소진관리

1) 소진

1970년대 프르펜버거(Freufenberger)는 지역정신보건센터 근무자들이 이유 없이 의욕을 잃고 환자에게 냉담한 태도를 보이는 것을 목격하고, 이를 장기간의 직무 관련 스트레스로 인해 정서적 · 신체적으로 고갈된 상태인 '소진(burn-out)'이라고 정의하였다(표 9.2). 소진은 조직 구성원이 기대되는 보상을 얻지 못하거나 인간관계에 지나치게 몰입하여 생긴 피로감이나 좌절감을 총칭하는 것으로서, 다양한 신체적 · 정서적 · 정신적 고갈 상태로 나타나며 개인 및 조직에 부정적 영향을 미친다(표 9.3). 소진 시 특히 타인을 보살피는 업무를 하는 사람은 타인의 고통에 공감하고 연민하면서 자신의 일을 포기하는 정신적 고통인 연민피로(compassion fatigue)를 경험할 수 있다. 그러나 한편으로는 타인을 보살피는 일을 잘 수행함으로써 기쁨을 경험하기도 하는데, 이를 연민만족(compassion satisfaction)이라고 한다. 따라서 종사자는 소진을 예방하고, 조기에 인지하여 적극적으로 대처하고, 연민피로가 아닌 연민만족을 경험할 수 있는 조직 체계와 문화를 만드는 것이 중요하다.

표 9.2 프르펜버거의 소진증후군 5단계

구분	특징
1단계(신혼기)	• 초기 증세로 열성적이던 일에 재미와 흥미가 없어지고 의욕이 감퇴됨
2단계(스트레스 발현기)	• 소진증상이 두드러지게 나타남
3단계(만성증상기)	• 과로로 인해 질병의 위험이 증가하고, 분노와 우울 등의 심리적 증세를 보임 이 시기에 각별한 관리를 하지 않으면 절망기로의 진행이 가능함 • 주요증상: 의욕, 희망, 기대가 상실되고, 분노와 적대감 그리고 좌절감을 경험함 자기만족감이 없고 방관하거나 빈번한 질병 상태를 경험함 • 부적절한 스트레스 대처 기제로 음주, 흡연, 도박 등에 몰두할 수 있음
4단계(위기)	• 급성질환이 발생하거나 출근하기 힘든 상태 • 쉽게 비관적이 되고 사소한 일에도 강박적 집착을 보임
5단계(절망기)	• 극도로 지친 몸에 우울증 등의 정신질환까지 겹쳐 정상 근무가 불가능한 상태가 됨

표 9.3 소진의 징후

구분	특징
행동증상	업무효율성 저하, 약물 사용, 퇴근시간에 집착, 잦은 결석, 대처능력 저하, 음주, 흡연, 쇼핑 등 상습적이고 중독적 행동 등
신체증상	편두통, 궤양, 불면증과 악몽, 위장장애, 과다행동, 만성적 피로, 저항력 저하 등
대인관계증상	분노와 불신, 짜증, 타인이 자신을 이해하지 못한다는 느낌과 개인적 관계 단절, 정서적 상황에서 자신을 분리, 관계 맺기 능력 감소, 외로움, 지속적인 관계단절 등
심리증상	자기비하, 우울감, 공허감, 지루함, 냉소, 무기력, 슬픔, 분노, 회피, 소외감, 죄의식, 걱정, 불안과 동요, 인내심 저하, 투사 등

말라크(Maslach)와 잭슨(Jackson)은 소진의 하위요인으로 탈진(exhaustion), 비인간화(depersonalization), 개인적 성취감 감소(reduced personal accomplishment)를 제시하였다. 탈진은 대상자의 요구에 반응하고 서비스를 제공하는 과정에서 제공자가 지쳐 에너지가 고갈된 상태를 의미한다. 비인간화는 서비스 제공자가 지쳐 대상자를 업무적으로만 대하고 냉소적이고 무관심한 태도를 보이며, 대상자와 거리두기를 하는 것을 말한다. 탈진과 비인간화는 업무의 효과성을 떨어뜨리고 개인적 성취감을 느끼기 어렵게 만들 뿐 아니라, 업무의 비효율성을 증가시킨다(Box 9.3).

소진을 일으키는 요인은 매우 다양하다. 조직 내 모호한 역할구분과 역할갈등, 과다한 업무량과 휴식시간의 부족, 업무의 자율성 부족, 상사나 동료의 지지가 부족하거나

Box 9.3 말라크 소진 측정 도구(Maslach Burn-out Inventory)

번호	문항	전혀 그렇지 않다	별로 그렇지 않다	보통이다	약간 그렇다	매우 그렇다
1	나는 일 때문에 정서적으로 메마른 느낌이다.	1	2	3	4	5
2	나는 하루 일과를 마칠 때 진이 다 빠지는 느낌이 든다.	1	2	3	4	5
3	나는 아침에 일어나서 다시 이 일을 해야 한다는 것이 피곤하게 느껴진다.	1	2	3	4	5
4	나는 대상자가 상황에 대해 어떻게 느끼는 지를 쉽게 이해할 수 있다.	1	2	3	4	5
5	나는 어떤 대상자를 마치 생명이 없는 물건처럼 대한다는 느낌이다.	1	2	3	4	5
6	하루 종일 사람과 함께 일한다는 것은 나에게 정말 고역이다.	1	2	3	4	5
7	나는 내담자의 문제를 효과적으로 다룬다.	1	2	3	4	5
8	나는 일로 인해 소진된다고 느낀다.	1	2	3	4	5
9	나의 일을 통해 다른 사람의 인생에 긍정적인 영향을 미치고 있다고 느낀다.	1	2	3	4	5
10	나는 일이 나를 감정적으로 무뎌지게 하는 것 같아 걱정스럽다.	1	2	3	4	5
11	나의 이 일을 시작한 이래 점점 사람에 대해 무감각해진다.	1	2	3	4	5
12	나는 매우 활력에 차 있다.	1	2	3	4	5
13	나는 일에서 좌절을 느낀다.	1	2	3	4	5
14	나는 내 일을 지나치게 열심히 한다는 느낌이 든다.	1	2	3	4	5
15	나는 몇몇 대상자에게 어떤 일이 일어났는지에 대해 정말 관심이 없다.	1	2	3	4	5
16	나는 사람들과 직접적으로 부딪히며 일하는데 관심이 전혀 없다.	1	2	3	4	5
17	나는 대상자와 쉽게 편한 분위기를 만들 수 있다.	1	2	3	4	5
18	나는 대상자와 친밀하게 일하고 나면 기분이 좋아진다.	1	2	3	4	5
19	나는 이 일을 통해 가치 있는 일을 많이 이루었다.	1	2	3	4	5
20	나는 진퇴양난에 빠진 느낌이다.	1	2	3	4	5
21	나는 내 일에서 감정적인 문제를 매우 차분히 다룬다.	1	2	3	4	5
22	나는 대상자가 자신의 어떤 문제에 대해서 나를 비난한다고 느낀다.	1	2	3	4	5

출처: 강정희 · 강철웅(2012). 말라크 소진 측정 도구의 적용가능성 평가. 성인간호학회지, 24(1).
Maslach, co, & Jackson, S.E.(1981) The measurement of experienced burnout. Joumal of Occupational Behavior, 2, 99-113

사회적 교류가 부족한 경우에도 발생할 수 있다. 이러한 조직 내 요인은 조직 내 의사결정과 조직 문화 개선을 통해 많은 부분을 해결할 수 있다. 한편 소진을 일으키는 개인적 특성으로는 개인의 건강문제, 낮은 자존감, 타인에 대해 높은 민감성, 이타주의, 교육수준이나 가치와 철학 등이 있다. 이러한 개인적 특성은 스트레스에 대한 개인의 내성과 회복력(resilience)에 영향을 준다.

2) 호스피스완화의료팀원 소진관리

모든 간호업무가 개별적 간호, 전문적이고 능숙한 일처리, 대인관계와 응대를 포함하지만, 말기환자를 돌보는 일은 특별한 신체적 · 정신적 노동을 요구한다. 말기환자는 기본적인 위생 간호부터 고도의 기술 간호까지 모두 간호사가 제공하는 경우가 많아서 환자의 몸무게가 많이 나가거나 의식장애가 있으면 간호사 입장에서는 신체적으로 힘들게 느껴질 수 있다. 또한 말기환자간호에서는 치료 중심이 아니라 인간관계와 돌봄 중심 간호가 강조되기 때문에 환자, 가족과 간호사 간에 인간적인 유대감이 강하게 형성된다. 그렇기 때문에 환자의 상태 악화나 임종 시 간호사도 가족처럼 충격과 슬픔을 느끼게 된다. 호스피스완화간호를 담당하는 간호사나 말기환자를 돌보는 간호사는 환자의 죽음을 일상적으로 반복하여 경험하게 되는데, 매번 그 고통을 겪어내기란 쉬운 일이 아니다. 그뿐만 아니라 호스피스완화의료가 학제 간 팀 접근으로 이루어지기 때문에 팀원 간에 소통과 인간관계에 에너지 소모가 많고, 상호이해와 협력이 원활하게 이루어지 않는다면 소진의 중요한 요인이 된다. 간호사의 소진은 직무만족도를 낮추고 이직율을 높이는 중요한 요인이 된다. 또한 환자나 가족에게 거리를 두고 대하거나 형식적인 태도를 취하게 되어 호스피스완화간호 역량을 심각하게 손상시킬 수 있다.

호스피스완화의료팀원의 소진을 방지하기 위해서는 기관 차원의 대책과 개인적 대처전략 수립이 필요하다. 먼저 기관 차원의 대책은 다음과 같다.

(1) 개방적 조직문화를 만든다.

호스피스완화간호는 타 부서와의 간호목표와 주안점이 다르고 특수성이 있어 폐쇄적이고 고립된 조직 문화와 체계를 가지기 쉽다. 폐쇄적인 조직은 간호사 개인과 조직 모두에게 해롭다. 폐쇄적인 조직은 완고한 이상주의를 강조하고, 외부 전문직과 격리되며, 환경 변화에 둔감해지고, 문제가 발생했을 때 그 원인을 외부나 구성원 개인에게 돌리는 경향이 있다. 또한 직원 간의 대인관계 갈등이 증폭되거나 환자의 필요보다 직원 간의 인간관계를 더 중요하게 느끼는 분위기가 되기도 한다. 이러한 조직 문화는 간호사의 소진을 야기할 수 있다.

(2) 역할갈등 상황을 최소화한다.

호스피스완화의료는 학제 간 팀 접근을 원칙으로 하기 때문에 직종 간 역할갈등이 발생할 수 있다. 직종 간에 업무 영역을 공유함으로써 서로의 역량을 강화하고 보다 양질의 서비스를 대상자에게 제공할 수도 있지만, 책임감이 모호해지거나 갈등의 요인이 되기도 한다. 이 문제는 정기적 팀 돌봄 회의(care conference)를 통해 서로 간의 정보를 공유하고 환자와 가족의 삶의 질 향상을 최우선 목적으로 두고, 문제해결중심 논의를 함으로써 해소될 수 있다. 대부분의 경우, 갈등을 일으킨 문제의 핵심보다는 의사소통 과정에서 생긴 불쾌한 언행에 초점을 두게 됨으로써 갈등의 골이 깊어지게 된다. 돌봄 팀 회의는 상황의 근본원인과 핵심을 파악해 환자와 가족에게 가장 이로운 것이 무엇인지 집중하여 진행해야 한다. 또한 생각이 다른 상대에게 자신의 감정과 의견을 표현하는 '자기 주장 훈련(assertiveness training)'이 유용할 수 있다.

(3) 업무부담을 최소화한다.

호스피스완화간호는 윤리적 딜레마 상황에서 중요한 의사결정을 요구한다. 간호사는 끊임없이 죽음에 직면하는 상황에 놓여지고, 자신의 윤리적 의사결정과 간호행위에 대해 매번 회의를 느끼며 고민한다. 이때 학제 간 돌봄 팀 회의는 개인이 아닌 팀이 어려운 의사결정을 하도록 함으로써 개인에게 부과되는 과도한 부담감을 덜어주고 더 나은 의사결정이 이루어질 수 있도록 지원한다. 학제 간 팀은 업무 관련 스트레스에 적절히 대처하기 위한 중요한 사회적 지지 자원이다. 보건의료진 간의 상호관계 속에서 환자를 돌봄으로써 개인 차원을 넘어서는 소속감과 전문직에 대한 성취감을 가질 수 있다. 기관은 직무교육, 보수교육, 심화교육, 연수강좌, 학회 참석 등 다양한 교육을 통해 팀원의 실무역량을 향상시키고, 삶과 죽음에 대한 확고한 가치관과 철학을 갖출 수 있도록 지원해야 한다. 팀원의 신체적 · 정신적 소진 방지와 재충전을 위해 공정한 업무분담과 충분한 휴식이 보장되어야 한다. 간호관리자는 각 팀원의 소진 정도를 애써 관찰하고, 적절한 업무 분담이 이루어지도록 조정해야 한다.

소진 방지를 위한 개인적 대처전략은 다음과 같다.

① 자기 자신을 애써 돌본다.

간호사는 온힘을 기울여 자기 자신을 돌보아야 한다. 자신의 강점과 약점, 자신의 신념과 가치, 감정이 업무에 어떤 영향을 미치는지 객관적으로 들여다본다. 자신을 알고, 이해하고, 사랑하는 것이 중요하다. 평안함을 유지하기 위해 자신에게 무엇이 필요한지 생각해 보고, 자신만을 위한 시간을 확보해야 한다. 모든 일을 직접해야 한다는 생각에서 벗어나 팀원을 믿고 업무를 떠나 자신 스스로를 위한 시간을 보낼 수 있어야 한다. 자기를 돌보는 것에는 업무 외적인 사회적 활동, 충분한 영양섭취와 수면, 운동, 산책 등이 포함된다. 각자의 휴식 방법은 모두 다르다. 어떤 간호사는 사별가족에게 편지를 보내면서 재충전을 하기도 하고, 어떤 간호사는 오랜 우정을 가진 친구와 만나 이야기를 나누며 스트레스를 해소하기도 한다. 종교생활을 할 수도 있고, 못다 한 잠을 충분히 잘 수도 있다. 그것이 무엇이든 자신을 위한 시간을 보내야 한다. 누군가를 돕기 위해서는 자신의 몸과 마음의 건강상태를 유지하는 것이 반드시 필요하다.

② 필요하다면 도움을 요청한다.

간호사는 돌보는 자이다. 돌보는 자로서의 역할에 익숙해지다 보면 도움을 요청하는 것이 어색하고 불편해지기도 한다. 그러나 우리 모두는 누군가의 도움을 받고 누군가에게 도움을 주며 살아간다. 도움을 일방적으로 주기만 하는 사람은 없다. 나 스스로를 돌보는 것의 시작은 내가 지금 어떤 상태이고 내게 필요한 것이 무엇인가를 살피는 것이다. 그리고 필요하다면 가족, 친구, 동료, 상급자 그리고 전문 상담가를 찾아서 도움을 요청한다. 또한 직장 안팎으로 자신의 개인적 지원 체계를 구축해 두어야 하는데, 예를 들어 동료와의 친목 모임이 있다면 도움이 될 수 있다.

③ 자기 자신과 업무에 대한 가치와 철학을 재정립한다.

간호사는 고된 직업이다. 특히 호스피스완화간호는 고된 일이다. 그러나 단순히 몸이 힘들다는 이유만으로 이직하는 경우는 많지 않다. 중요한 것은 자신이 하는 일이 지금 생애 마지막 순간에 이른 환자와 그의 가족에게 어떤 가치를 가지는지, 그리고 간호사 자신의 삶에서 이 일이 어떤 의미를 갖는지에 대한 확신이 필요한 것이다. 소진은 간호사로 하여금 한 생명의 마지막 날의 의미를 생각하거나, 내일이면 들을 수 없을 지도 모르는 환자의 말에 집중할 수 없게 만든다. 그렇기 때문에 한 생명의 마지막 날에 함께한다는 엄청난 사건의 의미를 깨닫지 못하게 한다. 간호사가 자신이 하는 행위의 의미를 찾는 노력과 삶에 대한 철학을 바로 세우기 위한 노력이 필요하다. 예를 들어 독서, 일기쓰기, 성찰일지 작성 등이 도움이 될 수 있다.

5 자원봉사자 관리

자원봉사자의 어원은 라틴어 voluntas(자유의지)와 eer(사람)의 복합어에서 유래된 말로써 영어로는 volunteer(지원자, 자발적인, 자진해서 하다)이다. Volunteer는 스스로 자유의사에 따라서 어떤 봉사를 제공하거나 행하는 사람을 뜻한다. 자원봉사는 지역사회 발전과 변화를 위해 대가를 바라지 않고 자발적으로 서비스를 제공하는 활동이다. 단순한 자선활동이나 선행이 아닌, 자선이나 선행에 가치를 부여하여 자신은 물론 다른 사람과 사회를 변화시키는 활동이다. 그러므로 자원봉사는 인간존중의 정신에 입각하여 타인을 상대로 자발적으로 서비스를 제공함으로써 각 개인의 이타심 표현을 통해 자아실현을 성취하는 활동이다.

자원봉사 활동은 자발성과 자주성, 공익성과 이타성, 무보수성, 지속성과 생활성의 특성이 있다. 사회의 일원으로서 이웃의 불행, 공동체의 위기나 사회 문제를 외면하지 않고, 문제해결을 위하여 자주적으로 행동하는 자발성과 자주적인 특성이 있으며, 자신의 이익이나 일시적 감정이 아닌 이웃과 더불어 복된 삶을 살고자 하는 공익성과 이타성의 특성이 있다. 또한 아무런 대가를 바라지 않고, 정신적인 보람과 만족 외에 어떠한 보상이나 명예를 기대하지 않으며, 즉흥적 · 일시적인 행사가 아닌 일상생활 속에서 자연스럽고 지속적으로 이루어지는 활동이다.

호스피스 자원봉사는 인생의 마지막 시기에 있는 환자에게 좋은 이웃의 역할을 한다. 호스피스 자원봉사자는 환자의 신체적 · 심리사회적 · 영적 고통을 이해하고 보살필 수 있는 자질을 갖추고, 대상자에게 적절하고 실제적인 도움을 주는데, 호스피스 대상자를 만나는 역할은 매우 다양하고 복잡하여 경험 축적과 섬세한 기술이 요구된다.

1) 호스피스 자원봉사자의 자질

호스피스 지원봉사는 바쁜 의료인의 손길이 미치지 못하는 환자의 신체적 · 사회적 · 영적 등 총체적인 요구를 폭넓게 보살필 수 있으므로 호스피스 대상자에게 적절하고 실제적인 도움을 줄 수 있다. 그러나 삶의 마지막 여정에 있는 환자를 만나는 역할을 하므로, 매우 다양하고 복잡하여 경험 축적과 섬세한 기술이 요구된다. 그러므로 신중하게 봉사자를 모집하고 선발하여 교육시키는 등의 지속적인 관리가 필요하다. 호스피스 자원봉사자를 선발할 때 고려되는 자질은 다음과 같다.

① 동기가 좋아야 한다.

봉사를 하도록 영향을 주는 요인은 아주 많고 다양하다. 유능한 봉사자에게서 나타나는 공통된 동기는 봉사하고자 하는 욕구와 타인과 상호작용을 하고자 하는 욕구이다.

② 정서적으로 성숙되고 안정되어야 한다.

자원봉사 활동 대부분은 삶과 죽음 등의 인생경험과 관련이 있다. 과거에 겪었던 상실과 슬픔을 극복했던 경험은 현재 상실을 겪고 있는 사람의 심리 문제를 잘 이해해주고 지지해 줄 수 있는 가치있는 자원이 될 수 있다.

③ 포용력이 있어야 한다.

문화, 종교, 풍습 등의 다양한 가치를 수용하고 그들과 쉽게 관계를 가질 수 있도록 마음이 열려 있어야 하며, 그들의 독특한 특성을 이해하고 포용할 수 있어야 한다.

④ 사랑의 마음, 따뜻함, 겸손함, 감정이입, 재치와 분별력을 지녀야 한다.

이러한 덕목은 다양한 환자 및 가족과 좋은 관계를 형성하는데 있어 중요한 자질이다.

⑤ 비밀보장의 책임이 있다.

자원봉사자는 봉사활동 중 알게 된 환자와 가족의 비밀보장에 대한 책임을 가지고 다른 사람이나 다른 장소에서 환자와 관련된 이야기를 하지 않도록 주의해야 한다.

⑥ 융통성이 있어야 한다.

자원봉사 활동의 주요목표는 전문팀을 돕는 것으로, 호스피스완화의료팀 일원으로서 전문 팀원을 도와 다양한 활동에서 상황에 맞게 협력할 수 있어야 한다.

⑦ 신뢰감이 있어야 한다.

자원봉사자는 책임감을 가지고 성실하게 일을 수행함으로써 팀원 및 환자와 가족의 신뢰를 얻을 수 있으며, 특히 환자와의 약속은 반드시 지켜야 한다. 부득이하게 약속을 지키지 못할 경우에는 사전에 연락을 취해야 한다.

⑧ 적극적인 경청술을 가지고 있어야 한다.

적극적으로 잘 듣는다는 것은 매우 어려운 일이지만, 바람직한 의사소통의 가장 중요한 부분이다. 말하는 주체가 환자와 가족임을 인정하고 적극적인 태도로 경청하며 충고는 하지 말아야 한다.

⑨ 협동심이 필요하다.

개인주의가 강한 성향의 자원봉사자는 간호사나 다른 팀원과 함께 협력하여 일하기 어려우며 공동의 목표를 지향하기 힘들 수 있다.

⑩ 특별한 재능도 도움이 된다.

과거의 경험, 취미, 흥미가 봉사활동의 다양한 도구로 유익하게 쓰일 수 있다. 또한 자신의 재능을 발견하거나 개발하는 것은 봉사활동의 수준을 높이는데 도움이 될 수 있다.

⑪ 적절한 유머감각이 필요하다.

환자와 가족을 유쾌하게 해줄 수 있는 유머감각은 봉사활동에 유용하게 쓰일 수 있다. 자신의 경험이 좋은 유머 자료가 될 수 있으나, 환자의 상황을 고려하는 것이 전제되어야 한다.

⑫ 호스피스 개념과 정신을 이해하고 신체적 · 정신적 · 영적으로 건강한 사람이어야 한다.

자원봉사자는 호스피스의 철학을 이해하고 환자와 가족 및 호스피스전문기관의 직원을 도와 호스피스완화의료 팀원으로서 활동을 할 수 있도록 건강해야 한다.

2) 호스피스 자원봉사자의 역할과 활동

호스피스 자원봉사는 말기환자와 가족을 위하여 호스피스 기관이나 단체에 소속되어 호스피스완화의료 팀원으로서 호스피스 사업과 프로그램을 도와주는 활동이다. 환자의 고통을 덜어주고 인간의 존엄성을 유지하면서 삶의 완성에 이르도록 도와주는 일을 한다. 또한 호스피스 프로그램의 여러 분야에서 활동함으로써 호스피스 서비스를 보다 능률적이고 효과적으로 할 수 있도록 지원하며, 호스피스 사업의 발전을 위해 필요한 재정적 지원활동, 홍보 및 지역사회와의 연계 등의 다양한 역할을 한다.

환자를 방문하여 신체적 돌봄을 제공하기도 하고, 환자와 가족의 종교생활을 지원할 수도 있다. 또한 일상생활의 편의를 제공하고 사별가족 돌봄의 일환으로 장례 예식에 참여하고 사별가족에게 편지쓰기, 자조모임 참석 등의 활동을 한다(표 9.4, 그림 9.6~9.7).

표 9.4 호스피스자원봉사자의 활동

구분	활동
환자 방문	병실 방문, 퇴원환자 가정방문, 가정 호스피스 환자 방문
신체 돌봄	목욕, 샴푸, 이미용, 개인위생, 손 · 발마사지 등
종교활동 지원	기도, 성가, 교리, 성서 읽기 등
여가 활동	산책, 소풍, 담소 나누기 등
요법 치료	서예, 그림, 도예, 종이접기, 꽃꽂이 등
생활 편의 지원	식사보조, 휠체어 태우기, 환자 이동, 심부름, 주변 정리정돈 등
가족 지지	보호자 역할, 가족지지, 아동 돌봄, 식사 준비 등
장례 동행	조문, 입관예절, 장례예식 참여, 장지수행 등
사별가족 돌봄	전화, 편지쓰기, 가정방문, 소식지 발송, 유가족 모임 참석 등
기타	차량 제공, 호스피스 홍보활동, 재능기부 등

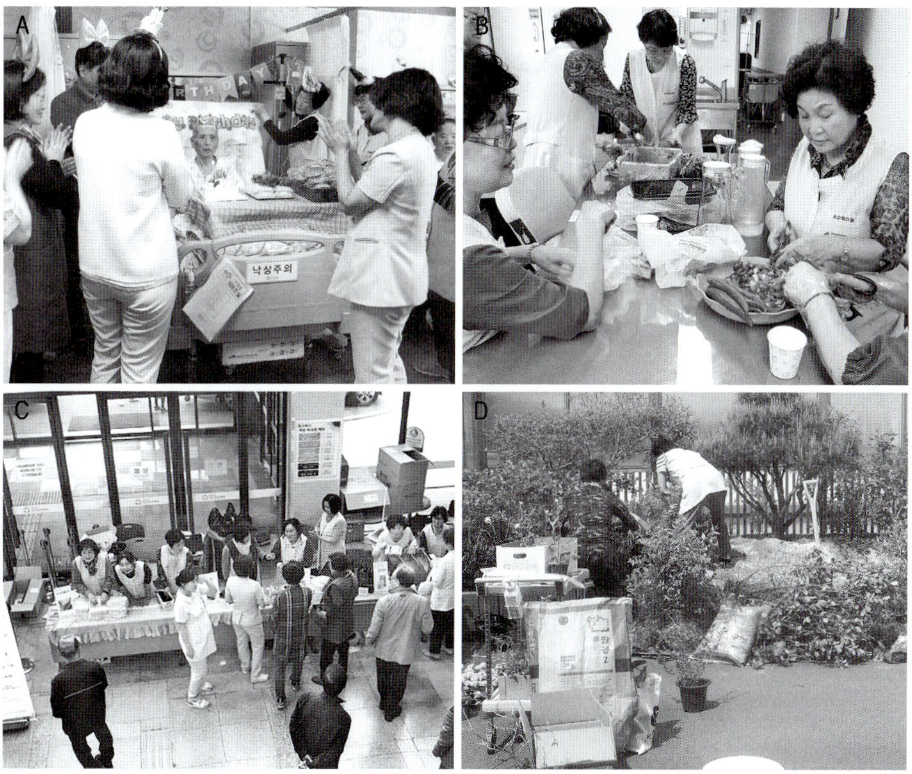

그림 9.6 봉사활동. A: 이벤트 참여, B: 행사준비, C: 홍보활동, D: 화단 가꾸기
출처: 대구보훈병원 호스피스완화의료팀

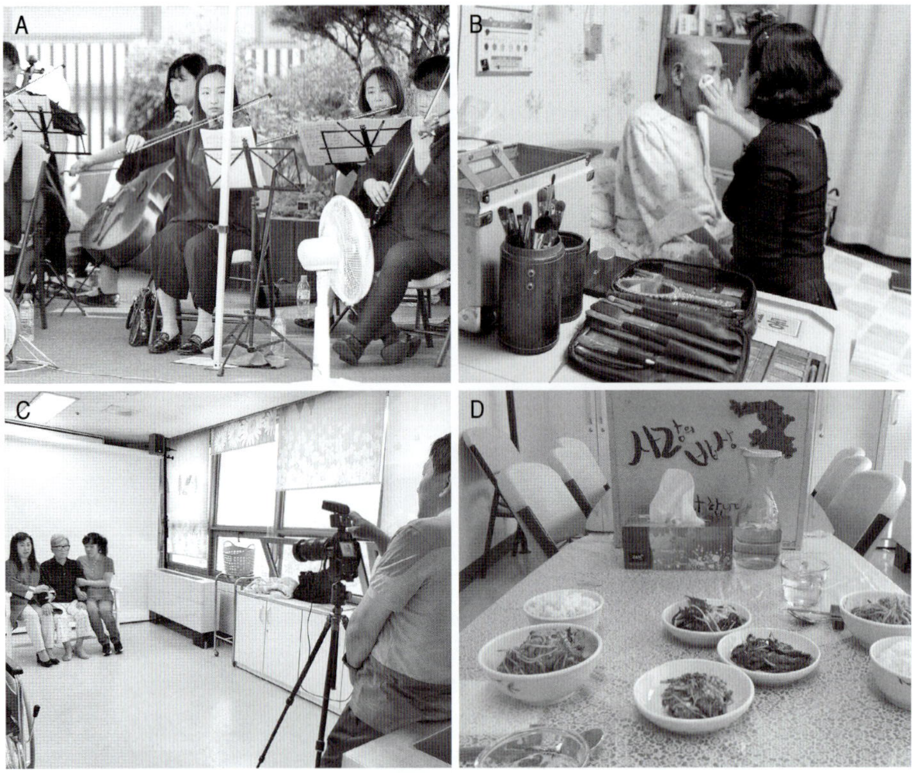

그림 9.7 재능기부. A: 악기연주, B: 메이크업, C: 사진촬영, D: 요리
출처: 대구보훈병원 호스피스완화의료팀

6 요약

- 보편적 호스피스완화의료 접근은 모든 보건의료현장에서 보건의료인이 생애말기에 있는 환자와 가족을 돌볼 때, 호스피스완화의료의 원칙과 표준을 준수하는 것이다.
  - 모든 개인은 개별적 존재로 여겨져야 한다.
  - 모든 개인은 호스피스완화의료 접근에 용이해야 한다.
  - 최대한의 안녕과 안위가 보장되어야 한다.
  - 통합된 돌봄을 제공해야 한다.
  - 모든 의료인은 호스피스완화의료 접근과 돌봄을 제공할 준비가 되어 있어야 한다.
  - 지역사회는 생애말기 돌봄에 도움을 주도록 준비되어야 한다.

- 호스피스완화의료는 학제 간 팀으로 제공되며, 법에서 정한 필수 인력은 의사, 간호사, 사회복지사이고, 핵심팀원으로 영적 상담가, 자원봉사가가 포함된다.
- 소진은 조직 구성원이 기대하는 보상을 얻지 못하거나 인간관계에 지나치게 몰입하여 생긴 피로감이나 좌절감을 총칭하는 것으로서 다양한 신체적 · 정서적 · 정신적인 고갈 상태로 나타나며, 개인 및 조직에 부정적인 영향을 미친다.
- 소진예방 전략은 조직 차원과 개인 차원에서 이루어질 수 있다. 조직 차원에서는 개방적 조직문화 조성, 역할갈등 예방, 업무부담 감소가 있으며, 개인 차원에서는 적극적인 자기 돌봄, 가치와 철학정립 그리고 도움요청이 포함된다.
- 호스피스 자원봉사자는 호스피스 대상자의 총체적인 요구를 폭넓게 돌보는데 다양한 역할을 한다.

토론 1

사례 송OO 씨는 54세 남성으로 지속적인 심한 통증과 6kg의 체중 감소로 인해 병원을 방문한 후, 정밀검사를 한 결과, 간암과 척추에 암 전이 소견이 발견되었다. 통증 조절과 향후 수술 가능성 및 방사선치료와 항암치료를 위해 입원을 하였다. 송OO 씨는 간암과 척추에 암 전이에 대해서는 알고 있었으나, 현재 상황을 받아들이기 힘들어 하고 있는 상태였다. 가족은 환자가 자신의 부정적인 상태를 알게 되어 모든 것을 쉽게 포기할 것을 염려하여 의사에게 앞으로 병의 진행에 대해서는 가족에게 먼저 알려줄 것을 요청하였다. 향후 병의 진행에 대해서도 가족회의를 통해서 환자에게 전달할지를 결정하고 싶다고 이야기하였다.

수술 및 방사선치료와 항암치료를 병행하였으나, 2개월 전 폐전이 및 암 말기 상태로 더 이상 항암치료와 방사선치료가 송OO 씨에게 유익하지 않음을 가족에게 이야기하며 호스피스치료를 받을 것을 권유하였다. 가족은 환자에게 항암치료와 방사선치료를 하기 위해 잠시 다른 병원에 입원하여 몸을 건강하게 만들어 다시 치료를 하자고 설득한 후, 타 기관 호스피스병동으로 입원하였다. 입원 시 가족은 의료진에게 현재 환자는 자신의 상태가 말기인지 정확하게 알고 있지 않은 상태임을 알려주었다. 의사와 간호사의 회진 시 환자는 의료진에게 자신의 상태에 대해 정확하게 듣고 싶다고 하며 "제가 치료가 가능한가요? 선생님이 생각하시기에 제가 언제까지 살 수 있을 것 같나요? 제 상태가 정확하게 어떤 상태인가요?"라며 물어보았다.

이 사례에서

Q1: 위 사례에서 환자에게 말기임을 알리는 것과 알리지 않는 것의 장 · 단점에 대해 생각해 보세요.

Q2: 이 환자에게 호스피스완화간호를 제공하기 위한 전략에는 어떤 것이 있을까요?

참고문헌

- 강정희 · 강철웅(2012). 말라크 소진측정도구의 적용가능성 평가. 성인간호학회지, 24(1).
- 노유자 외(1994). 호스피스와 죽음. 현문사.
- 박성호(2002). 상담의 직무환경에서의 위험요소와 사회적 지지가 상담자의 심리적 소진에 미치는 영향. 이화여자대학교 대학원 석사학위논문.
- 보건복지부 · 국가생명윤리정책연구실 · 국립연명의료관리기관설립추진단(2017). 연명의료결정 제도 안내(의료기관용).
- 보건복지부 · 국립암센터(2023). 2023년 호스피스 · 완화의료 사업안내.
- 보건복지부 · 국립암센터(2008). 완화의료팀원을 위한 호스피스완화의료 개론.
- 보건복지부 · 국민건강보험공단(2017). 말기환자 호스피스완화의료 진료권고안. 연구용역 보고서.
- 암관리법 시행규칙 제13조(완화의료전문기관의 지정 기준) 법 제22조제1항.
- 최보문(2017). 말기환자 및 임종과정에 있는 환자대상 진료권고안 개발 연구용역보고서.
- 통계청(2023). 사망통계.
- Baile, W.F., Buckman, R., Lenzi, R., Glober, G., Beale, E.A. & Kudelka, A.P.(2000), SPIKES-A Six Step Protocol for Delivering Bad News: Applicatim to the patient with cancer. The Oncologi st, 5:302-311.
- Maslach, co, & Jackson, S.E.(1981) The measurement of experienced burnout. Joumal of Occupational Behavior, 2, 99-113.
- National Palliative and End of Life Care Partnership(2015). Ambitions for Palliative and End of Life Care: A national framework for local action 2015-2020. p11.
- Weissman, Morrison & Meier(2010). Center to Advance Palliative Care palliative care clinical care and customer satisfaction metrics consensus recommendations. Journal of palliative medicine. 13(2), 179-184.
- 67th World Heath Assembly(24, May, 2014). WHA67.19. Strengthening of palliative care as a component of comprehensive care throughout the life course. Avaliable from http://apps.who.int/gb/ebwha/pdf_files/WHA67/A67_R19-en.pdf.

CHAPTER 10

호스피스완화간호 윤리와 법

학습목표

1. 생명윤리의 원칙과 규칙을 이해한다.
2. 호스피스완화간호 대상자와 관련된 윤리문제를 논의한다.
3. 호스피스완화간호 대상자의 윤리적 문제 발생 시 대처한다.
4. 말기환자 돌봄과 관련된 법적 쟁점 및 법적 합의점에 대해 이해한다.

개요

최근 과학 및 의료기술의 발달과 더불어 의료소비자의 권리의식도 높아짐에 따라 의료인의 윤리적 성찰이 더욱 요구되고 있다. 의료서비스의 목적과 형태의 변화로 인해 의료인의 역할이 확대되면서 의료인의 자율적 판단이 필요한 의료 영역이 확대되고 있어, 간호사를 포함한 의료인에게 높은 윤리의식이 요구되고 있다. 특히 말기환자를 돌보는 호스피스완화의료 팀은 매 순간 삶과 죽음에 관련된 윤리적 의사결정을 내려야 한다. 이 과정에서 환자, 보호자 그리고 의료진 간의 의견충돌이 발생할 수 있으며, 이러한 의견충돌이 소송으로 이어지기도 한다.

의료인이 경험하는 윤리적 문제를 해결하기 위해서는 의료인 자신의 도덕적 가치관과 더불어 윤리이론 및 윤리적 원리에 대한 이해가 필수적이다. 이에 본 장에서는 의료현장에서 윤리적 의사결정에 적용되는 대표적 윤리이론인 공리주의와 의무론 그리고 생명윤리의 원칙에 대해 살펴보고자 한다. 또한 호스피스완화의료와 연관된 윤리적 쟁점과 미국 및 우리나라의 주요 판례를 통해 윤리적 쟁점에 대한 법적 합의안에 대해 설명하고자 한다.

1 호스피스완화간호 윤리

1) 공리주의와 의무론

행동의 옳고 그름의 판단 기준은 정답이 없는 난제이다. 일부는 좋은 의도를 가지고 행하는 행동은 옳다고 판단해야 한다고 말하지만, 일부는 무엇을 행하는 것과 더불어 그 행동의 결과가 무엇인지도 옳고 그름을 판단하는데 중요하다고 말하고 있다(그림 10.1).

(1) 공리주의

공리주의(utilitarianism)는 행위의 옳고 그름을 판단하는 것은 행위의 결과에 의해 이루어진다는 결과주의(consequentialism)의 대표적인 이론이다. 또한 공리주의는 안녕(well-being), 쾌락, 행복, 복지(welfare), 선호만족(preference satisfaction) 등의 가치에 초점을 맞추고 있다.

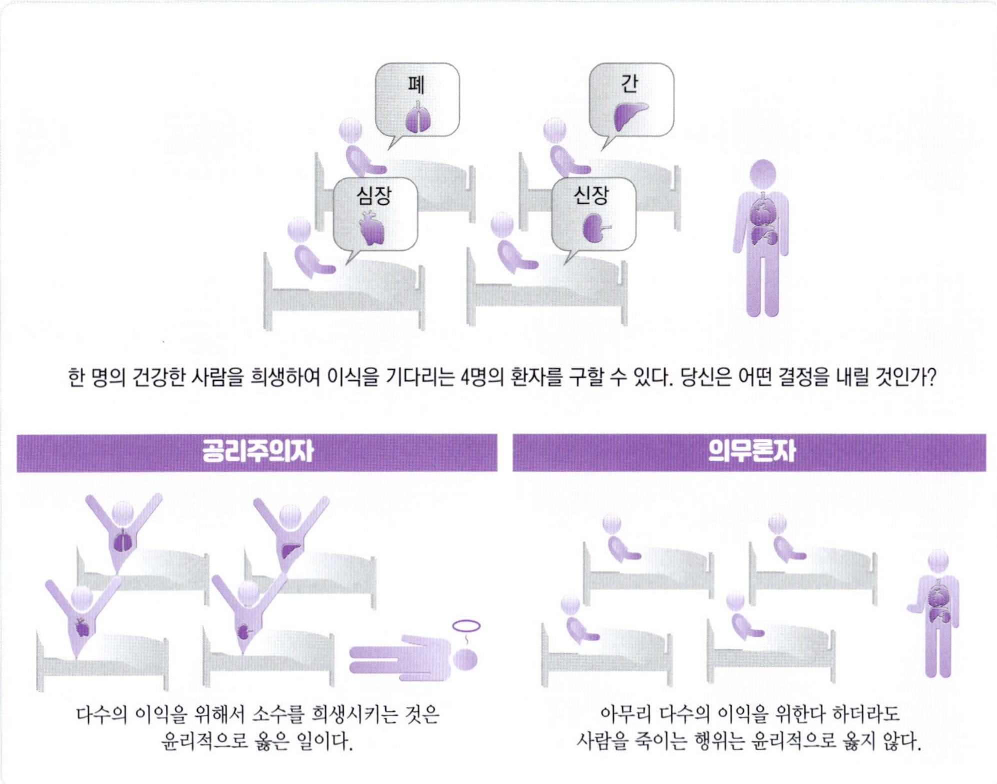

그림 10.1 공리주의와 의무론

공리주의의 기본원리는 공리(효용성)의 원리(principle of utility) 또는 최대 행복의 원리이다. 공리주의에 따르면, 어떤 행위를 할 때 그로 인해 영향을 받게 되는 모든 사람에게 최대의 효용을 안겨줄 행위를 선택하는 것이 도덕적으로 옳다고 보는 것이다.

윤리적 행위를 선택하기 위해서는 각 행위에 대한 효용과 비효용, 즉 선과 악을 파악해야 하며, 어떤 행위를 선택할 때 필요한 도덕적 의무는 모든 사람의 행복을 극대화시킬 수 있는 행위를 선택하는 것이다.

공리주의의 제한점은 효용의 원리에 부합하는 둘 이상의 규칙이 충돌할 경우, 해결책을 찾기 어렵다는 것이다. 또한 개인의 자유를 충분히 고려하지 않는다는 문제점을 가지고 있다. 한 개인에게 즐거움을 가져다주는 결과가 다른 사람에게는 고통을 가져올 수도 있다. 그리고 공리주의는 사회이익의 총량을 최대화하는데 초점을 두고 있어, "목적이 수단을 정당화한다."는 논리를 옹호하고 있다는 비판을 받고 있다.

(2) 의무론

의무론(deontology)은 도덕의 근본원리를 행복에 두지 않고 의무에 두는 이론이다. 또한 의무론은 칸트주의(Kantism)라고 불리기도 하는데, 칸트는 사람을 누구나 존중받을 가치가 있다고 보았으며, 개인을 타인의 행복에 이용해서는 안 된다고 하였다.

의무론에서는 항상 선한 행동과 악한 행동이 존재한다. 즉, 어떤 행위를 통해 산출되는 결과와 상관없이 그 행위가 옳은 행위라면 사람은 반드시 이를 행해야 하고, 반대로 그 행위가 옳지 않다면 그것을 하지 말아야 할 의무를 가진다. 의무론에서는 행위의 옳고 그름은 행위 결과와 상관없이 행위의 동기에 의해 평가되어야 한다고 본다.

도덕적 의무는 그 자체가 무조건적 목적이며, 칸트는 이러한 의무를 자신의 성향이나 상황과는 무관하게 무조건 행해야 하는 완전한 의무와 반드시 이행해야 할 의무가 아닌 불완전 의무로 구분하였다. 완전한 의무에는 자살하지 말 것, 거짓말하지 말 것, 약속 이행 등과 같은 자신에 대한 의무와 생명 구조 요청 시 도움 제공 등과 같은 타인에 대한 의무가 있다.

의무론의 문제점은 복잡한 현실 상황에서 보편적인 의무가 항상 옳다고 말할 수 없다는 점이다.

2) 생명윤리의 원칙

(1) 윤리원칙

임상 현장에서 윤리적 의사결정을 내릴 때, 여러 가지 윤리원칙이 상충하는 경우가 많다. 의사결정에서 갈등이 발생하면 각 원칙을 검토하고 특정 상황에서 각 원칙이 어떻게 나타나는지를 확인하고, 이 사건에 얽힌 여러 윤리원칙을 균형 있게 조정하여 궁극적으로 이 사건에서 우선적으로 적용할 윤리원칙을 결정할 수 있어야 한다. 의료 현장 전반에 적용된 생명윤리 원칙은 자율성 존중, 악행금지, 선행과 정의이다.

① 자율성 존중의 원칙

자율성(autonomy)은 자기 스스로의 원칙에 따라 어떤 일을 하거나 자기 스스로 자신을 통제하여 절제하는 성질이나 특성을 말한다. 개인의 자율성을 존중하는 자유민주주의 사회에서 자율성 존중은 개인이 자신의 개인적 가치와 믿음에 기초하여 선택하고 행할 수 있는 권리를 인정하는 것을 말한다. 자율성 존중은 보건의료 전문가로

하여금 상대방에게 정보를 공개하고, 이해와 자발적 의사를 구하고 보장하며, 적합한 의사결정을 촉진하도록 의무를 부여하고 있다.

사전동의(informed consent)는 자율성 존중의 원칙에 근거를 두고 있다. 환자로부터 치료에 대한 동의를 받기 위해서는 치료에 대한 충분한 정보와 설명을 제공해야 한다. 충분한 정보에 의한 동의의 구성요소는 ① 의사결정능력(competence), ② 정보공개(disclosure), ③ 이해(understanding), ④ 자발성(volunteeriness), ⑤ 동의(consent)이다. 즉, 행동할 능력이 있는 개인이 공개된 관련 정보를 받고, 그 정보를 이해하며, 타인의 강요가 아닌 자발적으로 어떤 개입(치료)에 동의한다면, 그 중재에 대해 충분한 정보에 의한 동의를 한 것으로 간주한다.

앞서 언급했듯이 개인이 자율적 의사결정을 내리기 위해서는 자율적 선택을 내릴 수 있는 역량을 가지고 있어야만 한다. 법과 임상의학에 있어서 의사결정능력을 가진 사람이란, 정보를 이해하고 처리하고 자신의 행위에 대한 결과에 관하여 추론할 수 있는 다양한 능력과 깊이 관련되어 있다. 의사결정능력을 판단하는 기준은 표 10.1과 같다.

표 10.1 의사결정능력 판단 기준

상황	내용
이해능력	환자는 의학적 문제에 대한 정보를 이해하는 능력을 가져야 할 뿐만 아니라, 질병이 미치는 영향, 앞으로 전개될 치료를 포함하여 치료의 다양한 선택으로 인한 결과에 대해 이해해야 한다.
판단능력	환자는 각각의 선택이 가진 위험성과 유익을 비교, 측정하는 능력을 가져야 한다. 이 과정이 환자의 가치관에 맞는지 심사숙고해야 하며, 이성적인 선택을 해야 한다.
의사소통능력	환자는 자신의 선택을 남에게 표현할 수 있어야 한다.

출처: 보건복지부 · 국립암센터(2012). 완화의료 팀원을 위한 호스피스완화의료 개론.

② 악행금지의 원칙

악행금지(nonmaleficence)의 원칙은 타인에게 해를 입히지 말아야 할 의무를 부과한다. 즉, 고의적으로 해를 가하는 것을 피하거나 해가 될 위험을 피하는 것을 말한다. 고의적인 위해와 달리 상해의 위험성이 있는 경우에는 법과 윤리에 따라 의무적인 보호의 표준이 정해진다. 악행금지의 원칙은 환자에게 이익을 줄 수 있는 결정이 이차적으로는 피치 못할 해로운 영향을 가져오는 경우에 고려되어야 한다.

악행금지의 원칙 안에는 이중효과법칙(rule of double effect)이 포함되는데, 이중효과법칙은 이로운 결과와 해로운 결과가 동시에 예측되는 행위일 때 적용될 수 있다. 이중결과를 가진 행위가 정당화되기 위해서는 다음의 4가지 조건이 충족되어야 한다.

- **행위의 본성:** 행위는 결과와 무관하게 좋은 행위이거나 적어도 도덕적으로 중립적이어야 한다.
- **행위의 의도:** 행위자는 나쁜 결과가 아닌 좋은 결과만을 의도한다. 나쁜 결과가 예견되고 묵인되며 허용될 수 있으나, 의도되어서는 안 된다.
- **수단과 결과 간의 구분:** 나쁜 결과가 좋은 결과의 수단이 되어서는 안 된다. 많은 좋은 결과가 나쁜 결과의 인과적 결과라면, 행위자는 좋은 결과를 얻고자 나쁜 결과를 의도한 것이다.
- **좋은 결과와 나쁜 결과 간의 비례성:** 좋은 결과가 나쁜 결과를 능가해야만 한다. 예견된 유익한 결과가 예견된 나쁜 결과의 허용을 상쇄할 때에만 나쁜 결과는 허용될 수 있다.

③ 선행의 원칙

선행(beneficience)의 원칙은 행위자가 단지 해로운 행위를 하지 않는 것을 넘어서서 타인을 돕기 위한 적극적인 조치를 취해야 할 의무가 있다는 것이다. 악행금지의 원칙보다 잠재적으로 더 많은 것을 요구한다. 선행의 원칙은 의무에 대한 다음과 같은 도덕적 규칙을 뒷받침하고 있다.

- 타인의 권리를 보호하고 옹호한다.
- 타인에게 해가 발생하지 않도록 한다.
- 타인에게 해를 야기할 조건을 제거한다.
- 장애를 가진 사람을 돕는다.
- 위험에 처한 사람을 구한다.

선행의 의무는 보건의료 분야의 일차적 의무로 간주되어 왔다. 전통적으로 의료 분야에서는 정보와 처치에 대한 환자의 요구에 대해 의료인 자신의 판단에 따라 환자에게 맞는 것을 선택했다. 그러나 자율성 존중의 원칙이 강조되면서 온정적 간섭주의(paternalism)의 문제가 대두되기 시작했다(그림 10.2). 온정적 간섭주의는 한

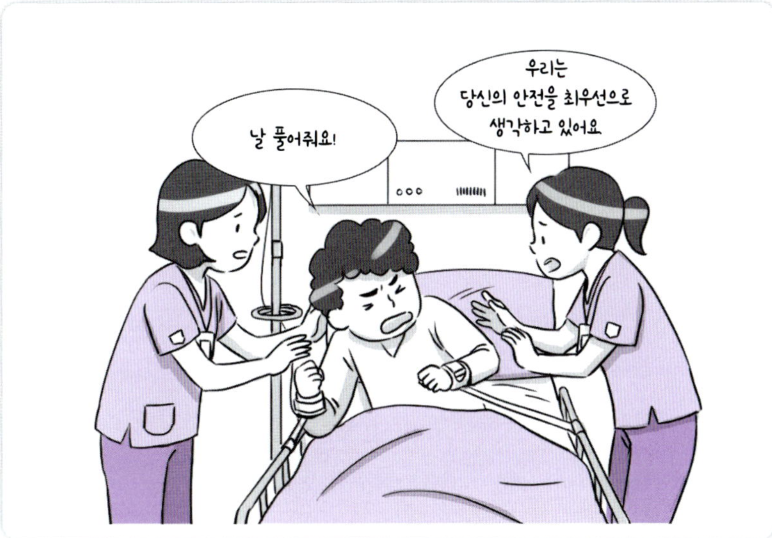

그림 10.2 온정적 간섭주의

사람의 선호나 행위를 다른 사람이 의도적으로 무시하는 것을 말한다. 대상자의 자기결정권을 무시하고 온정적 간섭주의로 행해지는 행위가 정당화되기 위해서는 해당 행위가 대상자에게 이익을 주거나 대상자에게 발생할 수 있는 해를 막거나 완화한다는 목적을 가져야만 한다.

④ 정의의 원칙

정의(justice)의 원칙은 의료윤리에서 '각자에게 상응하는 자기의 몫을 돌려주는 것'이다. 또한 정의의 원칙은 의료혜택을 분배하는 의료정책에 필요한 원칙으로, 분배의 기준을 몇 가지로 분류해 보면 다음과 같다.

- 동등한 분배
- 필요에 따른 분배
- 투여된 노력에 따른 분배
- 기여도에 따른 분배
- 능력에 따른 분배
- 자유시장적 교환에 따른 분배

사회의 제한된 자원에 대한 공정한 분배를 위해 필요한 정의의 원칙은 의료정책이나 의료행위에 있어 매우 중요하다. 의료정책 수립에 있어 사회정의를 위한 의료

자원의 분배 시 취약계층 및 소외된 사람 없이 공평하게 자원이 분배되어야 한다. 그러나 부족한 의료자원의 할당 문제는 모든 사람을 구조할 수 없는 경우, 우선순위 설정의 문제를 야기한다.

(2) 윤리규칙

① 정직

정직(honesty)은 진실을 말해야 하는 의무이다. 보건의료 환경에서 정직은 해당 분야 전문가가 환자의 이해를 증진하는 방식뿐만 아니라, 그에게 정보를 포괄적으로 정교하게, 객관적으로 전달하는 과정과 관련이 있다. 정직의 의무는 다른 사람에 대한 존중을 근거로 하고 있어 자율성 존중의 원칙과도 관련이 있다. 또한 정직의 의무는 신의, 성실, 약속 준수 그리고 계약의 의무와 관련이 있다. 다른 사람과 의사소통을 할 때, 우리는 암묵적으로 진실하게 말하고 상대방을 속이지 않을 것을 약속한다. 환자와 의료인 간의 관계는 진단, 예후, 경과 등과 관련된 진실한 정보를 얻을 권리를 포함한 계약관계이다. 호스피스완화의료 대상자에게 임박한 죽음의 예후를 언제, 누가, 어떻게 공개할 것인지와 같은 진실 통고의 문제가 정직의 규칙에 해당된다(그림 10.3).

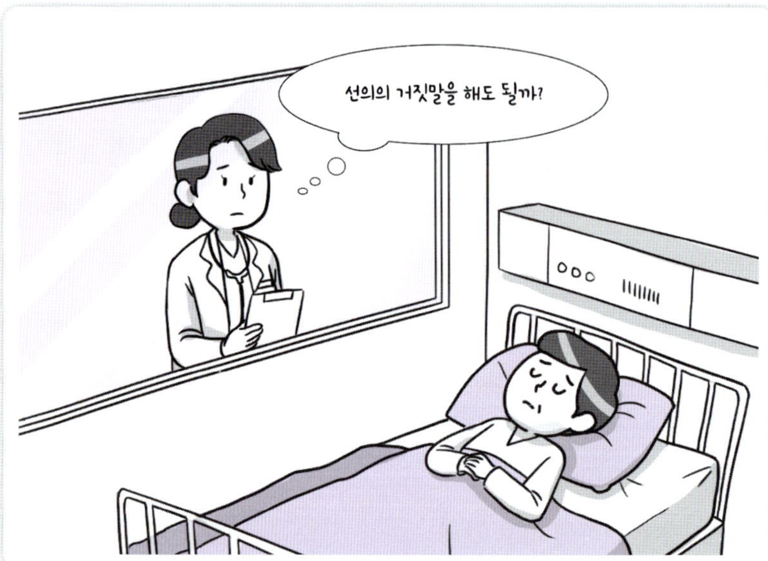

그림 10.3 정직과 관련된 윤리적 딜레마

② 비밀유지

비밀유지(confidentiality)는 업무 중 알게 된 환자와 가족의 정보를 발설하지 않는 것이다. 환자가 의료인에게 개인적 정보나 신체에 접근하는 것을 허용할 때, 환자는 의료인에게 사생활의 일부분을 양도한 것이다. 그러나 의료인은 환자가 타인에게 자신에 관한 정보 공개를 허락하지 않은 경우, 환자의 정보에 대한 접근을 막을 의무가 있다. 다른 사람이 허락 없이 보호된 정보에 대해 접근한다면, 그들은 비밀유지와 사생활이라는 환자의 권리를 위반한 것이 된다. 간호사의 비밀유지는 나이팅게일 서약문에도 "간호하면서 알게 된 개인이나 가족의 사정은 비밀로 한다."는 내용으로 강조되고 있다.

③ 성실

성실(fidelity)은 한 사람이 다른 사람에게 가지는 충실함을 말한다. 성실의 의무는 의료인이 환자와의 의미 있는 관계를 수립할 때마다 발생하게 된다. 따라서 환자를 포기하는 것은 성실의 의무에 반하는 것이며, 불충(disloyalty)에 이르는 것이다. 전통적으로 의료인의 성실함은 2가지 측면에서 환자에게 우선권을 준다. 첫째, 의료인은 환자의 이익과 상충할 수 있는 어떤 상황에서도 환자의 이익을 우선으로 하고 자신의 이익은 단념해야 한다. 둘째, 의료인은 다른 이의 이익보다 환자의 이익을 우선으로 해야 한다.

3) 말기환자 간호와 윤리적 쟁점

간호사가 호스피스완화의료의 대상자인 말기환자와 가족을 간호하면서 중요하게 고려해야 할 윤리적 문제는 치료의 보류와 중단, 비통상적 치료와 통상적 치료, 의무적 치료와 선택적 치료, 의도된 결과와 예견된 결과, 죽임과 죽게 내버려 둠 등이 있다.

(1) 치료의 보류와 중단

연명치료의 보류나 중단은 악행금지의 원칙과 관련되어 윤리적 논쟁의 중심이 되어 왔다. 첨단 의료기술의 발달은 말기환자가 정신적 · 신체적 능력이 현저히 감소된 상태에서 장기적인 생존이 가능하도록 하였다. 이러한 연명치료는 때때로 환자의 삶의 질은 고려되지 않은 채, 단순히 생존기간만 연장시키는 결과를 초래하기도 한다. 이에 의료인이 더 이상의 치료가 환자에게 무익하다고 판단하거나, 환자나 가족이 치료를 거부하게 되는 경우가 종종 발생한다. 사전연명의료의향서와 같은 서류의 형태로 명확한 근거에 의해 환자의 연명치료에 대한 선호가 확인되는 경우나 의사소통 능력이 없어 연명치료에 대한 환자의 사전 선호를 확인할 수 없는 경우 등 모든 상황에서 연명치료의 보류 혹은 중단은 윤리적 논쟁의 쟁점이 될 수 있다.

(2) 통상적 치료와 비통상적 치료

통상적 치료와 비통상적 치료 간의 구분은 연명치료를 이용하거나 중단하기 위한 결정을 정당화하고 비난하기 위해서 널리 사용되고 있다. 비통상적 치료는 비용이 많이 들고, 통증이나 불편감을 감수해야 하지만 성공 가능성이 낮은 치료를 의미한다. 그런 의미에서 비통상적 치료는 정당하게 그만둘 수 있지만 통상적 치료는 정당하게 그만둘 수 없다. 환자가 통상적 치료를 거부하는 것은 자살로 간주되지만, 비통상적 치료를 거부하는 것은 자살로 간주하지 않는다.

(3) 의무적 치료와 선택적 치료

의무적 치료는 도덕적으로 의무이거나 강제적인 치료를 말하며, 선택적 치료는 도덕적으로 선택적인 치료를 말한다. 임상 현장에서는 의무적 치료와 선택적 치료를 구분할 필요가 있다. 이를 구분하는 기본적인 범주는 다음과 같다.

- 치료가 의무인 경우(치료를 하지 않은 것은 옳지 않다)
- 치료를 하지 않는 것이 의무인 경우(치료를 하는 것은 옳지 않다)
- 치료 여부가 선택적인 경우(치료가 요구되지도, 금지되지도 않는다)

세 번째 범주에서 문제는 의료인의 치료 제공 여부가 도덕적으로 중립적인 것이며, 그래서 선택적인 것인가 여부이다. 악행금지와 선행의 원칙은 환자에게 연명치료 제공을 옹호하는데 자주 언급되는 원칙이다. 그러나 연명치료 제공이 항상 의무는 아니다. 연명치료가 때로는 환자의 이익에 위배되기도 하기 때문이다.

무익한 또는 무의미한 치료는 회복이 불가능하고 죽어가는 환자에게 더 이상의 치료가 아무런 생리학적 이득을 가져다주지 않고 희망이 없으며, 그래서 치료가 선택적이 된 지점에 제공되는 상황을 말한다. 또한 치료 제공으로 얻어지는 해택보다 부담이 더 크다면, 그 치료 제공 여부는 선택할 수 있다. 이렇듯 치료가 선택적인지, 의무적인지를 결정하는데 있어서 삶의 질에 대한 판단은 중요한 역할을 하고 있다.

(4) 의도된 결과와 예견된 결과

말기환자의 경우, 통증관리를 위해 다량의 마약성 진통제나 진정제의 사용이 윤리적 문제가 될 수 있다. 마약성 진통제나 진정제 사용에 대한 의도된 좋은 결과는 통증 경감이고, 약물 사용으로 인해 이차적으로 발생하는 호흡 억제나 의식저하는 의도되지는 않았지만 예견된 나쁜 결과로 나타나기도 한다. 이러한 이중 결과를 갖는 행위가 정당성을 갖기 위해서는 충분한 윤리적 고찰이 필요하다.

(5) 죽임과 죽게 내버려 둠

죽임(killing)과 죽게 내버려 둠(letting die) 혹은 죽게 허용함(allowing to die)은 법률과 의학 및 도덕 철학에서 죽음에 이르는 부적절한 방식으로부터 적절한 방식을 구분하기 위해 가장 중요하게 구분되어 왔다. 이는 자살과 치료 포기, 살인과 자연사 간의 구분에 영향을 주었다. 또한 치료 거부를 감독하는 것과 자살을 도와주는 것의 차이에 대한 근거를 제공해준다. 소위 비통상적인 치료의 중단 혹은 보류는 일반적으로 죽게 내버려 둠으로 분류되어 왔다. 즉, 죽임과 죽게 내버려 둠의 구분은 비난받을 만한 관행으로부터 허용 가능한 관행을 구분하기 위해 사용되어 왔다. 호스피스완화의료 간호사는 이러한 구분이 올바른 것인지, 옹호할 만한 것인지, 도덕적 지침으로 유용한 것인지를 신중히 검토해야만 한다.

안락사(euthanasia)란, '극심한 고통을 받고 있는 불치의 환자에 대하여, 본인 또는 가족의 요구에 따라 고통이 적은 방법으로 생명을 단축하는 행위'를 말한다(표준국어대사전). 안락사는 관점에 따라 적극적 · 소극적 · 자발적 · 비자발적 · 강제적 안락사로 분류된다(표 10.2).

① 죽음에 이르는 수단에 따른 분류

- **적극적 안락사(active euthanasia)**

  안락사를 수행하는 사람이 환자의 삶을 단축시킬 의도로 구체적인 행위를 능동적으로 행하는 형태를 말한다. 즉, 의도적으로 치사량의 약물이나 독극물을 직접 주사하거나 기타 행위로 안락사를 시행하는 행위를 말한다, 동정적 살인(mercy killing)이나 의사보조 자살(physician assisted suicide)이 이에 해당된다.

- **소극적 안락사(passive euthanasia)**

  죽음의 진행과정을 일시적으로 저지하거나 연명시킬 수 있는 능력이 있음에도 적

표 10.2 국가별 안락사 허용 현황

국가	적극적 안락사	의사조력 자살	소극적 안락사
스위스	×	○ • 외국인 허용	○
네덜란드	○ • 정신적 고통 인정 • 미성년자(12세 이상) 허용	○	○
벨기에	○ • 전 연령 허용 – 부모 동의, 전문의 판단 필요	○ • 정신적 고통 인정	○
룩셈부르크	○ • 환자 상태를 고려해 허용	×	○
프랑스	○ • 영구수면 처방권 부여	×	○
캐나다	○ • 불치병 한정 • 18세 이상 한정	○ • 정신장애 환자 제외	○
미국	오리건, 워싱턴, 뉴멕시코, 캘리포니아, 버몬트, 몬테나, 하와이 • 정신과 진료 필요 • 주마다 기준 상이	오리건, 워싱턴, 뉴멕시코, 캘리포니아, 버몬트, 몬테나, 하와이 • 정신과 진료 필요 • 주마다 기준 상이	○
콜롬비아	○	×	○
영국	×	×	○
독일	×	×	○
이탈리아	×	×	○

극적인 치료를 중단함으로써 죽음에 이르게 하는 행위를 말한다. 회복이 불가능한 환자에게 심폐소생술이나 인공호흡기 사용과 같은 연명치료를 중단 혹은 보류시키는 것이 소극적 안락사에 해당된다.

② 환자의 동의 여부에 따른 분류

- **자발적 안락사(voluntary euthanasia)**

환자가 자신의 생명이나 건강과 관련된 상태 및 앞으로 시행될 행위에 대해 충분히 이해하고, 자유로운 의지에 따라 결정한 바를 요청함으로써 행해지는 것이 자발적 안락사이다. 여기서 환자는 행위에 대한 결정 능력이 있는 사람이어야만 한다. 의사보조 자살은 자발적 안락사의 한 형태로 의사결정 능력이 있는 환자가 의사에게 처방받은 약물을 '스스로' 복용하여 죽음에 이르는 행위를 말한다.

- **비자발적 안락사(involuntary euthanasia)**
환자가 의식이 없거나 미성년일 경우, 정신질환 및 인지기능 장애 등으로 자신의 의사를 표현할 수 없거나 결정할 수 없는 경우에 환자의 추정적 의사나 가정적 의사를 바탕으로 또는 환자의 대리인이 판단하여 연명치료 장비를 제거하는 경우에 이루어지는 안락사이다. 이러한 결정에 있어서 가장 기본이 되는 판단기준은 환자에게 최선의 이익이 되는지의 여부이다.

- **강제적 안락사(involuntary euthanasia)**
환자의 의사에 반하여 시행하는 안락사이며, 비록 그 목적이 무엇이든지 간에, 이는 살인에 해당한다. 동정적 살인(mercy killing)은 강제적 안락사의 한 형태이다.

안락사는 적극적 안락사나 소극적 안락사와 상관없이 고귀한 인간의 생명을 인위적으로 단축한다는 생각 때문에 여전히 논쟁의 주제가 되고 있다. 안락사라는 용어가 주는 인위적인 죽음의 어감 때문에 동양권에서는 소극적 안락사 대신 '존엄사'라는 용어를 사용한다. 그러나 의료적 오판의 가능성이나 존엄사와 같이 죽게 내버려두거나 혹은 죽게 허용하는 행위의 '선한' 의도가 악용될 가능성이 있다. 그러므로 안락사의 법적 허용은 그 적용 범위에 대한 사회적 합의가 이루어져야 하며, 악용을 방지하기 위한 감시체계가 마련되어야만 가능하다.

3) 사전돌봄계획

사전돌봄계획(advance care planning)은 자율성 존중의 원칙에 근거하여 의사결정능력을 가진 개인이 스스로 의사결정을 할 수 없을 때를 대비하여 향후 치료를 위해 계획하는 과정이다. 이 과정에서 개인은 자신의 건강에 대해 바라는 목표 수준과 치료에 대해 원하는 바를 명확히 찾아볼 수 있다. 또한 자신이 스스로 의사결정을 할 수 없는 상황을 대비하여 대리인(proxy)을 결정할 수 있다. 사전돌봄계획 과정에서 개인은 본인의 의사를 밝히고, 의료진 및 가족들과 의논하며, 그 내용을 문서로 남긴다.

(1) 사전돌봄계획 서식

① DNR

DNR(Do-Not-Resuscitation)은 보통 심폐소생술 거부 동의서 또는 심폐소생술 금지동의서라고 불리는 문서로서, 심폐소생술이 필요한 상황이 오더라도 이를 행하지 않겠다는 환자나 보호자의 거부의사 표현이다. 대부분의 경우, 환자 상태의 악화로 인해 의료진이 이 문서에 동의 서명을 구할 때는 이미 환자의 의식이 소실되거나, 판단이 어려운 상황에 처해 있으므로 환자의 가족에게 설명해야만 할 것이다. 그러나 가능한 한 환자가 의식이 명료할 때, 미리 환자에게 상황을 설명하고 환자가 원하는 것이 무엇인지를 파악할 수 있다면 더욱 바람직하다. 일반인들은 심폐소생술을 생명을 살리는 의료처치로 알고 있기 때문에, 이를 시행하지 않는다는 것을 쉽게 받아들이지 못할 수도 있다. 심폐소생술 '거부'나 '금지'라는 단어를 사용하면 더욱 부담스럽게 느끼며 동의하기 어려울 것이다. 환자의 상태에 따라, 심폐소생술이 특히 말기 질환 환자에게는 오히려 불이익을 가져오는 상황이 될 수 있으므로 불필요하다는 것에 초점을 맞추어 설명을 하도록 하고, 문서의 제목을 '심폐소생술 "불필요"에 대한 동의서'라고 한다면 환자와 가족이 더욱 이해하고 받아들이기가 쉬울 것이다.

② 생전 유언과 사전의료지시

생전 유언(living will)은 환자가 말기 상황에 있어 더 이상 스스로 의료적 의사결정을 할 수 없다면, 생명연장 의료 처치(life-sustaining treatment)를 보류하거나 중단하도록 의료인에게 지시하는 문서이다. 환자가 의사결정능력이 있을 때의 상황을 고려하여 자신의 의사를 밝혀두는 것으로 실제 상황에서 환자가 선택한 대로 실행하게 된다. 일반적으로 생전 유언은 말기 또는 영구 의식불명 상태에서 생명 연장을 피하려는 의사를 표시하는데, 그 반대의 의사도 표현될 수 있다. 생전 유언이 통상적으로 말기적 상황에서만 적용되는 데 반해, 사전의료지시(advance directives)는 포괄적으로 사용할 수 있으므로 말기 질환의 경우가 아니더라도 의사결정능력이 없는 회복할 수 없는 두뇌 손상의 경우에도 적용할 수 있다. 사전의료지시란, 의사결정 능력을 가진 사람이 자신이 법적으로 온전하게 행위할 수 없을 미래의 상황을 미리 대비하여 자신에 대해 어떤 치료행위를 시행할 것을 결정하거나 자신을 대신하여 행위를 시행할 사람을 지정하기 위해 작성한 문서를 말한다. 지속적 위임장(durable power of attorney)은 만약 자신이 의사결정능력이 없게 될 경우, 본인을 대신하여 재정적·의학적 결정을 내릴 지속적 대리권을 다른 사람에게 부여하는 것이다. 생명과 관련된 생전 유언과 달리 지속적 위임장은 대리 의사결정권자에게 새로운 혹은 예기치 못한 상황에도 통제력을 행사할 수 있도록 허용하는 것이다.

③ 담당의사의 지시

담당의사의 지시(physician' order for life sustaining treatment, POLST)는 미국에서 사용되는 문서로, 임상현장에서 담당의사가 환자의 질병상태, 예후, 사용 가능한 의료행위와 그것의 부작용 등에 관하여 환자 본인에게 설명하며 작성하는 문서이다. 생전 유언과 사전의료지시가 법적 문서라면, 이것은 보다 의료적 지시의 성격을 갖는다.

2 호스피스완화의료 법

1) 전환점이 되는 사례

전통적으로 임종 전 돌봄과 관련된 문제는 의사의 주도로 환자나 가족과 함께 의사결정을 내려왔다. 하지만 의학기술의 발달에 따라 새로운 치료기술이나 시술 방법이 개발되었다. 그러나 이를 어떻게 적절하게 사용할지 또는 새로운 치료나 시술을 중단 혹은 유지할지에 관한 새로운 문제가 발생했다. 미국의 경우, 퀸랜(Quinlan), 크루잔(Cruzan), 샤이보(Schiavo) 등의 전환점이 되었던 법정 판결을 거치면서 환자의 자기결정권 존중에 대한 사회적 합의점 도출을 위한 노력을 기울여 왔다. 미국은 환자의 자기결정권에 우위를 두고 있으며, 이는 1990년 제정된 「환자자기결정법률(Patient Self-Determination Act)」에 의해 보호되고 있다. 우리나라에서 전환점이 되었던 보라매병원과 세브란스병원 사례를 중심으로 설명하고자 한다.

보라매병원 사례에서 법원은 회생이 가능하다고 판단된 환자의 연명치료가 중단되었다는 점과 연명치료 중단 요구의 사유가 환자의 평소 연명치료와 관련된 의견이 아닌 경제적 문제라는 점에 초점을 두고 판결을 내렸다. 보라매병원 사례 이후, 환자와 보호자의 연명치료 중단 요구에 대해 의료인이 소극적으로 대처하면서 회복가능성이 없는 환자도 '가망 없는 퇴원'을 할 수 없게 되었다. 또한 이 사례는 환자가 스스로 의사결정을 할 수 없는 경우, 대리인이 될 수 있는 사람은 누구인가에 대한 논쟁을 유발하였다(Box 10.1).

Box 10.1 보라매병원 사례

1997년 한 남성이 뇌출혈로 혈종제거 수술을 받은 후, 중환자실로 옮겨져 인공호흡요법을 받았으며, 소생 가능성이 있다고 판단되었다. 수술 후 환자의 부인은 치료비를 걱정하며 계속 반복해서 퇴원을 요청했다. 전공의와 담당의가 퇴원에 대한 의견에 일치를 하지 못한 상태에서 보호자의 반복적인 퇴원 요구에 기존 관행대로(비용 지불을 못하는 환자의 보호자가 가망 없는 퇴원을 희망할 때 퇴원시켰던 방법대로) 퇴원시켰다. 그러나 수일 뒤 환자의 친형제가 병원을 방문하여 항의 후 소송을 제기했다. 그 결과, 법원은 부인에게는 '살인죄'를, 그리고 해당 의료인에게는 '살인방조죄'를 선고하였다.

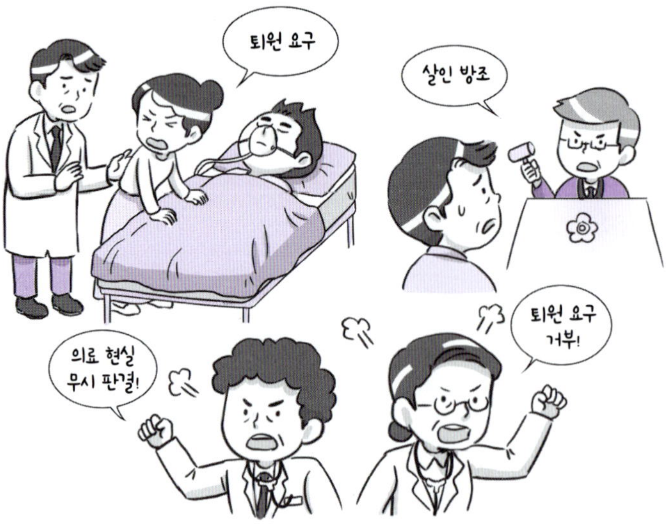
퇴원 요구
살인 방조
퇴원 요구 거부!
의료 현실 무시 판결!

다음은 세브란스병원 사례에서 대법원이 제시한 연명치료 중단의 허용기준이다(Box 10.2).

- 환자가 회복 불가능한 사망단계에 진입함
- 연명치료 중단에 대한 환자의 사전의료지시(의향)가 있어야 함
- 사전의사가 없을 경우, 환자의 평소 가치관과 신념 등에 비추어 추정함
- 사망단계 진입 여부는 전문의 등으로 구성된 위원회가 판단함

세브란스병원 사례는 헌법의 행복추구권과 연결하여 제한된 범위 내에서 환자의 자기결정권을 인정한 국내 최초의 판결이다. 법원은 환자의 요구를 서면 동의나 요구만이 아닌, 환자의 치료중단 의사가 추정되는 경우에도 인정하고 있는 반면, 환자를 제외

Box 10.2 세브란스병원의 무의미한 연명치료 장치제거 판결 사례

2008년 76세 김 할머니는 폐암 발병 여부를 확인하기 위해 병원에서 조직검사를 위한 기관지내시경을 하던 중 저산소증에 의한 뇌손상을 입었다. 그 후 중환자실에 입원하여 식물인간 상태에서 인공호흡기를 부착하고, 항생제 투여, 인공 영양공급, 수액 공급 등의 다양한 치료를 받고 있었다. 2008년 환자와 환자의 가족은 병원을 상대로 인공호흡기를 제거하고 생명연장치료를 중단할 것을 요청하였으나, 의료진은 환자의 생명을 보호할 의무가 있어 요구에 응할 수 없다고 거부하면서 법적 공방이 이루어졌다. 이에 법원은 환자가 회생가능성이 없음을 인정하고 환자의 인공호흡기 치료 중단 요청에 대해 인간의 생명은 치료나 회생의 가능성이 희박한 경우에도 최대한 존중받고 보호되어야 하나, 인간의 존엄과 가치에 근거한 자기결정권에 의하여 연명치료의 중단이 가능할 수 있다고 판결하였다.

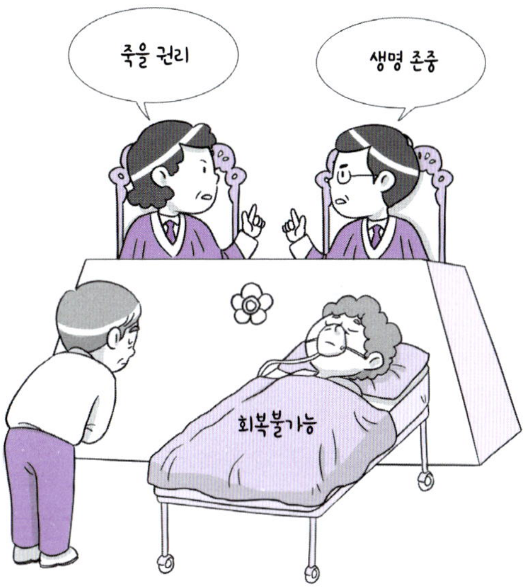

한 환자 가족의 독자적 치료중단 청구권을 인정하지 않아 연명치료 중단 남용 방지를 고려하였다. 대법원의 판결 후, 김 할머니의 인공호흡기가 제거되었으며, 이후 201일이 지나 사망하였다. 일명 '김 할머니 사건'으로 불리는 이 사례는 우리나라에서 환자의 자기결정권이 생명권이나 생존권보다 우위에 있을 수 있다는 것을 인정한 첫 사례가 되었다.

2) 호스피스완화의료 및 임종과정에 있는 환자의 연명의료결정에 관한 법률

호스피스완화의료 및 임종과정에 있는 환자의 연명의료결정에 관한 법률(약칭: 연명의료결정법; 2016. 2. 3. 제정)은 개인의 자기결정을 존중하고 개인의 존엄과 가치를 보장하기 위해 연명의료에 대한 기본원칙, 연명의료결정의 관리 체계, 연명의료의 결정 및 그 이행 등에 필요한 사항을 정하여 임종과정에 있는 환자의 연명의료결정을 제도화하였다. 이러한 호스피스 서비스를 암환자에서 일정한 범위의 말기환자에게 확대 · 적용하도록 하고, 호스피스에 대한 체계적이고 종합적인 근거 법령을 마련하여 국민 모두가 인간적인 품위를 지키며 편안하게 삶을 마무리할 수 있도록 하기 위한 목적으로 제정되었다. 연명의료결정법은 존엄하게 죽을 권리를 헌법이 보장하는 기본적 권리로 인정하였고, 환자의 자기결정권을 연명의료결정의 중요한 판단으로 인정한 점에서 큰 의미를 가진다.

(1) 주요 용어

「연명의료결정법」 제2조에서는 해당 법률에서 사용되는 주요 용어의 정의를 제시하고 있다. '임종과정'이란, '회생의 가능성이 없고, 치료에도 불구하고 회복되지 아니하며, 급속도로 증상이 악화되어 사망에 임박한 상태'를 말한다. 「연명의료결정법」에서는 '임종과정에 있는 환자'와 '말기환자'를 구분하였다. '임종과정에 있는 환자'는 '담당의사와 해당 분야의 전문의 1명으로부터 임종과정에 있다는 의학적 판단을 받은 자'를 말한다(동법 제16조). 그에 반해 '말기환자'는 '적극적인 치료에도 불구하고 근원적인 회복의 가능성이 없고 점차 증상이 악화되어 보건복지부령으로 정하는 절차와 기준에 따라 담당의사와 해당 분야의 전문의 1명으로부터 수개월 이내에 사망할 것으로 예상되는 진단을 받은 환자'를 말한다(Box 10.3). 2016년 법률 제정 시에는 말기환자의 기준이 특정 질환에 국한되었으나, 2018년에 해당 내용이 삭제되면서 말기환자의 범위가 확대되었다.

Box 10.3 말기환자 진단 기준(시행규칙 제2조)

법 제2조제3호에 따라 담당의사와 해당 분야 전문의 1명이 말기환자 여부를 진단하는 경우, 다음의 각 호의 기준을 종합적으로 고려하여야 한다.

1. 임상적 증상
2. 다른 질병 또는 질환의 존재 여부
3. 약물 투여 또는 시술 등에 따른 개선 정도
4. 종전의 진료 경과
5. 다른 진료 방법의 기능 여부
6. 그 밖에 제1호부터 제5호까지의 규정에 준하는 것으로서 말기환자의 진단을 위하여 보건복지부장관이 특히 필요하다고 인정하는 기준

「연명의료결정법」은 '연명의료'와 '호스피스완화의료'를 구분하여 설명하고 있다. '연명의료'란 '임종과정에 있는 환자에게 하는 심폐소생술, 혈액 투석, 항암제 투여, 인공호흡기 착용 및 그 밖에 대통령령이 정하는 의학적 시술로서 치료효과 없이 임종과정의 기간만을 연장하는 것'을 말한다(Box 10.4). 그에 반해 '호스피스완화의료'는 제공 대상자를 암, 후천성면역결핍증, 만성폐쇄성폐질환, 만성 간경화 혹은 그 밖에 보건복지부령으로 정하는 질환으로 "말기환자로 진단을 받은 환자 또는 임종과정에 있는 환자(이하, '호스피스 대상환자')와 그 가족에게 통증과 증상의 완화 등을 포함한 신체적 · 심리사회적 · 영적 영역에 대한 종합적인 평가와 치료를 목적으로 하는 의료"라고 정의하고 있다. 따라서 '연명의료'와 '호스피스완화의료'는 의료 서비스의 종류와 대상자에 따라 차이가 있다.

Box 10.4 연명의료 중 대통령령으로 정하는 의학적 시술(시행령 제2조)

법 제2조제4호에서 '대통령령으로 정하는 의학적 시술'이란, 다음 각 호의 시술을 말한다.

1. 체외생명유지술(early childhood longitudinal studies program, ECLS)
2. 수혈
3. 혈압상승제 투여
4. 그 밖에 담당의사가 환자의 이익을 최선으로 보장하기 위해 시행하지 않거나 중단할 필요가 있다고 의학적으로 판단되는 시술

(2) 기본 원칙

환자의 자기결정권 보호에 대해「연명의료결정법」제3조는 기본원칙으로 ① 인간의 존엄성 및 가치를 존중받을 권리, ② 환자의 치료받을 권리 및 자기결정 권리, ③ 의료인의 치료 제공 의무와 호스피스와 연명의료 및 연명의료중단등결정에 관한 설명 및 환자 결정 존중의 의무가 있음을 선언하고 있다. 기본적으로 의료의 모든 영역에 대해 환자의 자기결정권은 보장되어야 하지만, 연명의료중단등결정에 관련해서는 회생가능성이 없는 사망에 임박한 환자로 제한하고 있다.

(3) 연명의료중단등결정 이행의 관리 체계

「연명의료결정법」에서는 환자가 자신의 의사를 밝힐 수 있는 수단으로 사전연명의료의향서와 연명의료계획서의 작성과 등록 및 관리를 제도화하였다. 이를 통해 의학적으로

Box 10.5 사전연명의료의향서 서식

■ 호스피스 · 완화의료 및 임종과정에 있는 환자의 연명의료결정에 관한 법률 시행규칙 [별지 제6호서식] 〈개정 2019. 3. 26.〉 (앞쪽)

사전연명의료의향서

※ 색상이 어두운 부분은 작성하지 않으며, [ ]에는 해당되는 곳에 √표시를 합니다.

<table>
<tr><td colspan="3">등록번호</td><td>※ 등록번호는 등록기관에서 부여합니다.</td></tr>
<tr><td rowspan="3">작성자</td><td colspan="2">성명</td><td>주민등록번호</td></tr>
<tr><td colspan="3">주소</td></tr>
<tr><td colspan="3">전화번호</td></tr>
<tr><td>호스피스 이용</td><td colspan="2">[ ] 이용 의향이 있음</td><td>[ ] 이용 의향이 없음</td></tr>
<tr><td rowspan="2">사전연명의료의향서 등록기관의 설명사항 확인</td><td>설명 사항</td><td colspan="2">[ ] 연명의료의 시행방법 및 연명의료중단등결정에 대한 사항
[ ] 호스피스의 선택 및 이용에 관한 사항
[ ] 사전연명의료의향서의 효력 및 효력 상실에 관한 사항
[ ] 사전연명의료의향서의 작성 · 등록 · 보관 및 통보에 관한 사항
[ ] 사전연명의료의향서의 변경 · 철회 및 그에 따른 조치에 관한 사항
[ ] 등록기관의 폐업 · 휴업 및 지정 취소에 따른 기록의 이관에 관한 사항</td></tr>
<tr><td>확인</td><td colspan="2">위의 사항을 설명 받고 이해했음을 확인합니다.
년 월 일 성명 (서명 또는 인)</td></tr>
<tr><td>환자 사망 전 열람 허용 여부</td><td colspan="3">[ ] 열람 가능 [ ] 열람 거부 [ ] 그 밖의 의견</td></tr>
<tr><td rowspan="2">사전연명의료의향서 등록기관 및 상담자</td><td colspan="2">기관 명칭</td><td>소재지</td></tr>
<tr><td colspan="2">상담자 성명</td><td>전화번호</td></tr>
</table>

본인은 「호스피스 · 완화의료 및 임종과정에 있는 환자의 연명의료결정에 관한 법률」 제12조 및 같은 법 시행규칙 제8조에 따라 위와 같은 내용을 직접 작성했으며, 임종과정에 있다는 의학적 판단을 받은 경우 연명의료를 시행하지 않거나 중단하는 것에 동의합니다.

작성일 년 월 일
작성자 (서명 또는 인)

등록일 년 월 일
등록자 (서명 또는 인)

210mm×297mm[백상지(80g/m²) 또는 중질지(80g/m²)]

Box 10.5 사전연명의료의향서 서식(계속)

(뒤쪽)

유의사항

1. 사전연명의료의향서란 「호스피스 · 완화의료 및 임종과정에 있는 환자의 연명의료결정에 관한 법률」 제12조에 따라 19세 이상인 사람이 자신의 연명의료중단등결정 및 호스피스에 관한 의사를 직접 문서로 작성한 것을 말하며, 호스피스전문기관에서 호스피스를 이용하려는 경우에는 같은 법 제28조에 따라 신청해야 합니다.
2. 사전연명의료의향서를 작성하고자 하는 사람은 보건복지부장관이 지정한 사전연명의료의향서 등록기관을 통하여 직접 작성해야 합니다.
3. 사전연명의료의향서를 작성한 사람은 언제든지 그 의사를 변경하거나 철회할 수 있으며, 이 경우 등록기관의 장은 지체 없이 사전연명의료의향서를 변경하거나 등록을 말소해야 합니다.
4. 사전연명의료의향서는 ① 본인이 직접 작성하지 않은 경우, ② 본인의 자발적 의사에 따라 작성되지 않은 경우, ③ 사전연명의료의향서 등록기관으로부터 「호스피스 · 완화의료 및 임종과정에 있는 환자의 연명의료결정에 관한 법률」 제12조제2항에 따른 설명이 제공되지 않거나 작성자의 확인을 받지 않은 경우, ④ 사전연명의료의향서 작성 · 등록 후에 연명의료계획서가 다시 작성된 경우에는 효력을 잃습니다.
5. 사전연명의료의향서에 기록된 연명의료중단등결정에 대한 작성자의 의사는 향후 작성자를 진료하게 될 담당의사와 해당 분야의 전문의 1명이 모두 작성자를 임종과정에 있는 환자라고 판단한 경우에만 이행될 수 있습니다.

210mm×297mm[백상지(80g/m²) 또는 중질지(80g/m²)]

Box 10.6 연명의료계획서 서식

■ 호스피스 · 완화의료 및 임종과정에 있는 환자의 연명의료결정에 관한 법률 시행규칙 [별지 제1호서식] 〈개정 2019. 3. 26.〉 (앞쪽)

연명의료계획서

※ 색상이 어두운 부분은 작성하지 않으며, [ ]에는 해당되는 곳에 √표시를 합니다.

등록번호	※ 등록번호는 의료기관에서 부여합니다.		
환자	성명		주민등록번호
	주소		
	전화번호		
	환자 상태 [ ] 말기환자 [ ] 임종과정에 있는 환자		
담당의사	성명		면허번호
	소속 의료기관		
호스피스의 이용	[ ] 이용 의향이 있음		[ ] 이용 의향이 없음
담당의사 설명사항 확인	설명 사항	[ ] 환자의 질병 상태와 치료방법에 관한 사항 [ ] 연명의료의 시행방법 및 연명의료중단등결정에 관한 사항 [ ] 호스피스의 선택 및 이용에 관한 사항 [ ] 연명의료계획서의 작성 · 등록 · 보관 및 통보에 관한 사항 [ ] 연명의료계획서의 변경 · 철회 및 그에 따른 조치에 관한 사항 [ ] 의료기관윤리위원회의 이용에 관한 사항	
	확인 방법	위의 사항을 설명 받고 이해했음을 확인하며, 임종과정에 있다는 의학적 판단을 받은 경우 연명의료를 시행하지 않거나 중단하는 것에 동의합니다. [ ] 서명 또는 기명 날인 년 월 일 성명 (서명 또는 인) [ ] 녹화 [ ] 녹취 ※ 법정대리인 년 월 일 성명 (서명 또는 인) (환자가 미성년자인 경우에만 해당합니다)	
환자 사망 전 열람 허용 여부	[ ] 열람 가능 [ ] 열람 거부 [ ] 그 밖의 의견		

「호스피스 · 완화의료 및 임종과정에 있는 환자의 연명의료결정에 관한 법률」 제10조 및 같은 법 시행규칙 제3조에 따라 위와 같이 연명의료계획서를 작성합니다.

년 월 일

담당의사 (서명 또는 인)

210mm×297mm[백상지(80g/m²) 또는 중질지(80g/m²)]

Box 10.6 연명의료계획서 서식(계속)

(뒤쪽)

유의사항

1. 연명의료계획서란 「호스피스 · 완화의료 및 임종과정에 있는 환자의 연명의료결정에 관한 법률」 제2조제8호에 따라 말기환자 또는 임종과정에 있는 환자의 의사에 따라 담당의사가 환자에 대한 연명의료중단등결정 및 호스피스에 관한 사항을 계획하여 문서로 작성하는 것을 말합니다.
2. 환자는 연명의료계획서의 변경 또는 철회를 언제든지 요청할 수 있으며, 담당의사는 해당 환자의 요청 사항을 반영해야 합니다.

210mm×297mm[백상지(80g/m^2) 또는 중질지(80g/m^2)]

무의미하고 환자가 원하지 않는 연명의료를 중단할 수 있게 되었다. 사전연명의료의향서는 19세 이상의 사람은 누구나 작성이 가능하다(Box 10.5). 다만, 사전연명의료의향서를 작성하기 위해서는 반드시 보건복지부의 지정을 받은 등록기관을 방문하여 충분한 설명을 듣고 작성해야 하며, 등록기관을 통해 작성 및 등록된 사전연명의료의향서는 연명의료 정보처리시스템의 데이터베이스에 보관되어야만 법적인 효력이 발생한다(제12조). 반면, 연명의료계획서는 의료기관윤리위원회가 설치되어 있는 의료기관에서 담당의사 및 전문의 1인에 의해 말기환자 또는 임종과정에 있는 환자로 진단 또는 판단을 받은 환자에 대해 담당의사가 작성하는 서식이다(제10조)(Box 10.6). 두 양식 모두 이미 작성한 경우라도 언제든지 그 의사를 변경하거나 철회할 수 있으며, 이때 반드시 처음 작성한 기관에 방문해야 하는 것은 아니며, 보건복지부의 지정을 받은 기관이라면 어디든지 변경 및 철회가 가능하다(표 10.3)

표 10.3 사전연명의료의향서와 연명의료계획서 비교

구분	사전연명의료의향서	연명의료계획서
대상	19세 이상의 성인	말기환자 또는 임종과정에 있는 환자
작성	본인	담당의사(환자의 요청에 따라)
설명의무	상담사	담당의사
등록	보건복지부 지정 사전연명의료의향서 등록기관	의료기관윤리위원회를 등록한 의료기관

국립연명의료관리기관(이하 관리기관)은 연명의료, 연명의료중단등결정 및 그 이행에 관한 사항을 적정하게 관리하기 위해 설립된 기관이다. 관리기관은 (1) 연명의료계획서(제10조)와 사전연명의료의향서(제12조)에 대한 데이터베이스의 구축과 관리, (2) 사전연명의료의향서 등록기관(제11조)에 대한 관리 및 지도 · 감독, (3) 연명의료계획서 및 사전연명의료의향서 확인 · 조회 · 요청에 대한 회답(제17조제2항), (4) 연명의료, 연명의료중단등결정 및 그 이행의 현황에 대한 조사 · 연구, 정보수집 및 관련 통계의 산출, (5) 그 밖에 연명의료, 연명의료중단등결정 및 그 이행과 관련하여 대통령령으로 정하는 업무를 수행한다.

또한 사전연명의료의향서나 연명의료계획서를 통해 연명의료를 받지 않겠다는 의사를 밝혔다 하더라도, 실제로 연명의료를 받지 않으려면 다음의 2가지, 의사의 임종과정에 있는 환자 판단과 환자의 연명의료 거부 결정이 확인되어야 한다(그림 10.4)

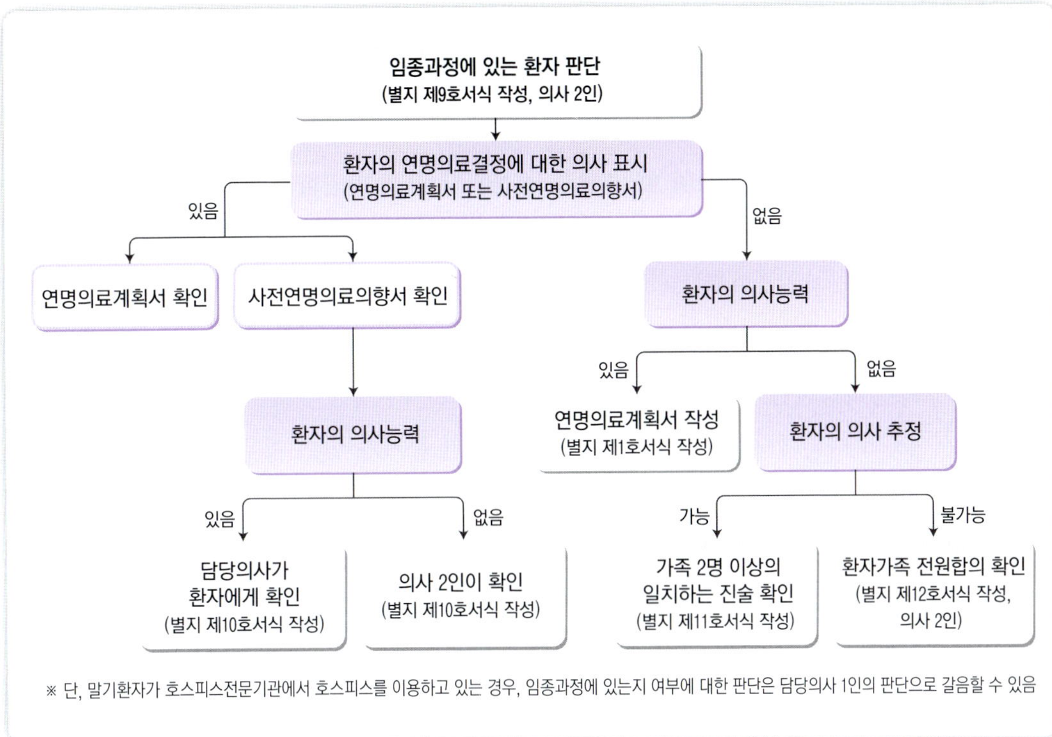

그림 10.4 연명의료중단 결정 절차

출처: 국립연명의료관리기관(2023.2). 연명의료 유보/중단 절차도. https://www.lst.go.kr/half/procedure.do

① 임종기 판단

의료기관윤리위원회가 설치된 의료기관에서 담당의사와 전문의 1인의 회생 가능성이 없고, "치료에도 불구하고 회복되지 않으며, 급속도로 증상이 악화되어 사망에 임박한 상태에 있는 환자"라는 판단이 있어야 한다. 단, 말기환자가 호스피스전문기관에서 호스피스를 이용하고 있는 경우, 임종과정에 있는지 여부에 대한 판단은 담당의사 1인의 판단으로 갈음할 수 있다.

② 환자의 의사 확인

연명의료계획서나 사전연명의료의향서를 통해 환자의 연명의료결정에 대한 의사가 표시되었는지 여부를 확인해야 한다. 의료기관에서 작성한 연명의료계획서가 있는 경우, 이를 환자의 의사로 본다. 사전연명의료의향서를 작성한 환자의 경우, 담당의사(환자가 의사표현을 할 수 있는 의학적 상태인 경우) 또는 담당의사 및 전문의 1인(환자가 의사표현을 할 수 없는 의학적 상태인 경우)의 확인이 있어야 한다.

연명의료계획서나 사전연명의료의향서가 없고 환자의 의사표현이 불가능한 상태라면, 환자의 연명의료중단등결정에 관한 의사로 보기에 충분한 기간 동안 일관하여 표시된 연명의료중단등에 관한 의사에 대하여 환자 가족 2명 이상이 동일하게 진술하고 그 내용을 담당의사와 해당 분야 전문의가 함께 확인하는 것도 가능하다(제17조제3항). 여기서 '환자 가족'은 「가족관계의 등록 등에 관한 법률」 제15조제1항제1호에 따른 가족관계증명서 등 해당 환자 가족임을 증명하는 서류를 통해 가족임을 확인할 수 있어야 하며, 가족의 범위는 19세 이상인 자로 배우자, 직계비속, 직계존비속, 이에 해당하는 사람이 없는 경우 형제자매로 제한한다. 다만, 그 진술과 배치되는 내용의 다른 환자가족의 진술 또는 객관적인 증거가 있는 경우에는 환자의 의사로 보지 않는다(Box 10.7). 만약 위의 모든 경우가 불가능하다면, 환자 가족 전원이 합의하여 환자를 위한 결정을 할 수 있고, 이를 담당의사와 해당 분야 전문의가 함께 확인하여야 한다. 환자가 미성년자인 경우에는 법정대리인(친권자)이 그 결정을 할 수 있다(Box 10.8).

③ 연명의료중단등결정의 이행 및 관리체계

연명의료중단등결정 이행 대상(제15조)이 임종과정에 있고(제16조), 의사가 확인된 경우(제17조, 제18조), 담당의사는 즉시 연명의료중단등결정을 이행해야 한다. 통증 완화를 위한 의료행위와 영양분 공급, 물 공급, 산소의 단순 공급은 연명의료에 포함되지 않기 때문에 시행하지 아니하거나 중단되어서는 안 된다. 연명의료중단등결정을 이행하는 경우, 중단된 연명의료의 종류와 환자의 의사를 확인한 방법을 포함한 내용을 기록해야 한다(시행규칙 별지 제13호서식 연명의료중단등결정 이행서). 만약 담당의사가 연명의료중단등결정의 이행을 거부하는 경우, 해당 의료기관의 윤리위원회의 심의를 거쳐 담당의사를 교체해야 한다. 해당 의료기관은 연명의료중단등결정을 이행한 후, 그 결과를 관리기관에 통보하여야 한다(Box 10.9).

Box 10.7 **연명의료중단등결정에 관한 환자의 의사라고 보건복지부령으로 정하는 객관적 증거 (시행규칙 제13조)**

법 제17조제1항제3호에서 "보건복지부령으로 정하는 객관적인 증거가 있는 경우"란, 환자 본인이 직접 작성한 문서, 녹음물, 녹화물 또는 이에 준하는 기록물에서 본인이 연명의료중단등결정에 관한 의사를 직접적으로 표명하는 경우를 말한다.

Box 10.8 환자의 의사 확인 여부에 따른 연명의료중단등결정에 관한 조항

환자의 의사 확인이 가능한 경우(제17조)	
① 환자가 의사결정능력이 있는 경우	■ 의료기관에서 작성된 연명의료계획서가 있는 경우, 이를 환자의 의사로 본다(제1항). ■ 담당의사가 사전연명의료의향서의 내용을 환자에게 확인한 경우, 이를 환자의 의사로 본다(제2항).
② 환자가 의사결정능력이 없는 경우	■ 19세 이상의 환자가 의사를 표현할 수 없는 의학적 상태인 경우 환자의 연명의료중단등결정에 관한 의사로 보기에 충분한 기간 동안 일관하여 표시된 연명의료중단 등에 관한 의사에 대하여 환자 가족 2명 이상의 일치하는 진술(환자가족이 1명인 경우에는 그 1명의 진술을 말한다)이 있으면 담당의사와 해당 분야의 전문의 1명의 확인을 거쳐 이를 환자의 의사로 본다. 다만, 그 진술과 배치되는 내용의 다른 환자 가족의 진술 또는 보건복지부령으로 정하는 객관적인 증거가 있는 경우에는 그러하지 아니하다라고 규정하여 가족 등의 증언에 의하여 사전 의사표시를 확인할 수 있고, 확인이 되는 경우 환자의 의사로 추정하고 있다(제17조). 여기서 '환자 가족'의 범위는 19세 이상인 자로 배우자, 직계비속, 직계존속, 이에 해당하는 사람이 없는 경우에는 형제자매로 제한된다(제3항).
환자의 의사 확인이 불가능한 경우(제18조)	
■ 미성년자인 환자의 법정대리인(친권자)이 연명의료중단등결정의 의사표시를 하고, 담당의사와 해당 분야 전문의 1명이 확인한 경우 ■ 환자 가족 전원 합의로 연명치료중단등결정의 의사표시를 하고 담당의사와 해당 분야 전문의 1명이 확인한 경우에는 해당 환자를 위한 연명의료중단등결정이 있는 것으로 본다. ■ 담당의사 또는 해당분야 전문의 1명이 환자가 연명의료중단등결정을 원하지 아니하였다는 사실을 확인한 경우는 제외한다.	

Box 10.9 실제 연명의료결정 사례 보기

- 본인이 서류 작성을 하지 못한 환자 https://www.youtube.com/watch?v=dUFSMPQd4v8
- 사전연명의료의향서를 작성했음에도 인공호흡기를 피할 수 없었던 암환자 https://www.youtube.com/watch?v=-4BjtRWge28&t=318s
- 심장 전기 충격을 하루 100회 이상 받아야 하는 환자 https://www.youtube.com/watch?v=Q3tqoOtxqwc
- 연명의료중단을 원하는 환자와 가족, 중단을 허용하지 못하는 의료진 https://www.youtube.com/watch?v=vNeWU7wIch0
- 자살을 시도한 20대 신부 https://www.youtube.com/watch?v=_rCl9pRFNPo
- 회생가능성 판단: 의료진 사이의 의견불일치 https://www.youtube.com/watch?v=tYCZLSLt50g
- 사전연명의료의향서를작성하고 자살을 기도한 70대 남성 https://www.youtube.com/watch?v=NvRaKYNCq5s
- 상담조차 거부하는 30대 결혼 이주 여성 https://www.youtube.com/watch?v=A0ykFWgbqGo

(4) 호스피스완화의료

호스피스완화의료 대상환자는 암, 후천성면역결핍증, 만성폐쇄성폐질환, 만성간질환, 그 밖에 보건복지부령으로 정한 질환(표 12.4)으로 말기환자로 진단을 받은 환자 혹은 임종과정에 있는 환자를 말한다. 호스피스대상자가 호스피스전문기관에서 호스피스를 이용하려는 경우에는 호스피스 이용동의서(시행규칙 별지 제20호 서식)와 의사가 발급한 호스피스대상자임을 나타내는 의사소견서가 필요하다(Box 10.10). 호스피스대상자가 의사결정능력이 없을 때에는 미리 지정한 대리인이 신청할 수 있고, 대리인이 없는 경우에는 제17조제1항제3호 각 목의 순서대로 신청할 수 있다. 호스피스 사용을 철회하고자 한다면 언제든지 호스피스 신청을 철회할 수 있다(시행규칙 별지 제21호 서식).

표 10.4 호스피스 대상 질환: 그 밖에 보건복지부령으로 정한 질환(제2조의 2 관련)

질환	진단명
만성호흡부전	▪ 상세불명의 만성 기관지염 ▪ 천식 ▪ 천식지속상태 ▪ 기관지확장증 ▪ 탄광부진폐증 ▪ 석면 및 기타 광섬유에 의한 진폐증 ▪ 실리카를 함유한 먼지에 의한 진폐증 ▪ 상세불명의 진폐증 ▪ 결핵과 연관된 진폐증 ▪ 성인호흡곤란증후군 ▪ 기타 간질성 폐질환 ▪ 달리 분류되지 않은 호흡부전 ▪ 기타 호흡장애

Box 10.10 호스피스 완화의료 이용동의서

■ 호스피스 · 완화의료 및 임종과정에 있는 환자의 연명의료결정에 관한 법률 시행규칙 [별지 제20호서식] 〈개정 2022. 4. 14.〉 (앞쪽)

호스피스 · 완화의료 이용동의서

※ 색상이 어두운 부분은 신청인이 작성하지 않습니다.

접수번호		접수일시	
환자	성명	주민등록번호	
	주소		전화번호
대리인 (대리인이 신청하는 경우만 작성합니다)	성명	주민등록번호	환자와의 관계
	주소		전화번호

본인은 「호스피스 · 완화의료 및 임종과정에 있는 환자의 연명의료결정에 관한 법률」 제28조에 따라 한 설명을 들었으며, 본인 의사에 따라 호스피스 · 완화의료 이용에 동의합니다.

년 월 일

신청인 (서명 또는 인)

○○○○ 호스피스전문기관 귀하

제출서류	말기환자등임을 나타내는 의사소견서

유의사항

1. 이 동의서는 「호스피스 · 완화의료 및 임종과정에 있는 환자의 연명의료결정에 관한 법률」 제28조에 따라 호스피스전문기관의 이용 시 작성하는 동의서이며, "연명의료중단등결정"에 대한 동의서가 아닙니다.
2. 이 동의서는 환자가 직접 작성하는 것이 원칙이며, 환자가 직접 작성할 때에는 대리인란은 작성하지 않습니다.
3. 환자가 의사결정능력이 없을 때에는 환자가 미리 지정한 대리인이 신청할 수 있고, 지정대리인이 없을 경우에는 환자가족(19세 이상인 사람만 해당합니다) 중 배우자, 직계비속, 직계존속, 형제자매 순으로 대리하여 신청할 수 있습니다.
4. 환자는 언제든지 별지 제20호의2서식의 호스피스 이용 철회서를 제출하거나 구두로 호스피스 신청을 철회할 수 있습니다. 다만, 대리인을 통하여 철회하는 경우에는 별지 제20호의2서식의 호스피스 이용 철회서 및 대리권을 수여하였음을 증명하는 서류를 함께 제출하여야 합니다.
5. 호스피스전문기관의 의료인은 말기환자 등이나 그 가족등에게 호스피스 · 완화의료의 선택과 이용 절차에 관하여 설명하여야 하고, 호스피스를 시행하기 전에 치료 방침을 말기환자 등이나 그 가족등에게 설명하여야 하며, 말기환자 등이나 그 가족이 질병의 상태에 대하여 알고자 할 때에는 이를 설명하여야 합니다.

210mm×297mm[백상지(80g/m²) 또는 중질지(80g/m²)]

3 요약

- 공리주의는 최대 다수의 행복을 목적으로 하고 있다.
- 의무론에서는 행위의 옳고 그름은 행위의 결과와 상관없이 동기에 의해 평가된다.
- 의료현장 전반에 적용된 생명윤리 원칙은 자율성 존중, 악행금지, 선행과 정의이다.
- 사전동의는 자율성 존중의 원칙에 근거를 두고 있다.
- 사전의사결정서는 자율성 존중의 원칙에 근거하여 연명치료와 같은 치료에 대해 본인의 의사를 미리 밝혀두는 것이다.
- 악행금지의 원칙은 타인에게 해를 입히지 말아야 할 의무를 부과한다.
- 이중결과 규칙은 이로운 결과와 해로운 결과가 동시에 예측되는 행위일 때 적용될 수 있다. 이중결과 행위가 정당화되기 위해서는 행위의 본성, 행위의 의도, 수단과 결과 간의 구분 그리고 좋은 결과와 나쁜 결과 간의 비례성의 4가지 조건이 충족되어야 한다.
- 선행의 원칙은 타인을 돕기 위한 적극적인 조치를 취해야 할 의무가 부여된 원칙이다.
- 온정적 간섭주의는 한 사람의 선호나 행위를 다른 사람이 의도적으로 무시하는 것으로 대상자의 자기결정권을 무시하고 온정적 간섭주의로 행해지는 행위가 정당화되기 위해서는 대상자에게 이익을 준다는 목적이거나 대상자에게 발생할 수 있는 해를 막거나 완화한다는 목적을 가져야만 한다.
- 정의의 원칙은 의료 윤리에서 각자에게 상응하는 자기의 몫을 돌려주는 것으로 정의된다.
- 의료인이 지켜야 할 윤리 규칙은 정직, 비밀유지, 성실이다.
- 간호사는 치료의 보류와 중단, 비통상적 치료와 통상적 치료, 의무적 치료와 선택적 치료, 의도된 결과와 예견된 결과, 죽임과 죽게 내버려 둠과 같은 윤리적 문제에 자주 직면한다.
- 사전연명의료의향서는 19세 이상이면 누구나 보건복지부가 지정한 사전연명의료의향서 등록기관을 찾아가 충분한 설명을 듣고 작성할 수 있다.

- 연명의료계획서는 의료기관윤리위원회가 설치되어 있는 의료기관에서 담당의사 및 전문의 1명에 의해 말기환자나 임종과정에 있는 환자로 진단 또는 판단을 받은 환자에 대해 담당의사가 작성하는 서식이다.
- 연명의료중단등결정의 이행에 앞서 임종기 판단과 환자의 의사 확인이 우선되어야 한다.
- 통증 완화를 위한 의료행위와 영양분 공급, 물 공급, 산소의 단순 공급은 연명의료에 포함되지 않는다.

토론 1

사례 나는 외과계 병동에 근무하고 있는 간호사이다. 72세 여성 위암 수술 환자를 간호하던 중 주 보호자인 아들과 딸이 환자에게 단순히 위에 있는 덩어리를 떼어내는 수술을 했다고만 설명하고, 환자의 병명이 위암인 것은 비밀로 해달라고 하였다. 그런데 환자는 자꾸 본인의 상태(진단명, 수술 경과, 수술 후 음식 섭취)에 대해 물어보고, 수술 이후 회복에 대한 막연한 기대감과 건강 회복을 위해 음식과 운동을 통한 체력 유지에 대한 의지를 보였다. 그러나 실제적으로 이 환자의 경우, 암이 상당히 진행된 상태로 수술실에서 암을 제거하지 못한 채 수술부위를 봉합하였다. 보호자는 환자가 자신의 상태를 들으면 충격을 받아서 상태가 악화될 수 있다며 환자에게는 이러한 상황을 알리지 말고 수술이 잘 됐다고 설명을 해달라고 요청하고 있다. 나는 이러한 선의의 거짓말에 대해 마음이 불편하고 죄지은 느낌이 드는 상태이다.

이 사례에서

Q1: 선의의 거짓말과 연관된 생명윤리 원칙은 무엇일까요? 나의 선의의 거짓말은 어떤 경우에 정당화될 수 있을까요?

Q2: 환자 및 보호자와 어떻게 대화할지 함께 의논해 보세요.

토론 2

사례 나는 외과계 중환자실에 근무하는 간호사이다. 최근 중환자실에 사고로 인한 손상으로 뇌사 판정을 받은 51세 환자가 장기기증을 위해 중환자실에 입원하게 되었다. 이 환자의 장기는 총 5명의 환자에게 이식될 예정이며, 이식을 받을 환자들은 각 병원에서 이식수술을 기다리고 있는 중이다. 그러나 이 환자의 장기이식은 환자가 동의한 것이 아니라 주 보호자인 부인과 자녀가 결정한 것이었다. 나는 주 보호자가 중환자실에서 환자가 계속 연명치료를 받으면서 드는 비용을 감당할 수 없고 장기기증 시에 장례비용 감면 등의 혜택에 대해 설명을 들어서 결정하게 되었다는 이야기를 들었다. 이러한 경우에 장기기증 수술을 진행하는 것이 윤리적으로 옳은지 의문이다. '내가 환자의 입장이라면 어떨까?'하는 생각이 계속 든다.

이 사례에서

Q1: 환자의 의사와 무관하게 이루어지는 의사결정에 대해 어떻게 생각하는지 토론해 보세요.

Q2: 환자의 의사를 확인할 수 없는 경우, 어떻게 의사결정하는 것이 좋을지 토론해 보세요.

참고문헌

- 가톨릭대학교 간호대학 호스피스연구소(2022). 호스피스 완화돌봄. 현문사.
- 고윤석(2012). 국내 병원의 연명치료 현황. 대한의사협회지, 55(12), 1171-1177.
- 김창곤(2017). 한국의 호스피스완화의료정책. 한국호스피스 · 완화의료학회지, 20(1), 8-17.
- 대한의사협회 · 대한의학회 · 대한병원협회(2009). 연명치료 중지에 관한 지침.
- 보건복지부 · 건강보험심사평가원(2015). 완화의료 건강보험 적용: 요양급여비용 및 실무안내.
- 보건복지부 · 국립암센터(2012). 완화의료 팀원을 위한 호스피스완화의료 개론. 보건복지부 & 국립암센터.
- 이석배(2017). 소위 연명의료결정법의 주요 내용과 현실적용에서 쟁점과 과제. 법학논총, 29(3), 311-340.
- 이재석(2016). 호스피스 완화의료 및 임종과정에 있는 환자의 연명의료결정에 관한 법률에 대한 비판적 고찰. 법학연구, 16(4). 219-245.
- 한국갤럽 데일리 오피니언(2015). 연명의료 결정에 대한 여론조사 http://www.gallup.co.kr/gallupdb/reportContent.asp?seqNo=468
- 호스피스 · 완화의료 및 임종과정에 있는 환자의 연명의료결정에 관한 법률(2016.2. 제정, 2021.12.21. 공포, 2022.3.22. 시행).
- 호스피스 · 완화의료 및 임종과정에 있는 환자의 연명의료결정에 관한 법률 시행령(2022.12.20. 공포 및 시행)
- 호스피스 · 완화의료 및 임종과정에 있는 환자의 연명의료결정에 관한 법률 시행규칙(2022.4.14. 공포 및 시행)
- Beauchamp, T. L. & Childress, J. F(2009). Principles of Biomedical Ethics(6th edition). Oxford University Press: NY, USA.
- Bosek, M. S. D. & Savage, T. A(2007). The Ethical Component of Nursing Education. Lippincott Williams & Wilkins: PA, USA.

CHAPTER 11

소아청소년 호스피스완화돌봄

학습목표

1. 소아청소년 호스피스완화돌봄의 개념과 목적, 철학과 통합모델을 설명한다.
2. 아동의 발달단계에 따른 죽음에 대한 이해를 설명한다.
3. 소아청소년 호스피스완화돌봄 요구와 간호를 설명한다.
4. 환아의 가족에 대한 돌봄과 의사소통에 대해 설명한다.
5. 소아청소년 호스피스완화돌봄 간호사의 역할을 설명한다.

개요

소아청소년 호스피스완화의료는 24세 이하의 영 · 유아, 아동, 청소년을 대상으로 하는 호스피스완화의료이다. 소아청소년 호스피스완화의료 대상자는 발달과정에 있으며, 생명을 위협하는 질환의 발병, 호발부위, 경과, 예후, 사망률이 성인과는 다르다. 연령 및 발달단계에 따라 발달과업이 다르고, 고유의 특성을 가지고 있으며 죽음에 대한 이해 및 인지 정도가 다르다. 따라서 치료의 방향과 의사결정에 가족, 특히 부모가 주도적으로 관여하게 된다. 이러한 점을 염두에 두고 소아청소년 호스피스완화돌봄의 개념과 목적, 철학과 통합모델, 발달단계에 따른 소아청소년의 죽음 이해, 소아청소년 호스피스완화돌봄 요구, 임종을 앞둔 소아청소년과 가족의 의사소통 및 돌봄을 위한 지침과 소아청소년 호스피스완화돌봄 간호사의 역할 등 소아청소년 호스피스완화의료의 전반적인 부분에 대해 살펴보고자 한다.

1 소아청소년 호스피스완화간호의 원칙

소아청소년도 성인과 마찬가지로 질병 치료를 위한 방법이 더 이상 없거나, 질병이 심각할 정도로 악화하는 경과를 보일 때는 당연히 호스피스완화의료가 고려되어야 한다. 소아청소년 호스피스완화의료는 생명을 위협받고 있는 소아청소년의 개별적 돌봄을 위한 철학이자 체계적 접근법이다. 소아청소년 호스피스완화의료는 질병이 악화하는 과정에서 심각한 고통의 상태에 있거나, 임종을 앞둔 소아청소년과 가족의 요구를 충족시키고 삶의 질을 향상시키기 위해 필요한 돌봄을 제공하는 것이다. 간호사는 호스피스완화의료가 지속되는 전 과정을 통해 소아청소년과 부모의 불안 및 심적 고통을 완화시켜줌으로써 이들의 삶의 질 향상에 도움을 줄 수 있다.

소아청소년 호스피스완화간호의 목적은 통증이나 호흡곤란과 같은 증상의 완화, 긴장이나 스트레스를 초래하는 정신적 · 영적 상태의 개선을 통해 말기상태에 있는 환아의 삶의 질을 향상하는 것이다. 여기에 환아의 부모, 형제와 같은 가족의 삶의 질 향상 및 사별가족이 시련을 극복하고 원래의 기능을 되찾도록 하는 것도 소아청소년 호스피스완화간호의 목적에 포함된다. 소아청소년 호스피스완화간호에서는 소아청소년과 가족의 신체적 · 심리사회적 · 발달적 · 교육적 · 영적 목표를 달성하기 위해 대상자의 개인적 · 문화적 · 종교적 가치관과 신념을 존중한 총체적 돌봄을 제공한다. 소아청소년 호스피스완화간호는 초기 진단 시점부터 함께 시작하고, 가족 및 친구들과 행복한 추억을 쌓아가는 방향으로 이루어지는 것이 바람직하다.

그러나 소아청소년 호스피스완화의료가 소아청소년의 죽음을 앞당기거나 고통을 연장하는 것이 되어서는 안 되며, 소아청소년에 대한 조력자살이나 안락사를 정당화하는 것으로 이용되어서도 안 된다(American Academy of Pediatrics, 2000). 소아청소년 호스피스완화의료는 치료와 돌봄을 위한 의사결정 과정에서 소아청소년과 가족이 주체가 되어 가능한 최선의 선택을 하도록 돕는 것을 목적으로 한다는 점을 분명히 이해해야 할 것이다. 소아청소년 호스피스완화의료에서 소아청소년 못지않게 중요한 대상은 바로 가족이다. 특히 소아청소년의 나이가 어려서 의사결정 능력이 없는 경우, 부모의 의견과 도움이 절대적으로 필요하다. 또한 소아청소년은 부모의 정서 상태에 민감하게 반응하기 때문에 부모의 불안이 소아청소년의 긴장과 불안을 야기할 수 있다는 점도 고려해야 한다.

고통스러웠던 경험은 쉽게 잊혀지지 않는다. 그러나 소아청소년은 이러한 통증 경험을 정확히 설명할 수 없다. 그러므로 소아청소년 호스피스완화간호에서는 이 점을 고려하여 돌봄을 제공해야 할 것이다. 말기아동의 돌봄을 담당하고 있는 가족은 소아청소년의 삶의 질에 영향을 미치는 중요한 변수로서, 환아의 육체적 · 심리적 의사표현의 대리인이 되기 때문에 환아의 간호 요구를 파악하고 편안한 임종을 맞이하도록 하는 데 중요한 역할을 담당한다. 한편 부모가 임박한 자녀의 죽음을 받아들이고 치료나 생명연장을 중단하는 것은 쉽지 않다. 따라서 부모에 대한 호스피스완화돌봄은 부모의 준비 정도에 맞추어서 이루어져야 한다.

소아청소년은 주로 사고로 인한 손상, 심각한 선천적 건강 문제, 미숙아, 유전적 또는 후천적 질병으로 인해 사망하며, 이는 성인의 사망원인과 근본적으로 다르다. 이에 따라 성인에게 적합한 완화의료 가이드라인이 이들에게 적합하지 않은 경우가 많다. 그러므로 소아청소년 호스피스완화간호는 성인과는 차별화된 가이드라인과 표준에 근거하여 이루어져야 한다. 생애 말기환자를 위한 돌봄의 원칙에 근거하여 소아청소년을 위한 호스피스완화의료 및 간호의 원칙을 설명하면 다음과 같다.

1) 소아청소년의 발달단계 고려

소아청소년 호스피스완화간호의 대상은 아동과 가족이다. 이들에 대한 효과적인 돌봄을 위해서는 아동의 성장, 발달의 수준과 가족의 상황을 고려해야 한다.

2) 환자와 가족의 존엄성 존중

아동과 가족이 원하는 것에 대한 민감한 반응과 존중이 여기에 포함된다. 호스피스완화의료 및 간호를 아동의 치료와 함께 제공하려 할 때, 이와 관련된 검사, 모니터링, 처치 등의 계획에 있어 아동과 부모 또는 보호자의 생각을 존중해야 한다. 이와 관련하여 호스피스완화의료 및 간호 프로그램에 관한 정보를 사전에 부모에게 제공함으로써 부모가 충분히 고려하여 선택하도록 해야 한다.

3) 효과적인 완화적 돌봄을 위한 통합모델

소아청소년 호스피스완화의료는 말기에 시작하기는 어렵다. 그 이유는 완치율이 높고, 환아의 죽음을 받아들이기 어려운 부모의 입장과 조금 더 치료를 해보고자 하는 의사의 입장이 맞물려 시기를 놓치기 쉽기 때문이다. 그러나 환아가 사망한 뒤, 호스피스완화의료를 받았으면 좋았을 걸 하고 후회하는 경우가 많다. 그래서 많은 소아청소년 호스피스완화의료 상담가가 생명을 위협하는 질환의 진단 시점부터 아동과 부모와 얼굴을 익히고 신뢰 관계를 확립해 가면서 점차 소아청소년 호스피스완화의료를 치료에 통합하는 방식으로 접근하고 있다. 이는 2014년 세계보건기구(WHO)에서 호스피스완화의료의 개념 확대를 선포한 것과 맥락을 같이 한다고 할 수 있다.

환아의 삶의 질을 향상하고 효과적인 완화적 돌봄을 제공하기 위해서는 통증 및 신체적 증상 완화와 더불어 심리사회적 · 영적 돌봄, 가족 돌봄, 임종 돌봄, 사별 관리 등을 통합하며 온정적 돌봄과 교육, 가족 상담, 동료지지, 음악요법, 휴식간호(respite care)를 활용한다. 휴식간호란, 가족 이외의 잘 훈련된 돌봄 제공자, 즉 자원봉사자를 활용하여 가족이 쉴 수 있는 재충전의 기회를 제공하는 것으로, 환아 간호의 통합성과 연속성 유지에 도움을 준다.

4) 소아청소년 호스피스완화의료팀 접근

소아청소년 호스피스완화의료에서 치료 방법을 선택할 때는 아동과 가족의 관점에서 가장 유익이 되는 것은 무엇이며, 아동과 가족이 가지고 있는 치료에 대한 기대와 목표는 무엇인지를 고려해야 한다. 이때 치료의 목표는 아동의 상태나 질병의 경과에 따라 바뀔 수 있는데, 이러한 변화에 유연하게 대처하기 위해서는 다학제적 논의와 계획이 필수적이다. 소아청소년 호스피스완화의료는 아동의 삶을 있는 그대로 이해할 수 있는 열린 마음과 증상 완화를 위한 방법 선택에 융통성이 있어야 기대하는 목표를 성취할 수 있다.

소아청소년 호스피스완화의료를 위한 다학제팀은 소아과 의사, 호스피스간호사, 성직자, 사회복지사, 가족상담가, 아동의 삶 지지 전문가, 자원봉사자, 영양사, 학교 관계자 등으로 구성된다. 이들은 모두 소정의 호스피스완화의료 교육을 수료해야 하고, 아동의 발달과 특성에 대한 지식과 경험이 있어야 한다. 이들은 대상자인 환아와 가족을 위해 함께 호스피스완화 돌봄을 제공하며, 이 과정에서 동료, 호스피스완화팀, 기관으로부터 지지와 지원을 받기도 한다. 기관의 지원에는 장례식 참여를 위한 휴가, 전문적 상담, 정기적인 추모식, 사별가족 초청행사 등이 포함된다. '가족상담가(family care provider)'는 환아 부모를 위한 위기 상담과 필요시 지역사회 자원연결 등의 업무를 담당하게 되며, '아동의 삶 지지 전문가(child life support specialist)'는 환아와 그 형제 · 자매에 초점을 두고 놀이요법, 음악요법, 미술요법, 독서요법, 반려동물요법을 통해 정보제공, 감정표현 독려, 정서적 지지 등을 하게 된다.

5) 전인적 돌봄

아동과 가족의 신체적 · 심리사회적 · 영적 요구 및 아동의 발달적 요구를 포괄하여 접근하는 전인적 돌봄을 제공해야 한다. 이를 위해서는 관련 전문인의 소아청소년 호스피스완화의료에 대한 전문적 지식을 증가시킬 뿐만 아니라, 이 서비스의 필요성과 가치에 대한 사회적 인식을 개선하고, 이를 위한 사회적 · 제도적 시스템을 마련해야 할 것이다. 소아청소년 호스피스완화의료의 효과적인 확산을 위해서는 이에 대한 교육과 적극적인 홍보가 필요하다.

6) 소아청소년 호스피스완화의료의 특성 이해

소아청소년 호스피스완화의료와 성인 호스피스는 공통적인 부분도 많지만 그렇지 않은 부분도 있으므로 소아청소년 호스피스완화의료 종사자는 다음의 특성을 이해해야 한다.

아동은 발달단계에 따라 인지 능력에 많은 차이를 보이며, 이에 따라 아동의 문제에 대한 진단, 예후, 치료전략 및 의사소통 방법이 달라져야 한다. 따라서 아동 돌봄에 대한 경험이 없거나 이에 대한 훈련이 안 되어 있는 경우, 소아청소년 호스피스완화의료를 위한 의사결정에 어려움이 발생할 수 있다.

소아청소년의 생리적 복원력은 성인과 달라 소아청소년의 상태에 대한 미래 예측에 있어 복잡성이 증가할 수 있다. 소아청소년의 사망 사례 중에는 의학적으로 정확히 밝혀지지 않아 진단, 예후 및 치료에 있어 예측이 어려운 경우가 많다.

소아청소년 호스피스완화의료를 제공할 수 있는 지역사회기관이 부족한 경우가 많아 환아와 가족은 다른 지역의 기관을 찾게 된다. 이러한 상황은 환아와 정서적 · 영적 지지원의 연결을 차단할 뿐만 아니라 가족의 유대감, 고용상태, 재정상태 등에 붕괴를 가져오기도 한다.

소아청소년은 성인과 달리 의사결정에 있어 법적 권한을 가지지 못한다. 대부분 상황에서 환아의 치료에 관한 의사결정의 법적 권한이 모두 부모에게 있으므로, 아주 조금이라도 환아의 독립성이 인정될 가능성은 거의 없다.

호스피스완화의료가 필요한 소아청소년이나 가족은 생애말기 간호에 있어 보다 광범위한 사회적 · 경제적 · 문화적 문제에 부딪히게 된다.

소아청소년은 학교, 교회 등과 같이 다양한 공동체의 일원이다. 따라서 이 공동체에서 수행해 온 역할은 아동의 돌봄에 통합되어야 한다. 특히 학교는 지속적인 교육과 친구와의 관계 유지를 위해 이들의 생활에 중요한 부분으로 포함되어야 한다.

소아청소년의 죽음으로 인한 슬픔은 가족뿐만 아니라 지역사회 공동체에 파괴적인 영향을 가져올 수 있다. 그러므로 가족, 특히 나이가 어린 가족 구성원에 대해서는 소아청소년의 죽음 전후에 특별한 돌봄 관리가 필요하다.

7) 관련지침에 대한 이해

소아청소년 호스피스완화의료 돌봄을 위해 영국 말기환아 가족협회(Association for Children with Terminal Conditions and Families)에서 제시한 '아동 호스피스 환아와 가족을 위한 지침(Box 11.1)'과 리스베스 퀘사다 트리스탄 박사(Lisbeth Quesada Tristan)가 제시한 '말기질환을 가진 아동의 권리(Box 11.2)'에 대한 내용을 소개한다. 소아청소년 호스피스완화간호 종사자는 이에 대한 이해를 바탕으로 돌봄을 제공하는 것이 바람직하다.

Box 11.1 아동 호스피스 환아와 가족을 위한 지침

1. 모든 아동은 존엄하며 지적 · 신체적 상태에 관계없이 사생활을 보호받고, 치료받아야 할 권리가 있다.
2. 부모는 모든 치료와 결정에 동등하게 참여하며 주된 간호인이다.
3. 아동은 그 연령과 이해 수준에 맞게 치료 결정에 참여할 기회가 주어져야 한다.
4. 환아의 상태에 대해 전문가에게 자문할 기회가 가족에게 주어져야 한다.
5. 모든 정보가 가족에게 제공되어야 하며, 가족의 의견이 반영되어야 한다.
6. 환아의 연령과 이해 수준에 적합하게 의사소통을 해야 한다.
7. 가능한 가정이 치료의 중심이 되도록 하고, 환아 위주의 환경에서 치료한다.
8. 환아에게 교육의 기회를 주어야 하고 아이들과 놀이에 참여하게 한다.
9. 가족을 지지하고 도울 사람이 있어야 한다.
10. 필요시에는 가정에서 전문적인 간호를 받을 수 있어야 한다.
11. 재정적 문제를 포함한 가족의 문제에 대해 전문가의 조언을 받을 수 있어야 한다.
12. 가족은 위기상황에서 도움을 받을 수 있어야 한다.
13. 가족에게 사별관리가 필요할 때까지 제공되어야 한다.

Box 11.2 말기질환을 가진 아동의 권리

1. 나는 나의 부모, 의료진 및 사회의 소유물이 아니라 하나의 인간으로서 존재할 권리를 가진다.
2. 나는 울 수 있는 권리가 있다.
3. 나는 혼자 있지 않을 권리가 있다.
4. 나는 환상을 가질 권리가 있다.
5. 비록 내가 죽어가고 있을 지라도 나는 아동이기 때문에 놀이를 할 권리가 있다.
6. 나는 십대로서 십대처럼 행동할 권리가 있다.
7. 나는 태어나는 그 날부터 적절한 통증관리를 받을 권리가 있다.
8. 나는 나의 상태에 대해 진실을 알 권리가 있다. 내가 질문을 할 경우 솔직하고 진실한 답변을 받을 권리가 있다.
9. 나는 나의 요구가 전인적인 방법에 의해 돌봄을 받을 권리가 있다.
10. 나는 죽을 때 내가 사랑하는 사람들과 장난감 및 내가 좋아하는 물건에 둘러싸여진 환경에서 존엄하게 죽을 권리가 있다.
11. 내가 집에서 죽겠다고 결정했을 때에는 집에서 죽을 권리가 있다.
12. 나는 나의 두려움을 느끼고 또 표현할 권리가 있다.
13. 나는 나의 죽음과 연관해서 발생하는 문제에 대해 나와 나의 가족을 위해 필요한 도움을 받을 권리가 있다.
14. 나는 나의 질환과 관련하여 분노와 좌절을 느낄 권리가 있다.
15. 나는 더 이상 나의 질환에 대한 완치방법이 없는 상태에서 삶의 질을 위해 치료를 거부할 권리가 있다.
16. 내가 원하는 경우 나는 완화의료를 받을 수 있다.
17. 만약 내가 원하는 경우 죽는 과정에서 진정된 상태일 권리가 있다.
18. 나는 진단과정이나 치료과정에서 통증을 느끼지 않을 권리가 있다.
19. 아무리 내가 부모님을 사랑한다 하더라도, 내가 이 세상을 떠나야 한다는 것을 부모님이 이해해야 할 권리가 있다.

8) 연구 및 교육을 통한 발전

소아청소년 호스피스완화의료 및 간호의 효과와 유익에 관한 임상연구는 이 서비스의 지속적인 발전을 위해 필수적이다.

최근 소아청소년 관련 호스피스완화의료 연구들을 살펴보면, 간호사들이 소아완화의료에 있어서 필요하다고 생각되는 요인들을 크게 4가지 범주로 살펴보았다. 첫 번째, 소아청소년 범주의 경우, 심리사회적 돌봄, 영적 돌봄, 신체적 돌봄 순으로 필요하다고 하였다(강경아 외, 2022). 심리사회적 돌봄의 경우 사랑받는 존재 인식, 자기통제감, 주위사람들에게 영원히 기억되는 존재 인식이었고, 영적 돌봄의 경우, 영적 평안, 신체적 돌봄의 경우 통증 완화가 필요하다고 하였다. 두 번째, 가족 범주 중 심리사회적 돌봄 영역의 경우, 불안과 두려움 완화였으며 영적 돌봄의 경우, 영적 평안이 필요하다고 하였다. 세 번째, 운영체계 범주 중 소아완화의료 팀 지원 영역의 경우 소아완화의료팀 별도 구성 및 운영이었으며, 재정지원도 필요하다고 하였고, 네 번째, 지역사회 연계기반 범주의 경우, 소아완화의료 연계방안과 희망서비스 영역이 필요하다고 하였다. 소아청소년 호스피스완화의료에서 부모가 필요하다고 하는 내용들을 살펴보면(김초희 외, 2022) 심리적 · 영적 돌봄, 일상생활 지원, 임종돌봄 및 사별 지원, 사전 돌봄 계획 및 증상 조절, 소아완화의료 서비스 체계 구축, 통합된 건강서비스가 필요하다고 하였다.

구체적으로 살펴보면 심리적 · 영적 돌봄 영역의 경우, 정서적 어려움을 공유할 수 있고 유사한 경험을 가진 사람의 지원이 필요하다고 하였고, 참가자들은 의료 전문가가 공감하고 진심을 다해 희망을 유지하는 데 도움을 줄 때 정서적 편안함을 느꼈다고 했다. 일상생활지원 영역에서는 일상생활에서 적절한 생계 지원에 대한 요구가 필요하며, 또한 돌봄에 대한 상당한 부담과 돌봄 지원 서비스가 부족하다고 하였다. 또한 부모는 복잡하고 어려운 질병 관리가 필요한 자녀들을 돌보는 방법에 대한 정보도 필요하다고 하였다.

임종돌봄 및 사별지원 영역에서는 유족 부모는 상실 후 애도와 형제자매, 부모 상담 등 사회적 지원이 필요하다고 하였다. 그들은 가족이 자녀의 죽음에 대비하도록 돕고 최적의 증상 조절을 제공하며 집에서 임종 간호를 제공하는 것 등의 임종 과정 동안 지원이 필요하다고 하였다. 또한 유족 부모는 미래에 발생할 장례 준비와 죽음 이후 즉각적으로 필요한 돌봄이 중요하다고 하였다.

사전 돌봄 계획 및 증상 조절에서 참여자들은 치료계획에 대해 전문가의 충분한 설명과 상세하고 정확한 정보가 필요하다고 하였으며, 의사결정에 대해 더 많은 지원이 필요하다고 하였다. 특히 가정에서 자녀의 통증이나 증상을 평가하고 관리하여 병원 방문 여부를 결정하는 것에 대한 지원이 필요하다고 하였다.

부모들은 소아 호스피스완화의료 서비스를 위한 효과적인 전달 모델이 필요하며, 사회적 인식의 증가가 필요하다고 하였다. 또한 세분화된 의료 서비스와 병원 시설이 부족하여 전반적으로 현재 의료 서비스가 미흡하다고 하였다.

국내 19세 미만 소아청소년 사망자 중 복합만성질환(complex chronic conditions)으로 사망하는 비율은 34%로, 소아완화의료의 장애요인에 대한 기관의 의견에 따르면, 훈련된 전문 인력풀이 미흡하고, 소아완화의료 전문 인력의 확보가 어렵다고 하였다(문이지 외, 2019). 또한 소아청소년 호스피스완화의료가 어려운 점은 사망의 주요 원인 질환이 다양하고 환자 수가 부족해 서비스를 정형화하기 어려워 개별적으로 제공해야 한다는 것이다. 또한 각 질환의 예후를 예측하기 어려운 불확실성으로 인해 진단 초기부터 질병 치료와 완화의료의 계획을 함께 세우고 주기적으로 재평가를 시행해야 한다(김초희 외, 2019). 더불어 소아청소년의 발달 단계를 고려한 맞춤형 접근이 필요하며, 대부분의 의사결정이 부모를 중심으로 이루어지고 가족의 영향을 많이 받으며, 의료진에게도 감정 소진과 정서적 고통과 같은 심리적 문제의 발생률이 높다고 하였다. 이에 서울대학교 어린이병원과 연세대학교 의과대학 세브란스병원에서 소아청소년 완화의료 시범사업을 진행한 뒤, 2022년 2월 소아청소년 완화의료 시범 시업기관은 전국에 총 11곳(서울대학교 어린이병원, 연세대학교 의과대학 세브란스병원, 칠곡경북대학교병원, 화순전남대학교병원, 충남대학교병원, 가톨릭대학교 서울성모병원, 영남대학교병원, 고려대학교 구로병원, 서울아산병원, 국립암센터, 삼성서울병원)이다(중앙호스피스센터, 2023).

2 아동의 죽음에 대한 이해

죽음은 인지능력이 발달하지 못한 아동이 이해하기에는 매우 어려운 추상적인 개념이다. 아동은 가까운 사람이나 반려 동·식물의 죽음을 직접 경험하거나 대중매체를 통해 죽음을 접하여 간접적으로 경험하게 될 때, 심각한 심리적 혼란이나 충격에 빠지게 된다. 또한 영상을 통해 접한 극단적인 죽음의 장면은 죽음에 대한 두려움과 공포 및 불안을 가중시키기도 한다. 아동기에 형성된 죽음에 대한 잘못된 인식은 성인기까지 지속되어 부정적인 영향을 미치기도 한다.

아동의 죽음에 대한 반응은 죽음에 대한 이해 정도에 따라 달라지기 때문에, 죽음과 관련해 고통받는 아동을 도와주기 위해서는 아동이 가지고 있는 죽음에 대한 개념이 어떤 것인지 알아야 한다. 아동이 직·간접적으로 죽음을 경험했을 때, 아동을 보호한다는 이유로 죽음에 대해 왜곡된 설명을 할 경우, 죽음에 대한 정확한 개념을 형성하지 못해 죽음을 바르게 이해하지 못하게 될 수도 있다. 아동에 대한 올바른 죽음 교육이 없는 상태에서 죽음을 부정하는 성인의 행동은 아동의 죽음에 대한 정확한 개념형성을 저해하는 요인으로 작용하게 된다.

아동의 죽음에 대한 이해는 아동의 나이와 인지발달 단계에 따라 차이가 있다. 일반적으로 나이가 들어감에 따라 죽음에 대한 개념이 명확해지며, 어른과 유사한 죽음의 개념은 만 5세부터 7세 사이에 형성된다. 아동은 7~11세의 구체적 조작기 시기에 죽음이라는 현상을 되돌릴 수 없는, 누구에게나 일어나는 보편적인 사실로 받아들이게 된다. 그러나 아동의 죽음에 대한 이해는 발달 수준이나 가족과 사회, 교육, 종교와 문화, 대중매체 등에 의해 영향을 받기 때문에 비슷한 또래에서도 서로 다른 개념을 가질 수 있다. 특히 부모는 죽음에 대한 개념 형성에 있어 매우 큰 영향을 미친다.

아동이 구체적 조작기를 거치며 죽음을 정확히 이해하게 되면서 죽음에 대한 불안도 생겨난다. 죽음에 대한 불안과 두려움을 감소시켜주고 잘 대처할 수 있도록 도와주기 위해서는 죽음에 대한 교육이 필요하다. 그러나 죽음에 대한 개념 형성이 전혀 안 되어 있는 아동에게 있어서는 죽음교육이 오히려 정서적 혼란과 두려움을 줄 수 있음을 고려해야 한다. 아동이 죽음에 대해 올바른 개념을 가지고 있을수록 죽음에 대해 잘 적응할 수 있다. 효과적인 소아청소년 호스피스완화의료를 위해서는 아동의 인지발달 단계와 사회문화적 경험에 따라 죽음에 대한 개념이 어떻게 변화하는지를 고려하여 이에 적합한 간호를 제공해야 할 것이다.

(1) 아동의 죽음에 대한 개념

아동의 죽음에 대한 이해를 죽음의 4가지 주요 개념인 비가역성, 비기능성, 보편성, 인과성의 측면에서 살펴보면 다음과 같다.

① 비가역성(irreversibility)

죽음이란 영구적이며 되돌릴 수 없는 현상으로, 죽으면 다시 살아날 수 없음을 의미한다. 특히 전조작기(2~7세, 유아~학령전기) 아동은 자기중심적 사고 때문에 죽음에 대해 구체적 개념으로 내재화하지 못하고 다시 살아올 수 있다고 생각한다. 이 개념을 이해하기 전의 아동은 마술이나 의학적 치료를 통해서, 또는 여행에서 돌아오듯 죽은 사람이 다시 돌아올 수 있다고 생각한다.

② 비기능성(non-functionality) 또는 종국성(finality)

죽음은 모든 것이 끝나는 것, 모든 기능이 멈추는 것으로서 살아 있을 때 가능했던 모든 신체적 기능과 생각하는 능력이 중지되는 종국적 상황임을 의미한다. 이 개념을 이해하기 전의 아동은 살아 있다는 것과 죽은 것이 다르다는 것을 인지하면서도 개념 구별의 어려움 때문에 죽은 사람도 활동할 수 있으며, 땅에 묻힌 죽은 사람이 춥거나 아프지 않을까 걱정하는 경우도 있다. 아동은 내부적 기능의 중지보다 외부적 기능의 중지를 더 잘 이해한다.

③ 보편성(universality) 또는 필연성(inevitability)

죽음은 모든 생명체에 있어 피할 수 없는 것으로서 누구나 언젠가는 죽게 된다는 것을 의미한다. 이 개념에 대한 이해는 아동이 자신과 가족, 친구도 죽을 수 있다는 것에 대한 인식을 가능하게 한다. 그러나 이 개념이 형성되기 전의 아동은 착한 사람이나 부모와 선생님 같은 특정한 인물은 죽지 않는다고 생각하며, 죽음은 아주 먼 미래에나 발생하는 것으로 인식한다. 아동은 자신의 죽음과 다른 사람의 죽음을 통합하지 못한다. 이와 관련해 아동은 자신의 죽음에 대해서는 다른 사람의 죽음에 대한 필연성보다 더 늦게 이해한다는 의견과 이와 반대로 아동은 다른 사람의 죽음보다 자신의 죽음을 더 먼저 이해한다는 상반된 의견이 공존하고 있다.

④ 인과성(causality)

모든 죽음은 원인이 있다는 것으로서 죽음에 이르게 하는 내·외적 원인에 대한 개념을 포함한다. 인과성을 이해하는 아동은 죽음의 원인을 내부적인 것보다 외부적인 요인에서 찾는 경향이 있다. 나이가 어린 아동은 주로 총이나 교통사고와 같은 외적 원인을 생각하지만, 나이가 들면서 고령이나 질병, 기타 생물학적 요인과 같은 내적 원인도 이해할 수 있게 된다. 아동은 자신의 나쁜 생각이나 행동이 사랑하는 사람의 죽음의 원인이라고 생각하여 죄책감을 느끼기도 한다. 대부분 아동에게 인과성의 개념은 보편성, 비가역성, 비기능성의 개념보다 나중에 형성되는데, 이는 인과성 개념이 생물학적 지식과 추상적 지식을 요구하기 때문으로 알려져 있다.

(2) 아동의 발달단계에 따른 죽음의 이해

아동의 발달단계에 따른 죽음에 대한 이해를 피아제(Piaget)의 인지발달이론에 따라 설명하면 다음과 같다(표 11.1).

표 11.1 피아제의 인지발달이론

구분	발달단계	죽음에 대한 이해 정도
출생~2세	감각운동기	죽음과 일시적인 헤어짐 또는 버려짐을 구분하지 못함
2~7세	전조작기	죽음을 누워 있으며, 움직일 수 없다는 정도로만 인식함
7~11세	구체적 조작기	죽음의 비가역성, 비기능성, 보편성, 인과성 개념을 확실하게 깨닫게 됨
11~15세	형식적 조작기	죽음의 의미와 결과에 대해 논리적 · 현실적으로 생각할 수 있고, 죽음의 개념을 완전히 이해함

① 감각운동기(출생~2세, 영유아기)

이 시기의 아동은 주로 자신의 감각과 운동기능을 통해 인식능력을 발달시킨다. 또한 감각과 운동을 조직화하고 통합하는 능력이 크게 향상됨으로써 세상과 사물에 대한 기본적이고 초보적인 개념을 획득하게 된다. 이 개념에는 시간, 공간, 연속성 등의 개념이 포함되지만, 내면화된 사고의 형태를 띠지는 않는다.

이 시기의 아동은 죽음과 일시적인 헤어짐 또는 버려짐을 구분하지 못한다. 또한 언어능력이 발달하지 않아 감정을 주로 울음, 분리불안, 주 양육자에 대한 애착 등의 형태로 표현한다. 이밖에도 예상되는 죽음보다 심한 통증에 반응을 더 많이 하고, 부모의 근심과 슬픔에 반응을 보인다. 생리적 · 사회적 · 정서적 성장으로 인해 다른 시기보다 분리의 영향이 크고 자기중심주의와 실제와 환상에 대한 막연한 분리는 삶의 마감을 이해하기 불가능하며 죽음에 대한 이해보다 삶의 양식의 변화에 더 영향을 받을 수 있다.

② 전조작기(2~7세, 유아~학령전기)

이 시기의 아동은 특정 행동을 실제로 행하기 전에 그 행동에 대해 정신적으로 그려 볼 수 있는 능력, 즉 조작능력을 발전시킨다. 다만, 아직은 고도의 조직적 사고가 불가능한 단계이기 때문에 이에 따른 인식의 오류를 보이기도 한다. 사물을 특정 부분을 중심으로 인식하며 자기중심적인 사고가 특징이다. 이 시기의 아동은 죽음을 누워 있으며, 움직일 수 없다는 정도의 개념으로만 이해하고, 죽음과 살아 있다는 것이 상호배타적인 개념이라는 사실을 인식하지 못한다. 따라서 죽음을 일시적인 것, 되살아 올 수 있는 것으로 생각하기도 한다. 죽음을 여행이나 수면과 같이 생각하면서 환상과 마법적인 생각을 하기도 한다.

③ 구체적 조작기(7~11세, 학령기)

자기중심적 사고에서 벗어나 가역성과 보존의 개념이 본격적으로 발달하는 시기로서 사물 간의 관계성을 통해 사고를 확대해 나간다. 구체적으로 쉽게 상상할 수 있는 사물이나 문제를 다룰 수 있는 능력이 발달하며, 인과관계에 대한 일련의 추리가 가능해진다.

죽음의 비가역성, 비기능성, 보편성, 인과성 개념을 확실하게 깨닫는다. 이 시기 아동의 언어능력은 좀 더 정교한 문법의 형태를 알고 단어의 미묘한 차이를 이해하고, 추론적 단어와 문장구조를 이해하여 사용할 수 있으며, 농담, 수수께끼, 이중 의미를 이해할 수 있을 정도로 발달하고, 비언어적 의사소통도 가능하여 그림이나 음악, 연극을 이용한 치료가 가능하다.

④ 형식적 조작기(11~15세, 청소년기)

구체적이지 않고 추상적인 사상에 대해서도 논리적인 추론과 체계적인 가설검증을 할 수 있다. 문제해결에 추상적 사고를 활용하게 되는데, 과거의 경험에 비추어 해결하려는 귀납적 추리와 더불어 주어진 조건을 조합하여 새로운 가설을 만들어내는 연역적 사고가 가능해진다.

아동은 죽음의 의미와 결과에 대해 논리적 · 현실적으로 생각할 수 있다. 죽음의 개념을 완전히 이해하며, 그 영향을 다른 사람과 사회 전체에 결부시켜 생각하게 된다. 이 시기는 자신의 신체에 관심이 있고, 친구로부터 동료애와 지지를 받고 싶어하며 친구와 멀어지면 두려움을 나타낸다. 죽음을 앞둔 사춘기 아동에 대한 간호에서는 아동으로서 필요한 것을 인식하는 동시에 성인으로 발전하는 단계를 존중해 주어야 한다.

(3) 나지의 아동의 죽음에 대한 이해

나지(Nagy, 1948)는 아동의 죽음에 대한 이해의 발전을 다음과 같이 3단계로 설명하였다.

① 제1단계(3~5세)

죽은 자에게도 삶과 의식이 있고, 죽음은 점진적이며 잠자는 것과 비슷하고 일시적이며 취소될 수 있는 것으로 생각한다.

② 제2단계(5~9세)

죽음을 마지막이라고 인식하지만, 자신의 죽음은 피할 수 있다고 생각한다.

③ 제3단계(9~10세)

죽음을 삶의 실제적인 종결이며 피할 수 없는 보편적인 과정으로 간주한다.

아동의 죽음에 대한 개념 형성은 아동의 인지적 발달 수준에 따라 일반화할 수 없다. 아동의 죽음에 대한 이해는 인지발달 수준 이외에도 아동 개인의 성격, 죽음에 대한 직·간접적 경험 등에 따라 다르며, 죽음에 대한 교육에 의해서도 영향을 받는다. 예를 들어, 죽음에 관해 들어 본 아동은 그렇지 않은 아동에 비해 쉽게 죽음을 인정하고 슬픔에서 빨리 벗어나 실제 생활에 적응을 잘하게 되는 것으로 보고된 바 있다.

이는 아동의 인지발달이 죽음의 각 개념, 즉 비가역성, 인과성 및 보편성 개념의 형성에 영향을 미치지만 개념 형성의 순서에는 일관성을 가지지 않는다는 것이다. 또한 아동의 죽음에 대한 개념 형성에는 피아제식의 인지적 사고만이 영향을 주는 것이 아니라 죽음에 대한 불안 또는 공포와 같은 아동의 정서적 사고도 함께 영향을 미친다. 따라서 실제 아동의 죽음에 대한 이해에는 죽음에 대한 정서적 이해가 포함되어 있음을 고려할 때, 아동의 죽음 개념의 형성을 잘 이해하기 위해서는 인지적 측면만이 아닌, 사회적·정서적 요인을 함께 고려해야 할 것이다.

3 아동 호스피스완화의료 요구와 간호

1) 소아암

아동의 주요 사망원인은 소아암으로 나타났으며(통계청, 2021), 1~9세의 경우 악성신생물, 가해(타살), 운수사고의 순으로, 10~19세의 경우 고의적 자해(자살), 악성신생물, 운수사고의 순으로 나타났다.

급성 림프구성 백혈병이 1/3을 차지하나 완치율은 90%에 이른다. 진단 후 5년 이상 생존율은 70% 이상이며, 전체 소아암 환자의 완치율은 66.2% 정도 된다.

국제소아암분류의 기준에 따르면(KOSIS, 2023), 우리나라에서는 2011년부터 2020년까지 매년 930명 이상 1,200명가량의 신규 소아암 환자가 발생하였다. 2020년 우리나라는 0~4세의 암 발생률이 44.5%를 차지하였다. 소아암의 종류 및 빈도를 살펴보면 백혈병, 골수증식성질환과 골수형성이상증후군(33%)이 가장 많았고, 림프종 및 세망내피성 신생물(16.0%), 중추신경계통 및 각종 머리내 및 척수내 신생물(10.9%), 신경모세포종 및 다른 말초 신경 세포 종양, 교감 신경 계통 종양(6.6%) 등의 순으로 나타났다.

소아암과 성인암의 차이를 살펴보면, 성인은 비정상적으로 성장한 고형 종양이나 상피암이 대부분이나 소아암은 미성숙한 혈액세포의 과잉성장으로 나타나는 백혈병, 육종이 가장 흔하다. 성인의 경우에는 조기진단이 가능하나 예후가 낮고, 아동의 경우에는 제도적 방법이 없고 증상이 불분명하여 조기진단이 어렵다. 또한 아동의 경우 성장이 빠르므로 진단 시 단계를 나누기 어려운 경우가 많으나, 최근 치료 효과가 높아져 예후는 더 높은 것으로 나타났다. 소아청소년 호스피스완화의료 대상자는 전 세계적으로 약 120만 명으로 추산되며, 대상의 주요 진단군은 선천성 기형(25.1%), 신생아 질환(14.6%), 영양실조(14.1%)였다.

(1) 증상 및 징후

소아청소년은 초기에 원인을 알 수 없는 열과 두통, 피로, 창백 등의 비특이적 증상들로 인해 소아암을 조기 발견하는 것이 어려울 수 있다. 따라서 성장기 동안 정기적인 건강검진이 필요하며, 소아암을 의심하게 하는 증상은 다음과 같다. 열, 피로, 체중 감소와 식욕부진, 새벽이나 아침에 심한 구토를 동반한 지속적 두통, 특히 뼈와 관절에 국소적인 통증, 복부나 사지의 종괴, 점상출혈이나 반상출혈, 창백이나 빈혈, 혈뇨, 식은땀, 절름발이 걸음, 눈의 흰점 등이 있다.

(2) 진단 검사

초음파검사, 컴퓨터단층촬영(CT), 자기공명영상(MRI), 암표식자인 락테이트 디하이드로지나제(lactate dehydrogenase) 등의 검사로 추정하고, 조직검사를 통해서 확진한다. 백혈병의 경우에는 골수 조직검사를 한다. 검사 후에는 모래주머니를 하루 동안 대어주고, 검사 부위에 소독된 거즈를 2일간 붙여준다.

(3) 치료

소아암 치료의 목표는 완치이며, 치료 방법에는 외과적 수술, 방사선치료, 항암치료 등이 있으며 고용량의 항암요법 후 조혈모세포를 이식하는 방법도 있다. 치료법의 선택은 종류와 단계, 경과, 아동의 전체적인 상태나 재정 상태에 따라 충분히 논의한 후에 결정해야 한다.

소아암의 치료를 위해 주로 사용되는 약물은 adriamycin, actinomycin, bactrim, bleomycin, prednisolon, vincristin, L-Asparaginase, 6-mercaptopurin 등이 있으며 이들 약물의 특징과 부작용은 표 11.2와 같다.

표 11.2 소아암 치료를 위해 사용되는 약물의 특징과 부작용

약품명	투여방법	특징	부작용
Adriamycin	정맥주사	• 빨간색 • 빨간색 소변을 보게 됨	• 오심, 구토 • 구강궤양, 탈모
Actinomycin	정맥주사	• 노란색	• 구강궤양 • 오심, 구토, 탈모
Bactrim	구강 또는 주사	• 항생제 • 폐렴 예방을 위해 투여	• 피부발진 • 간 기능 저하
Bleomycin	정맥주사	• 24시간 계속 투여	• 폐 조직 손상, 심한 발열 • 오심, 구토
Pednisolon	구강 투여	• 테이퍼링 필요	• 식욕 증가, 기분 변화, 고혈압 • 체중 증가(얼굴, 복부 부종)
Vincristin	정맥주사	• 치료 중단 시 대부분의 부작용이 사라짐	• 탈모, 통증, 신경염 • 손발 떨림, 고열
L-Asparaginase	근육 또는 정맥주사	–	• 오심, 구토 • 췌장염, 간기능 저하
6-Mercaptopurin	구강투여	–	• 골수기능 저하 • 황달

2) 증상조절

(1) 통증

① 간호사정

아동이 경험하는 통증의 부위, 특성, 움직임이나 활동에 따른 통증의 변화, 통증이 있을 때 행동이나 활동의 변화, 지속시간 등을 사정한다.

아동은 발달 단계에 따라 통증 표현에 차이가 있다. 영아기의 경우 일관성 있는 지표는 얼굴 표정이며, 6개월 이후의 영아는 부모의 지지와 이전의 통증 경험에 의해 영향을 받을 수 있다. 유아기의 경우 이전 경험의 기억, 부모로부터 분리, 신체적 제한, 타인의 정서적 반응, 준비 정도 등에 의해 영향을 받을 수 있는데, 통증이 있다면 성인의 경우 활동이 감소되지만, 이 시기는 안절부절못하거나 지나치게 움직일 수 있다. 학령전기 아동의 경우, 신체적 손상에 대한 두려움과 불안이 크고 침습적 절차는 고통의 전제와 상관없이 위협적으로 느껴진다. 이 시기에는 이중적인 의미를 이해하지 못하고, 통증을 일으키는 사람을 밀어내거나 기구를 치우려고 애를 쓰거나 안전한 장소로 피신할 수 있다. 학령기 아동은 현실에 대한 인지가 가능하여 이전의 경험은 거의 영향을 주지 않는다. 만성질환 학령기 아동은 침습적 절차에 더 스트레스를 받는 경향이 있고, 통증에 대한 반응으로 꼼짝하지 않거나 주먹을 꼭 쥐거나, 이를 악물거나 억지로 웃는 것처럼 용감하게 행동할 수 있다. 심각한 표정을 지으며 "괜찮아요"라고 표현하는 경우 재확인이 필요하다. 청소년기에는 지나치게 얌전하거나 안절부절못함 등의 비언적 표현을 잘 관찰한다.

아동은 통증을 잘 표현하지 못할 수도 있다. 통증의 사정을 위해 행복한 얼굴-슬픈 얼굴 척도(그림 11.1)를 사용할 수도 있는데, 이는 3세 이상의 아동에게 사용한다.

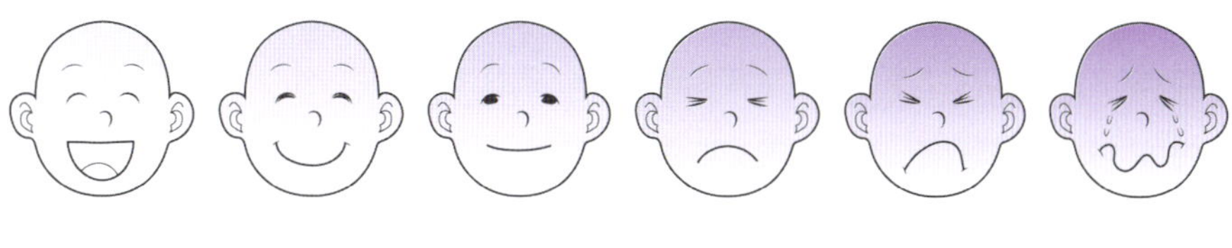

그림 11.1 행복한 얼굴-슬픈 얼굴 척도(Happy Face-Bad Face Scale)

통증의 평가를 위해 아동을 돌보는 사람에게 아동의 행동이나 표정에 대해 물어 본 후 통증평가에 반영할 수도 있다. 숫자를 이해할 수 있는 아동이나 청소년의 경우에는 시각 상사 척도(그림 11.2)를 사용한다.

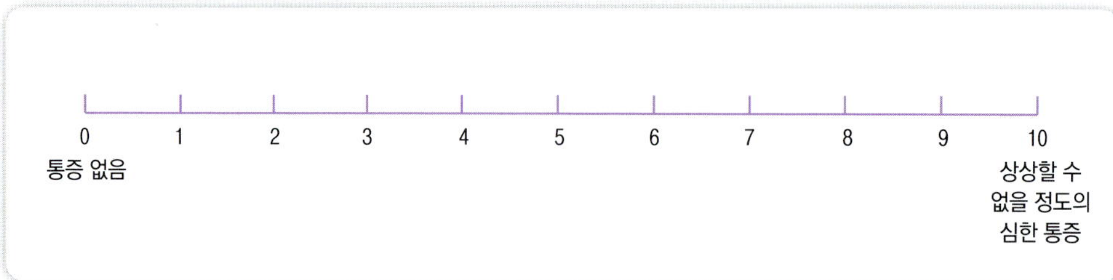

그림 11.2 시각 상사 척도(Visual Analog Scale)

② 간호중재

아동에게 자기가 좋아하거나 발달 연령에 적절한 통증사정 방법을 선택하고, 통증 표현에 있어 자신만의 언어를 사용할 수 있도록 허용한다. 부모가 아동에게 통증이 있다고 이야기할 때 경청한다.

처방된 약물을 정해진 시간에 규칙적으로 투여한다. 약물을 투여하고 난 뒤에는 반드시 약물에 대한 아동의 반응을 사정한다. 고학년의 학령기 아동이나 청소년이 약물의 결정에 대해 관여하고 싶어 하는지 확인하고, 이에 대해 격려해준다. 통증관리를 위한 하루 동안의 약물 계획을 수립하고, 아동이 놀 수 있는 시간을 제공한다. 투여되는 마약성 진통제에 대한 부작용 등에 대해 염려가 있는 경우에 상담해준다. 통증을 완화하기 위하여 따뜻한 물수건, 열패드, 아이스팩, 얼음, 이완요법, 독서, 놀이, 구연동화, 그림 그리기, 색칠하기, 음악듣기, 마사지, 전환요법과 같은 보완요법을 사용할 수 있으며 부모에게도 교육한다.

(2) 위장관 증상

위장관의 상태에 변화가 오면 섭취량의 변화, 오심 및 구토, 설사, 변비 등의 증상에 대해 양과 빈도, 하루 중 시각, 위장관출혈 여부, 장의 상태와 기능, 복부팽만이 있다면 복부 둘레 등을 측정하고 사정한다.

간호중재로 항암요법으로 인한 구토에는 zofran을 사용한다. 오심, 불안 및 경련의 가능성이 있는 경우에는 lorazepam(ativan)을 4~9시간마다 투여하는 것이 좋다. 오심과 구토가 있을 때는 약물의 경구투여를 중단하고 정맥 또는 좌약으로 투여한다. 설사 시 피부 손상 예방 간호가 필요하며, 수분섭취량을 조절해야 한다. 마약성 진통제를 사용하는 경우, 변비에 대해 관찰하고 dulcolax 좌약이나 lactulose를 사용한다.

(3) 체온 불안정

발열은 감염의 징후이기도 하고, 말기로 가는 과정 중 간헐적 발열이 나타나기도 한다. 대상자의 기초체온을 확인한 후 열이 난다면, 체온을 측정한다.

간호중재로 적극적인 항암요법이나 의료적 관리가 시행되고 있는 동안에는 열에 대해 중재한다. 경구용 항생제만 사용하기도 하고, 3~5일간 항생제를 정맥주입하기도 한다. 말기 증상의 하나로 간헐적 발열이 나타날 때에는 보호자에게 설명해주고, tylenol을 사용한다. 임종과정에서 나타나는 패혈증으로 인한 경우에는 통증을 느끼면 morphine을, 불안해할 때에는 lorazepam을 사용한다.

(4) 피부 통합성

발진, 균열, 상처가 있을 수 있으므로 상처의 길이, 깊이, 넓이, 배액량, 조직의 색, 냄새 등의 상태를 관찰하고 드레싱 교환의 빈도를 알아본다.

간호중재로는 발진, 욕창 등의 피부 자극이 일어나지 않도록 예방한다. 바세린이나 부드럽고 자극이 없는 로션을 사용한다. 마약성 진통제 사용 시 초기에 발진이 나타날 수 있으나, 치료가 가능함을 보호자에게 알려준다. 회음부 피부손상이나 농양 형성의 위험성을 예방하기 위해 트리플 케어(triple care), 스윈크림(sween cream)과 같은 피부보호제(barrier)를 발라준다. 보호자에게 드레싱 교환 방법을 교육한다.

(5) 간 기능의 변화

병의 진행 과정 또는 치료약물의 부작용으로 간 기능이 저하되어 황달이나 약물대사의 감소가 발생할 수 있다. 따라서 눈의 공막과 피부의 색깔 변화와 진행 정도를 사정하고, 의식 수준의 변화를 관찰한다. 대상자의 상태에 따라 사용하는 약물의 양과 효과를 사정한다.

간호중재로 원발성 간질환이 있는 환아의 경우에는 주의해서 관찰한다. 간 대사의 감소로 인해 혼수상태가 오면 주치의와 상의하여 마약성 진통제의 사용을 20~25%로 줄인다. 통증 조절은 간 기능에 영향을 덜 주는 다른 방법을 사용하여 유지한다.

(6) 신장 기능의 변화

신장 기능의 저하로 인해 소변량 감소, 가려움, 실금 등의 증상이 나타날 수 있으므로 하루에 보는 소변의 횟수와 양을 확인하고 요정체가 있는지 사정한다. 또한 소변의 색과 냄새를 측정한다. 간호중재로는 소변량의 변화에 대해 아동을 돌보는 이에게 알려준다. 소변의 양이나 냄새, 횟수 등의 측정에 대해 아동에게도 설명한다. 실금으로 인해 환아의 자존심이 상하지 않도록 해준다. 요정체가 있는 경우, 복부를 따뜻한 수건으로 문질러 주거나, 배뇨 시 수돗물을 틀거나 따뜻한 물에 목욕을 하게 한다. 그래도 효과가 없으면 카테터를 사용하여 도뇨한다.

(7) 영양상태의 변화

식욕부진으로 인해 영양상태에 변화가 생기며, 탈수가 발생할 수도 있다. 따라서 사용하는 약물의 부작용을 확인한다. 음식을 소화시킬 수 있는 능력과 입맛의 변화를 사정한다. 점막의 색깔이나 탄력도, 피부 건조의 정도를 측정한다.

간호중재로는 연령에 맞는 음식을 부드럽고 먹기 쉽게 조리하기 위해 영양사의 도움을 받는다. 필요시 경관영양(tube feeding)을 한다. 임종과정의 한 증상으로 섭취량이 줄고 탈수가 발생할 때는 몸에 일어나는 자연스러운 반응임을 가족에게 알린다.

(8) 순환장애

심박동수의 증가 혹은 감소, 피부 색깔 변화, 부종, 출혈 등의 증상이 있을 수 있다. 청색증(특히 식사 시), 활력징후, 말초맥박을 사정한다. 부종이 어느 부위에 나타나는지, 부종이 변화하는지를 관찰한다. 또한 혈액 손실이 있는지, 양은 어느 정도인지 파악해야 하며, 호흡 상태, 호흡 수, 호흡 시 힘든 정도를 사정한다.

간호중재로는 수액 섭취량을 조절하고, 진통제를 조정할 수 있다. 합병증을 예방하기 위해 2~4시간 간격으로 체위를 변경한다. 심한 출혈이 있는 경우, 선홍빛의 수건을 출혈 부위에 대고 아동이나 부모가 놀라지 않도록 한다. 순환장애가 임종과정이 시작될 때 나타나는 증상 중 하나임을 부모에게 알린다.

(9) 호흡 양상의 변화

호흡곤란, 천명, 호흡 수의 증가 혹은 감소 등이 있을 수 있다. 호흡 수와 양상, 호흡 시 힘든 정도를 관찰한다. 천명, 호흡 시 잡음 등 호흡곤란을 의미하는 소리와 거품소리와 같은 폐의 우발음이 나는지 살펴본다. 활동 정도와 노는 정도, 활동 시 호흡양상의 변화, 식사 시 호흡곤란 정도를 관찰한다. 현재 상태와 이전 방문 혹은 이전 관찰 시에 달라진 점을 사정한다.

간호중재로는 호흡 상태에 관한 부모의 궁금증에 대해 객관적으로 답해준다. 갑작스러운 호흡곤란이 나타날 때는 종이봉투를 불게 하거나 분무용 morphine을 사용한다. 아동의 갑작스러운 호흡곤란은 부모의 불안을 유발하기도 하므로 morphine 분무기를 부모가 사용할 수 있도록 알려주고 4시간 간격으로 분무하게 한다. 임종과정에 나타나는 증상일 때는 1~2시간 간격으로 투여하기도 한다. 불안을 동반하는 경우, lorazepam이나 valium을 잠자기 전에 투여한다. 거품소리와 같은 폐의 우발음이 날 때는 수분섭취를 감소시킨다. 분비물 건조를 위해 scoplamine이나 atropine을 사용하는데, scoplamine은 조그맣게 잘라서 피부에 붙여 테가덤으로 고정하고, atropine은 연고로 사용한다. 아동이 견딜 수 있으면 흉부물리요법과 체위배액을 사용하고, 분비물이 많은 경우에는 구강으로 흡인한다. 마스크나 비강 튜브를 이용하여 낮은 농도로 산소공급을 할 수 있다. 고무젖꼭지를 사용하고 있는 아동의 경우에는 젖꼭지의 플라스틱 부위에 구멍을 내서 작은 산소관을 삽입하기도 한다.

(10) 감염 예방

호스피스완화의료를 받고 있는 아동은 감염에 취약하므로 개인위생에 더욱 신경을 써서 감염에 노출되지 않도록 해야 한다. 백혈구가 2,000 이하인 경우, 감염을 막기 위해 외출을 금지하고, 만약 외출 시에는 깨끗한 마스크를 착용시킨다. 백혈구 수가 낮으면 치아감염이 쉽게 일어날 수 있으므로 정기적으로 치과 검진을 받도록 한다.

아동의 몸을 매일 깨끗이 씻어주고 잘 말려준다. 식사 전이나 장난감을 만지고 놀이를 한 후에는 손을 깨끗이 씻도록 한다. 화학요법 중이거나 화학요법 후 몇 달이 지날 때까지는 약독화 생백신(live attenuated vaccines)으로 만들어진 MMR(홍역, 이하선염, 풍진), 황열, 수두, 대상포진, BCG 등의 예방접종은 금한다.

(11) 불안

환아에게도, 부모에게도 불안은 종종 발생하는 증상이다. 호흡상태, 특히 호흡곤란이 있는지 관찰한다. 성격이나 기질에 따라 매달리는 정도, 안아달라고 하는 정도, 요구하는 것의 증가를 관찰한다. 통증과 관련된 두려움이 있는지 사정한다. 아동과 부모가 두려워하는 것이 있는지 관찰하고, 대화하며 파악한다.

간호중재로는 현재 수행하고 있는 신체적 증상관리 방법을 검토하고, 약물의 조정이 필요한지 평가한다. 불안 감소를 위해 lorazepam이나 다른 항불안제를 투여한다. 또한 두려움을 감소 혹은 없앨 수 있는 전략을 개발한다. 아동이 이야기하고 싶을 때 할 수 있도록 허용하고 들어준다.

(12) 상실감

최초의 진단과정에서 경험하게 되는 충격과 무기력 및 혼란의 과정을 지나 6개월 혹은 그 이상의 투병 생활을 거치면서 질환이 재발하거나 나쁜 진행 경과를 보이는 경우, 또는 주위에 같은 진단명을 가지고 있는 환아가 죽는 것을 보면서 환아와 그 가족은 죽음이 가까워지고 있음을 예감하게 된다. 특히 이와 같은 어려움을 경험하는 환아는 일반 아동과 달리 죽음 개념의 발달이 가속화되므로 자신의 질환의 위중함을 빨리 감지하고 있을 뿐만 아니라 자신이 죽을 것이라는 것을 부모보다 먼저 더 정확히 예견하는 경우도 있다. 이 경우, 환아는 불안반응을 나타내며 주위 사람과의 심리적 거리감을 두고, 비록 여러 사람과 함께 있는 경우에도 혼자라고 느끼는 상실의 경험을 하는 것으로 알려져 있다.

보편적으로는 아동의 인지발달에 따라 죽음에 대한 이해능력에 차이가 있으나, 만 8세가 되면 죽음에 대한 인식이 구체화되는 것으로 알려져 있다. 따라서 적절한 방법을 통해 환아가 죽음과 연관된 복합적인 감정을 표현할 기회를 제공함으로써 환아가 불필요한 두려움, 죄책감 및 불안을 경험하지 않도록 돕는 것이 매우 중요하다. 특히 부모에게 적절한 교육과 정서적인 지지를 제공함으로써 부모가 자녀와의 대화를 통해 이와 같은 정서적인 어려움을 해결해 나아갈 수 있도록 돕는 것이 무엇보다도 중요하다.

3) 영적 요구

아동은 신체적 요구가 우선적으로 표현되어 내재되어 있는 영적 요구를 알아내는 것이 어렵지만 영적 요구가 없는 것은 아니다. 영 · 유아의 경우, 영안이 열려 있어 성인이 보지 못하는 영적 세계를 보기도 한다. 그러나 고학년의 학령기가 되어 인간의 언어를 완벽하게 이해하게 될 무렵이면 이러한 영적 세계는 차차 닫히게 된다.

(1) 연령에 따른 영적 간호

① 0~1세

영아기 아동에게 미소 지어 주고, 말을 걸어주며 눈으로 대화하고, 소리 내어 함께 기도하거나 부모가 믿고 있는 각 종교의 경전의 간단한 구절이나 큰 그림을 이용한다.

② 1~3세

유아기 아동이 표현하고자 하는 것이 있는지 주의 깊게 관찰하고, 대화, 가족예배, 기도 등을 일상적으로 계속한다.

③ 4~6세

학령전기 아동이 하는 말을 잘 듣고 영적인 요구가 있는지 파악하고, 경전에 나오는 이야기를 사실적으로 해주거나 읽어준다.

④ 6~12세

학령기 아동이 원할 때 죽음, 의미, 아동이 느끼는 것에 대해 들어주고 질문에 간단하게 답해준다. 현재의 상황에 대해 어떻게 느끼는지 질문하고 기다려준다. 의미 있는 종교의 구절을 아동과 함께 이야기하고, 읽기, 쓰기, 암송하기 등을 격려한다. 아동이 읽을 종교의 구절을 준비하고 읽은 후 간단한 질문에 답해준다.

⑤ 12세 이상

청소년이 죽음, 삶, 의미, 슬픔, 천국 등 어떤 주제든지 대화하기를 원할 때 시간을 내어서 곁에 있어 주고, 들어준다. 때로는 아동은 다 알고 있으나 부모가 슬퍼할까봐 말하지 못하고 있는 경우도 있다.

(2) 영적 간호 시 아동과의 대화

환아와 대화할 때 영적 요구가 암시되어 나타날 수 있으므로 아동의 말을 주의 깊게 들어야 한다. 때로는 환아 자신도 무엇을 느끼는지, 자신의 영적 요구가 무엇인지 알지 못하므로 상호 대화를 통해 그 느낌을 찾아야 한다.

영적 상태를 알아보기 위한 질문은 다음과 같다.

- 외롭거나 두려울 때 누구와 가장 이야기하고 싶은가?
- 내가 믿는 신은 어떤 분인가?

- 기도해 본 적이 있는가?
- 기도에 대해 신은 어떻게 응답하셨는가?

그 외에도 궁금해하는 것을 언제든지 물어볼 수 있도록 개방적인 태도를 보여주고 어떤 표현을 하든지 수용해준다. 때로는 상징적으로 표현하는 경우도 있는데, 아동이 정말로 말하고자 하는 것이 무엇인지 알아볼 수 있어야 한다.

때로 환아는 자신의 상태와 죽음에 대해 정확하게 인지하고 있으며 아무와도 이야기하지 못하고 혼자서 속으로만 염려, 고민, 두려움을 생각하고 있다. 환아가 죽음에 대한 느낌을 말할 때 천국에 관한 이야기를 나눌 수도 있다. 잘 들어주고 천국은 질병이나 고통도 없고 내가 믿고 있는 신도 함께 계심을 이야기해 준다.

- 환아 앞에서 절망적이거나 치료적이지 않은 말은 삼가도록 하고, 환아에 대한 인내와 이해로 사랑과 신뢰의 관계를 구축한다.
- 내가 믿는 신이 아동을 사랑하신다는 것을 말한다.
- 필요시, 구원에 관해 간단하고도 조심스럽게 접근한다.
- 필요시, 환아와 함께 솔직하고 충분히 기도한다.

4) 일상생활활동

소아청소년 호스피스완화의료 서비스를 제공하는 동안 가능한 한 환아의 정상적인 성장과 발달이 계속 이루어지도록 유지해야 한다. 또한 감염 위험이 없는 아동의 경우, 원칙적으로 환아가 하던 일상활동을 계속하도록 권장한다. 병원에 오래 입원하고 있는 아동의 경우에는 병원학교를 열어주며 학습을 병행하기도 한다. 아동에게는 놀이가 중요한 의사소통 및 치료의 수단이 되므로 이 역시 권장된다. 그 외에도 미술치료, 음악치료, 보완요법을 병행할 수 있다.

다만, 질병의 진행 상태나 치료의 부작용으로 인해 감염이나 출혈의 위험성이 있는 경우에는 주치의와 상의하도록 한다.

5) 임종 돌봄

소아청소년 호스피스완화간호의 마지막 여정은 아동이 평안하게 삶을 마감할 수 있도록 돕고, 부모나 형제 · 자매가 사별 후 애도를 경험하는 동안에도 환아가 영적으로는 함께 있다고 느끼도록 돕는 일이다.

마지막이 다가오면 아동은 호흡양상에 변화가 오고, 체온이 불안정해지며, 신장 기능의 감소로 인한 소변량 감소, 위장상태의 변화, 순환장애로 인한 피부 색깔의 변화, 뇌로 가는 산소량의 부족으로 인한 안절부절못함, 탈수 등의 신체적 증상이 나타난다. 또한 불안, 두려움 등의 정서적 · 심리적 증상과 영적 세계가 열려서 건강한 사람의 눈으로는 볼 수 없는 존재나 모습, 세계를 보기도 한다.

호스피스완화의료팀은 임종이 가까워지면 가족에게 임종과정에서 나타날 수 있는 증상과 대처 방법을 미리 알려주고 가족이 환아의 죽음에 대처할 수 있도록 도와야 한다. 임종과정 동안 호스피스완화의료팀은 번갈아 가며 환자와 가족과 함께 있으면서 돌봄을 제공하는 것이 필요하다. 이 시기에는 가족이 환아와 마지막 인사를 할 수 있도록 도와주고 부드럽게 대화하도록 하며, 원한다면 아동을 안아보도록 한다. 장례준비와 장기기증 등의 결정과 서류에 서명하는 일을 부모가 할 수 있도록 돕는다.

혈압이 떨어지고 호흡이 멈추면서 환아가 사망할 경우, 환아를 주로 돌보던 가족(대개는 부모)은 급성 슬픔을 경험하게 되며, 여러 도움을 필요로 하게 된다. 호스피스완화의료팀은 환아의 사망 시에 사망선고와 함께 가족이 느끼는 슬픔에 대한 지지와 보호를 해주어야 한다. 간호사는 임종과정 동안 가능하면 함께 있어 주고, 사망 후에도 울거나 어떤 예식을 진행할 동안 가족들을 기다려주는 것이 필요하다. 이는 사별가족뿐만 아니라 환아를 돌보았던 간호사도 환아의 죽음을 받아들이고 마음으로부터 떠나보내는 방법이 될 수 있다.

4 가족 돌봄

1) 부모의 간호

암 진단을 받은 환아의 부모는 자녀의 암 진단 후 불확실한 치료 과정에서 정서적 · 영적 문제에 직면하게 된다. 암이 진행되어 치료의 가능성이 없음이 예견되는 경우, 환아의 부모와 가족은 받아들이기 힘든 시기를 경험하게 된다. 특히 부모는 자녀에게 호스피스완화의료가 필요함을 접하게 되면 큰 충격을 받게 된다. 아동의 치료에 대한 희망을 버리지 않고 간호해 왔던 부모는 임박한 아동의 죽음을 현실로 받아들이기 더욱 어렵다. 부모는 처음에 충격적인 상황을 부정하게 되고, 충격의 단계가 지나면 분노를 표출하기도 하며, 죄의식이나 깊은 슬픔을 경험하게 된다. 이러한 감정 및 감정의 변화는 자신이 경험하는 충격적인 상황에 대해 자연스럽고 정상적인 반응이다.

호스피스완화의료가 필요한 환아의 부모에게는 질병의 예후와 죽음까지의 남은 생에 대한 현실적인 설명이 필요하다. 부모는 호스피스완화의료가 필요한 환아의 상태를 현실적으로 직면하게 되면 실망과 좌절감, 분노, 슬픔, 고뇌 등의 고통을 경험하게 되는데, 간호사는 이러한 고통을 잘 이해하고 지지해야 한다. 한편, 부모는 환아의 심각한 질병 상태를 현실로 인식하면서 슬픔의 감정을 경험하기도 하는데, 이러한 감정은 관심의 초점을 환아의 삶의 질에 맞추도록 하는 데에 도움이 되기도 한다.

오랜 투병 과정 중에 있는 환아와 가족게 고립감은 중요한 문제가 되기도 한다. 이 중 부모는 호스피스완화의료 과정 동안 받아들이기 어려운 상실감과 싸우면서 슬픔과 자책감을 가지게 된다. 부모는 임종을 앞둔 자녀와 죽음에 관해 대화하는 것, 자녀의 불안을 줄여 주는 것, 자녀의 죽음에 관한 질문에 대응하는 것에 대해 힘들어할 수 있다. 부모가 환아와 환아의 상태에 관한 대화를 시작하는 데에 있어서는 환아의 질병 경험, 발달단계, 죽음에 대한 이전 경험 및 이해, 가족의 종교적 · 문화적 신념 그리고 아동의 이전 대처 양상 등이 종합적으로 고려되어야 한다.

부모가 환아와 죽음에 관한 이야기를 언제, 어떻게 시작할 것인지는 매우 어려운 주제로서 문화적 배경과 신념이 존중되어야 한다. 때에 따라 환아의 죽음에 대한 부모의 부정은 이들의 상실감을 완화해 주는 기능을 하기도 한다. 한편 환아가 자신의 죽음을 인지하고 있는 경우, 환아는 오히려 부모를 보호하기 위해 자신의 고통을 부모에게 숨기고 고통을 홀로 감당하기도 한다.

일반적으로 부모와 아동이 서로의 긴장을 완화하고 지지하면서 마지막 단계까지 아동이 성장해 갈 수 있도록 하기 위해서는 부모와 아동의 개방적이고도 솔직한 대화가 가장 효과적이라고 할 수 있다. 간호사는 부모로 하여금 환아의 발달단계를 고려한 의사소통을 하도록 격려한다. 예를 들어, 학령 후기나 청소년기 아동의 경우에는 부모와 자녀가 함께 그들의 감정을 이야기하도록 격려한다.

환아와 함께했던 지난 추억을 되돌아보는 가족 간의 담화는 환아와의 사별 후, 가족의 애도 및 치유 과정에 큰 도움이 된다. 아동의 죽음 전후 가족이 함께하는 가족적 · 종교적 · 문화적 의식을 갖는 것이 가족의 슬픔을 극복하는 데에 도움이 된다. 아동이나 가족이 원할 경우, 가족 이외의 친구나 의료인, 종교인 등이 이 의식에 참석할 수도 있다. 이 의식에서 가족 이외의 사람은 사별의 위기와 추모기간 동안 가족을 지지할 수도 있다. 아동과의 사별 후 간호사는 장례식에 참석하거나 위로의 편지를 보냄으로써 아동의 죽음을 애도하고 남은 가족을 위로할 수 있다. 임종 장소는 환아와 가족의 희망에 따라 정하도록 하되, 필요한 경우 간호사는 시설의 위치나 편의성, 방문시간의 제한 여부, 전문요원의 도움 가능성 등에 대한 정보를 제공한다.

국내 연구에 따르면, 암 환아의 부모는 호스피스완화의료에 대한 요구도는 높으나 자녀에 대한 호스피스완화의료 의향은 낮은 것으로 나타나 적극적인 치료와 호스피스완화의료에 대한 양가감정을 가지고 있는 것으로 유추해 볼 수 있다. 호스피스완화간호사는 이러한 감정을 가족, 친구 또는 다른 암 환아의 부모와 함께 나누도록 격려하고, 이를 위해 같은 상황에 처한 부모와의 만남을 마련하거나 이들의 모임을 소개할 수 있다.

2) 형제 · 자매의 간호

환아의 형제 · 자매에게도 환아가 받는 치료에 대해 이해할 수 있는 수준에서 이야기를 해주어 이들이 처한 상황을 이해하고 협력하도록 하는 것이 바람직하다. 환아의 형제 · 자매는 환아의 질병이나 심각한 상태가 자신의 잘못 때문이라고 생각하기 쉽다. 따라서 간호사는 환아의 상태가 그들의 잘못으로 인한 것이 아니며, 그들의 책임이 아님을 말해줌으로써 불안감을 해소해주어야 한다. 다른 자녀는 부모가 환아에게 집중하는 관계로 상대적으로 소홀한 돌봄을 받는 경우가 많으므로 호스피스완화의료팀은 이러한 부분도 염두에 두고 중재계획을 세워야 한다.

다른 자녀에게 환아의 상황에 대한 설명을 해주고, 무슨 일이 일어나고 있는지 알게 되면 형제 · 자매는 더 잘 적응할 수 있고, 성인이 된 이후에 비슷한 상황이나 다른 사별을 경험하게 되었을 때 더 잘 적응할 수 있다는 연구 결과도 있다. 호스피스완화의료팀은 이들이 느끼는 분노, 슬픔, 두려움, 고독감, 죄책감, 불안정감, 공포 등의 매우 복합적인 감정을 말로 표현하거나, 미술이나 음악요법과 같은 방법을 통해 표현하도록 격려해야 한다.

3) 사별간호

사별간호는 처음 소아청소년 호스피스완화의료를 시작할 때부터 염두에 두고 중재해야 한다. 급성 슬픔, 특히 사별로 인한 해로운 효과를 해소하기 위해서는 가족이 가능한 환자에 대한 정보를 공유하고 치료의 결정에 참여하도록 배려해야 한다. 형제 · 자매에게도 현재 진행되고 있는 상황을 알리고 임종과정에 함께 참여할 수 있도록 해주는 것이 좋다.

자녀를 잃은 부모에게 나타나는 첫 번째 반응은 충격이다. "그럴 리가 없다."라고 생각하고 급성 슬픔, 즉 쇼크 상태에 빠지기도 한다. 두 번째 반응은 고통과 갈망의 단계로서 분노, 죄의식, 비통함이 극심하며 죽은 아이에 대한 기억에 집착하게 되고 "목이 조이고 가슴이 무겁다."라고도 하며 집중을 하지 못하고 안절부절못하게 된다. 영아를 잃은 어머니의 경우에는 "내가 임신 중에 무엇을 잘못 먹었나?" 혹은 "내가 남에게 무언가 못 할 짓을 하여 벌을 받은 것은 아닌가?"하며 고통스러워한다. 이 시기에 시부모나 남편으로부터 "여자가 잘못 들어와서 아이를 잃었다."는 말을 들으면 더욱 마음이 힘들어진다.

자녀를 먼저 보낸 부모가 마음에 한결같이 느끼는 것은 죄의식과 부끄러움이다. 어른이 자신의 슬픔으로 인해 넋을 놓고 있는 동안 가장 어려움을 겪는 것은 그들의 남은 자녀이다. 부모의 슬픔으로 인해 자신의 슬픔에 대한 이해는 물론, 돌봄에도 소홀함을 받게 되는 경우가 많기 때문이다. 그러므로 자녀를 잃은 부모와 그들의 남은 자녀에게는 곁에서 따뜻하게 이해하고 지지해 줄 누군가가 필요하다.

이들을 돕기 위해 우리가 꼭 알아야 할 내용에 대해 사별관리 전문가인 알렌 디 울펜(Alan D. Wolfelt) 박사의 말을 소개하면 다음과 같다(Box 11.3).

5 말기환아와 가족을 위한 의사소통

아동의 요구를 사정하기 위해서는 의사소통이 필수이다. 의사소통을 통해 환아와 부모는 신뢰 관계를 확립할 수 있고 정서적 · 영적 지지를 제공할 수 있으며, 환아와 부모가 결정할 수 있도록 정보를 제공할 수도 있다.

아동은 연령에 따라 아픈 것의 표현이나 요구에 대해 의사소통하기 어려운 경우가 종종 있다. 환아와 효과적인 의사소통을 위한 기본적인 지침은 다음과 같다.

Box 11.3 알렌 디 울펜 박사의 가족을 위한 사별관리 중재 지침

1. 상을 당한 이들이 느끼는 슬픔은 개인마다 다르므로 비교해서는 안 된다.
2. 슬픔은 말로 표현되어져야 한다.
3. 사별은 유가족의 신체와 정신과 영혼에 모두 영향을 미치는 것이므로, 이러한 감정을 이해하고 들어주는 사람이 필요하다.
4. 상을 당한 초기에는 무덤덤하고 멍해지며 둔해질 수 있는데, 이는 충격을 완화할 수 있는 시간을 벌기 위한 일종의 방어기전이다.
5. 사별기간 중에는 쉽게 피로를 느끼게 되는데, 자주 휴식을 취하고 감당할 만큼만 일정을 잡는 것이 좋다.
6. 슬픔이 파도처럼 밀려오는 것은 정상적인 반응이며, 누군가 들어주는 것이 필요하다.
7. 너무 깊이 상심하게 되면 도움을 요청하기 어려우나, 그럴 때일수록 누군가 옆에서 함께 울고, 웃어주는 것이 필요하다.
8. 장례식은 슬픔을 공식적으로 표현할 수 있는 좋은 기회이다.
9. 유가족이 신앙이 있다면, 교우나 목회자와 신앙에 대해 이야기하고, 들어주고, 그들의 깊은 고통을 이해하고 기도해주는 것이 필요하다.
10. 때로는 "왜?"라는 질문을 하게 된다. 질문에 대한 답을 찾아가는 과정이 치유로 가는 길이 될 수 있기에 답을 몰라도 들어주고 지지해 주는 것이 필요하다.
11. 점차 시간이 지나면서 죽은 아이에 대한 기억이 보물처럼 가슴에 남게 된다.
12. 슬픔은 일련의 과정이다. '슬퍼할 시간이 없는 사람은 치유될 시간도 없다'

죽음과 같은 사건을 설명하는데 있어 의료인이 지켜야 할 마지막 원칙은 정직성이며, 죽음의 순간에도 아동을 지켜주고 혼자가 아님을 확신시켜 주는 것이 필요하다. 혹시 치유가 더 이상 가능하지 않아도 '희망'은 남겨 두어야 하는데, 이는 치유가 아닌 편안함과 삶의 질을 높이는 것으로 전환하는 수단이 될 수 있다.

말기환아를 위한 의사소통 방법을 구체적으로 살펴보면, 어린 아동은 구체적인 사실에 대해서 주로 생각하고, 나이가 들어감에 따라 추상적인 사고를 할 수 있다는 것을 기억하면서 아동의 발달연령에 맞는 정보를 제공하고, 환아가 주로 경험한 것, 기초적인 정보부터 대화를 시작한다. 그리고 환아를 하나의 독립된 인격체로, 대등한 위치로 바라본다. 환아가 사용하는 언어로 대화하며 환아의 상징적 언어와 표현에 대한 이해력이 있어야 한다.

대화하는 중에는 환아가 질문하는 대로 대화가 흘러가도록 하며, 감정을 표현할 기회를 제공하는데, 분노, 슬픔, 불안, 죄책감 등의 부정적 감정이더라도 받아들인다. 한

번에 하나씩 구체적으로 내용을 전달하고, 간호사가 이해한 것이 맞는지 혹은 들은 것이 맞는지 명확하게 하기 위해 피드백을 제공하거나 요약해보는 것도 필요할 수 있다. 책이나 영화 이야기 등은 대화를 지속하게 해주며, 표현 수단으로써 책, 게임, 미술, 음악 등을 이용할 수 있다.

6 아동 호스피스간호사의 역할

병원, 가정 및 다양한 환경의 소아청소년 호스피스완화의료 현장에서 간호사는 환아의 침상에 가장 가까이 접근할 수 있는 건강관리전문가이다. 따라서 소아청소년 호스피스완화의료에서 간호사의 역할은 다음과 같다.

① 돌봄관리

모든 임상 상황에서 환아를 대상으로 질환의 경과에 따라 아동과 가족의 상태를 파악하여 가족과 상의하고 의사와 상담하여 증상관리에 관한 결정을 돕는다.

② 협조

돌봄의 요구를 해결하기 위해 다학제간 소아청소년 호스피스완화의료팀원과 협조한다.

③ 자문

소아청소년 호스피스완화의료에 대한 정보제공, 통증 및 증상관리, 법적인 문제 등을 지역사회 내의 의사와 학교 및 다른 관계자에게 자문한다.

④ 교육

환아의 부모와 다른 가족구성원에게 환아의 신체적 · 심리사회적 · 영적 요구, 돌봄 및 그들이 궁금해하는 부분에 대해 교육한다. 일반인, 간호학생, 자원봉사자에게 호스피스완화의료에 대해 교육한다.

⑤ 옹호

아동과 가족을 간호의 핵심에 위치시키고 갈등이 발생할 때 옹호자의 역할을 한다.

7 요약

- 소아청소년 호스피스완화의료는 24세 이하의 영 · 유아, 아동, 청소년을 대상으로 하는 호스피스완화의료이다.
- 아동은 발달과정에 있으며 생명을 위협하는 질환의 발병, 호발부위, 경과, 예후, 사망률 및 완화의료 접근이 성인과는 다르다.
- 소아청소년 호스피스완화의료는 생명을 위협하는 질환의 진단 시기부터 시작하는 것이 바람직하며, 다학제간 팀접근으로 환아와 가족의 신체적 · 정신심리적 · 발달적 · 영적 요구에 따라 전인적인 돌봄을 제공하는 통합모델을 권장한다.
- 치료와 증상 조절을 하는 동안 가능한 일상생활을 유지하도록 도와주는 것이 바람직하다.
- 아동과의 의사소통을 위해서는 자유롭게 이야기할 수 있도록 허용하고 쓰기, 그리기, 놀이 등을 활용한다.
- 환아의 증상에 따른 간호중재와 더불어 부모와 형제 · 자매를 위한 돌봄이 병행되어야 한다.
- 장례식이 슬픔을 표현할 수 있는 장이 되어야 하며, 사별간호를 통해 유가족의 슬픔과 비통함을 이해하고 들어주는 것이 필요하다.
- 소아청소년 호스피스완화 간호사는 다학제간 소아청소년 호스피스완화의료팀의 일원으로서 팀원과 협조하며 돌봄 제공, 교육, 자문 및 환아와 가족의 옹호자로서 기능한다.

토론 1

Q1: 호스피스완화의료는 말기환자와 가족을 대상으로 한다. 아동의 경우 부모가 완치될 가망 없음을 받아들이기 어려워하고, 의사 역시 조금 더 치료해 보고자 하는 마음이 있어 호스피스완화의료 가입 시기를 놓치는 경우가 종종 있어 안타깝게 한다. 이런 상황에서 소아청소년 호스피스완화의료의 개입 시기와 접근은 어떻게 하는 것이 바람직하다고 생각하는지 토의해 보세요.

토론 2

사례 김○○ 환아는 16세로 골육종을 진단받고 오른쪽 무릎 아래를 절단하였다. 퇴원 후 가족과 제주도 여행도 가고 1년 정도 잘 지냈으나, 재발하여 말기상태로 호스피스완화의료를 신청하게 되었다. 통증 및 증상조절이 어느 정도 되었으나, 폐로 전이된 후 호흡곤란이 심하여 약물에도 반응하지 않는 어려운 상황이 되었다. 의료적으로 할 수 있는 것을 다 하였으나 조절되지 않아 함께 방문하였던 목사님께 부탁드렸고, 목사님이 가슴에 손을 얹고 기도 해 주신 후 한숨 자고 일어나서는 갑자기 천국이 보인다고 하였다. "엄마, 저거 보여? 베드로도 보이고 예수님도 보여. 너무나 밝은 빛이 보여."하는데 엄마의 눈에는 아무것도 보이지 않는다고 하자 "큰일 났다. 우리 엄마는…. 난 이제 천국 가는데 엄마는 어떡해?"하며 엉엉 울어서 나중에는 보이는 척을 하자 아이가 너무나 기뻐하였다고 한다. 한나절 동안 그런 일이 계속되었고 이후 아이가 "엄마, 천국에서 만나~"라고 인사한 후 숨을 멈추었다고 하였다. 장례식에서 만난 아이의 엄마는 울지도 않고 웃으면서 "우리 아이는 좋은데 갔어요."라고 하였다.

이 사례에서

Q1: 소아청소년 호스피스완화 간호사로서 위의 상황에서 어떻게 반응하는 것이 바람직하다고 생각하나요?

토론 3

사례 1 최○○ 환아는 6살로 신경아세포종을 앓고 약 한 달간 입원 치료를 받는 중이며, 최근 건강 상태가 급격히 나빠졌다. 최○○ 환아의 부모는 의사로부터 질병의 완치가 어려우며, 호스피스완화의료가 필요하다는 이야기를 들었다. 아버지는 담당간호사에게 부모로서 아이를 잘 돌봐주지 못했다고 자책하고 있으며, 어머니는 병실 밖에서 계속 눈물을 흘리며 울고 있다.

사례 2 정○○ 환아는 12살로 2년 전 악성 림프종이 발병하여 항암 약물치료와 방사선치료를 받았으나 재발하여 입원하게 되었으며, 다시 약물요법을 시작하였다. 부모는 담당 의료인에게 정○○ 환아의 질병 상태와 관련된 어떤 말도 하지 않도록 부탁하였다. 어느 날 정○○ 환아는 담당간호사에게 "내가 죽게 되나요?"하고 물었다.

사례 1, 2에서 소아청소년 완하의료와 관련하여

Q1: 돌봄이 필요한 대상자의 상황과 관련요인은 무엇일까요?

Q2: 담당간호사로서 위의 상황에 어떻게 반응하는 것이 바람직하다고 생각하나요?

참고문헌

- 강경아 · 김신정(2003). 한국 아동 호스피스의 현황과 전망. 아동간호학회지, 9, 190−197.
- 강경아 · 김신정 · 김현옥 · 이명남 외(2019). 아동청소년간호학 2판. 군자출판사.
- 강경아 · 유수정 · 김초희 · 이명남 · 김수정 · 권소희 · 김상희 · 김현숙 · 박명희 · 최성은(2022). 소아완화의료의 필요 및 장애요인에 대한 간호사의 인식: 혼합적 방법, Journal of Hospice and Palliative Care, 25(3), 110−120.
- 국립암센터, 중앙호스피스센터(2023). 소아청소년 완화의료. https://hospice.go.kr:8444/?menuno=49
- 국립특수교육원(2009). 특수교육학 용어사전. 하우.
- 김수지 · 오송자 · 최화숙(1997). 호스피스: 사랑의 돌봄. 수문사.
- 문영임 · 황애란 · 최화숙 · 박호란 · 문도호 · 김신정 · 강경아(2004). 아동 호스피스. 군자출판사.
- 문이지 · 신희영 · 김민선 · 송인규 · 김초희 · 유주연 · 박혜윤(2019). 소아완화의료에 대한 호스피스 완화의료 전문기관 종사자의 인식. Journal of Hospice and Palliative Care, 22(1), 39−47.
- 변상해 · 이판근(2009). 아동의 죽음에 대한 개념형성의 발달에 관한 연구. 아동교육, 18(1). 211−223.
- 전영란(2007). 학령기 아동의 죽음인식에 관한 탐색적 연구. 한양대학교 대학원 석사학위논문.
- 정극규(2002). 소아의 호스피스 완화의료. 한국호스피스완화의료학회지, 5, 10−16.
- 통계청(2020). 2021년 사망원인통계. https://kostat.go.kr/board.es?mid=a10301060200&bid=218&act=view&list_no=420715
- Alan D. Wolfelt(1993). Twelve Freedoms of Healing in Grief. Bereavement Magazine, February.
- American Academy of Pediatrics(2000). Committee on Bioethics and Committee on Hospital Care(2000). Palliative care for children. Pediatrics, 106(2). 351−357.
- Kim CH, Kim MS, Moon YJ, Shin HY, Lee MN & Kang KA(2022). Content Analysis of Multifaceted Needs for Improving the Quality of Pediatric Palliative Care Among Parents of Children With Life−threatening Conditions. J Hosp Palliat Nurs. 24(6). E301−E311
- KOSIS(2023). 국제소아암분류 기준에 따른 소아암/성/암발생자수, 상대빈도, 조발생률, 연령표준화발생률. https://kosis.kr/statHtml/statHtml.do?orgId=117&tblId=DT_117N_A11105&vw_cd=MT_OTITLE&list_id=117_11744&scrId=&seqNo=&lang_mode=ko&obj_var_id=&itm_id=&conn_path=K2&path=%252Fcommon%252Fmeta_onedepth.jsp
- National Hospice and Palliative Care Organization(2009). Standards of practice for pediatric palliative care and hospice. https://www.nhpco.org/.../Ped_Pall_Care%20_Standard.pdf.pdf

찾아보기

ㄱ

가정형 호스피스완화의료 266

가족 돌봄 349

가족회의 275

간대성 근경련 69

감각운동기 336

강제적 안락사 303

결과주의 292

경구용 마약성 진통제 64

경막외강 약물주입 81

경피적 척추제성형술 81

공리주의 292

공리(효용성)의 원리 293

공유하기 204

교감신경차단술 78, 79

구강건조증 126

구역 68, 93

구체적 조작기 337

구토 68, 93

국소 진통제 72

급성 통증 48

기침 106

ㄴ

나쁜 소식 전하기 148

내성 60

내장성 통증 47, 48

내적관계성 178

뇌사 14

ㄷ

다학제 팀 268

단가아민 산화효소 억제제 142

돌발 통증 47

돌봄 팀 회의 274

동기손실 270

동참하기 204

동행하기 205

ㄹ

라포 207

림프마사지 121

림프배출운동 121

림프부종 120

찾아보기

ㅁ

마약성 진통제 60

만성적인 슬픔 215

만성 통증 48

말기 섬망 238

말기환자 4, 194

말초신경 차단 80

망상체 112

모순된 슬픔증후군 215

무기피로인산염 71

무력감 147

ㅂ

반성 제거법 184

반응적 우울 137

발달단계 336

발열 343

방사선치료 82

방사통 51

배뇨장애 69

벤조다이아제핀 73, 112

변비 68, 96

변연계 112

보조진통제 70

보편성 335

보편적 호스피스완화의료 접근 262

복강신경총 차단술 79

복합만성질환 333

복합적 슬픔 219

부담감 197

부분 작동제 61

부정 136

분노 136

분변 매복 99

분투기 199

불면증 108

불안장애 143

불응성 암성 통증 73

비가역성 335

비기능성 335

비마약성 진통제 58

비밀유지 299

비스포스포네이트 71

비약물 중재 82

비자발적 안락사 303

ㅅ

사라짐의 과도기 196

사망 경로 232

사망의 징후 248

사별 194, 209

사별간호 351

찾아보기

사별이론 208

사전돌봄계획 303

사전동의 295

사전의료지시 304

사전의사결정 254

사후 강직 249

사후 돌봄 249

사후 한랭 248

삼환계 항우울제 142

상실 194, 210

생전 유언 304

서방형 제제 64

선택적 세로토닌 재흡수억제제 142

선행 296

설사 100

섬망 68, 113

성실 299

소극적 안락사 301

소아암 339

소아 암성 통증치료 74

소아 암성 통증평가 74

소아청소년 완화의료 5, 266

소아청소년 호스피스완화의료 326

소진 276

소크라테스 대화법 184

속효성 제제 64

수면장애 108

수용 138

수용기 199

수용하기 206

수정 Borg 척도 103

수포음 103

순수 작동제 61

순환장애 344

숫자 통증 등급 51, 52

슬픔 210

슬픔 사정 218

시각 상사 척도 342

시간적 양상 51

시반 249

시슬리 손더스 27

식욕 90

식욕부진 89

신경병성 통증 47, 71

신경차단술 78

신체적 의존성 60

ㅇ

아동 호스피스간호사 354

악설음 103

악액질 90

악행금지의 원칙 295

찾아보기

안위 205

알아주기 204

암관리법 36

애도 210

애도과정 208

약물요법 57

억제된 슬픔 214

얼굴 통증 등급 51, 52

에너지 보존전략 119

역설 의도법 183

연명의료결정법 307, 309

연민만족 276

연민피로 276

영 161

영성 161

영양평가 도구 91

영적 간호 167

영적 고통 164

영적 사정 기록지 176

영적 안녕 167

영적 요구 162, 346

영적 욕구 241

예견된 슬픔 211

예견적 우울 137

예기치 못한 상실증후군 215

오심 93

완화의료 3

외톨이 신경절차단술 80

욕창 122

용서하고 용서받기 206

우울 137, 139

울혈 240

의료인의 설명의무 36

의무론 294

의미요법 181

의사결정능력 295

의존적 슬픔 215

이질통 48

인과성 335

일시 투여 효과 64

임상적 죽음 14

임종기 15

임종 돌봄 348

입원형 호스피스 4

입원형 호스피스완화의료 265

ㅈ

자문형 호스피스 5

자문형 호스피스완화의료 266

자발적 안락사 302

자연사법 31

자율성 294

찾아보기

자율성 존중의 원칙 294

적극적 경청하기 205

적극적 안락사 301

전인적 돌봄 329

전조작기 337

전환점 305

절망 147

정의 297

정직 298

존엄성 15

존엄치료 19

졸림 68

종국성 335

주의회복요법 119

죽음 13

죽음의 궤도 237

준비된 죽음 16

지속적 위임장 304

지속 통증 47

지연된 슬픔 214

지주막하 신경파괴술 80

지지적 상담 141

진정 68

ㅊ

척수강 내 약물주입 81

척추 약물주입술 80

척추후근 신경절파괴술 80

천명음 103

천장효과 58

체성 신경차단술 80

체성 통증 47, 48

체온 불안정 343

체중감소 90

초월관계성 178

총체적인 고통 2

충격기 198

침해수용성 통증 47, 48

칭찬하기 205

ㅋ

코르티코스테로이드 72

퀴블로 로스 136

킴의 대인관계 기법 185

ㅌ

타인관계성 178

타협 136

탈수 98

탈진 277

태도 수정 기법 184

통증 46

찾아보기

통증의 병력 50

통합모델 328

투약력 52

팀 프로세스 270

ㅍ

포괄적 통증평가 49

피로 117

피부 통합성 343

필연성 335

ㅎ

학제 간 팀 268

함요부종 121

항경련제 72

항우울제 71

협응손실 270

형식적 조작기 337

호스피스 2

호스피스완화간호 5

호스피스완화간호사 8

호스피스완화의료팀 273

호스피스 자원봉사 282

호흡곤란 102

호흡 억제 69

혼란기 198

혼합형 작동-길항제 61

화학수용체 발통대 94

환자가 보고하는 성과 275

환자 자가 진통법 81

희망 불어넣기 205

희망 증진 전략 166

A

accepting 206

Acetaminophen 59

active euthanasia 301

active listening 205

advance care planning 303

advance directives 304

algor mortis 248

anorexia 89

anticipatory grief 211

attention restoring therapy 119

autonomy 294

B

background pain 47

beneficience 296

Benzodiazepine 73

bereavement 209

찾아보기

Bisphosphonates 71

bolus effect 64

breakthrough pain 47

burn-out 276

C

causality 335

ceiling effect 58

Celiac plexus block 79

Cicely Saunders 27

Codeine 62

comforting 205

companioning 205

compassion fatigue 276

compassion satisfaction 276

complex chronic conditions 333

complimenting 205

confidentiality 299

consequentialism 292

constipation 96

Corticosteroid 72

cough 106

crackles 103

D

death 13

delirium 113

deontology 294

diarrhea 100

dignity therapy 19

Do-Not-Resuscitation, DNR 303

dry mouth 126

durable power of attorney 304

dyspnea 102

F

Faces Pain Scale-Revised, FPS-R 51

fatigue 117

Fentanyl 63

fidelity 299

finality 335

forgiving 206

G

Ganglion impar block 80

grief 210

H

honesty 298

hoping 205

hospice 2

hospice and palliative nursing 5

hospice palliative care approach 262

Hydromorphone 63

Hyoscine N-Butyl Bromide 73

I

inevitability 335

informed consent 295

inorganic pyrophosphate 71

insomnia 108

interdisciplinary team 268

involuntary euthanasia 303

irreversibility 335

J

justice 297

K

Ketamine 72

Kubler-Loss 208

L

Lindemann 208

living will 304

livor mortis 249

logotherapy 181

lombic system 112

loss 210

lymphedema 120

M

Modified Borg Scale, MBS 103

Morphine 62

mourning 210

multidisciplinary team 268

N

Natural Death Act 31

nausea 93

Neurolytic sympathetic block 78, 79

neuropathic pain 47

nociceptive pain 47

non-functionality 335

nonmaleficence 295

Nonsteroidal Anti-inflammatory Drugs, NSAIDs 59

noticing 204

Numeric Rating Scale, NRS 51

O

Oxycodon 63

P

palliative care 3

participating 204

passive euthanasia 301

Patient Controlled Analgesia, PCA 81

patient reported outcome, PRO 275

Percutaneous vertebroplasty 81

Peripheral nerve block 80

pitting edema 121

POLST 305

PQRST 50

pressure sore 122

principle of utility 293

R

rapport 207

REMAP 245

reticular formation 112

rhonchi 103

rigor mortis 249

S

sharing 204

sleep disturbance 108

Somatic nerve block 80

SPIKES 148, 242

Spinal dorsal root ganglion neurolysis 80

Spinal infusion technique 80

spirit 161

spirituality 161

Subarachnoid spinal neurolysis 80

T

total pain 2

Tramadol 63

U

universality 335

utilitarianism 292

V

Visual Analog Scale 342

voluntary euthanasia 302

vomiting 93

W

wheezing 103

X

xerostomia 126